全国中医药行业高等教育"十三五"创新教材

中医未病学

（供中医药类专业用）

主　编　王　琦（北京中医药大学）

副主编　王　键（安徽中医药大学）

　　　　谷晓红（北京中医药大学）

　　　　何清湖（湖南中医药大学）

　　　　倪　诚（北京中医药大学）

　　　　李英帅（北京中医药大学）

　　　　王　济（北京中医药大学）

中国中医药出版社

·北　京·

图书在版编目（CIP）数据

中医未病学/王琦主编. —北京：中国中医药出版社，2015.12（2021.5 重印）
全国中医药行业高等教育"十三五"创新教材
ISBN 978 – 7 – 5132 – 2800 – 8

Ⅰ.①中… Ⅱ.①王… Ⅲ.①中医学 – 预防医学 – 中医院校 – 教材
Ⅳ.①R211

中国版本图书馆 CIP 数据核字（2015）第 247979 号

中 国 中 医 药 出 版 社 出 版
北京经济技术开发区科创十三街 31 号院二区 8 号楼
邮政编码 100176
传真 010 64405721
廊坊市晶艺印务有限公司印刷
各地新华书店经销

*

开本 787×1092 1/16 印张 11.75 字数 256 千字
2015 年 12 月第 1 版 2021 年 5 月第 5 次印刷
书 号 ISBN 978 – 7 – 5132 – 2800 – 8

*

定价 32.00 元

网址 www.cptcm.com

全国中医药行业高等教育"十三五"创新教材

《中医未病学》编委会

序

随着我国老龄化社会的到来和慢性非传染性疾病在疾病谱中比重加大等因素的影响，基于现代医学和以巨额财政补贴为代价的医疗健康保障模式将面临巨大的压力和更加严峻的挑战。我国是发展中国家，还处于并将长期处于社会主义初级阶段，是"穷国办大卫生"。落实李克强总理提出的"我们要用中国式办法解决医改这个世界性难题"要求，必须将有限的资源投放到那些最具有成本效益的服务中去。

2007 年，时任国务院副总理吴仪从历史和时代发展的战略高度，开创性地提出了开展中医"治未病"工作的要求。2014 年 3 月，国务院副总理刘延东提出要强化公共卫生服务，注重"治未病"。时隔 7 年，两位副总理都围绕中医"治未病"做出重要指示，可见，积极发展中医"治未病"服务，是提升人民群众健康水平的重要抓手。

国家中医药管理局高度重视中医"治未病"工作。于 2007 年启动了中医"治未病"健康工程，出台了《关于积极发展中医预防保健服务的实施意见》等指导性文件；举办了"治未病"高峰论坛、"中医中药中国行"、全国优秀中医药文化科普图书推荐等一系列活动，宣传"治未病"理念，普及"治未病"知识；确定了一批"治未病"预防保健服务试点单位和试点地区，支持全国 270 个市（地）开展"治未病"服务能力建设，构建中医预防保健服务体系；制定了一批指南、规范等，指导规范开展"治未病"服务；推动中医药健康管理服务作为单独一类纳入国家基本公共卫生服务项目；全国二级以上中医医院普遍成立了"治未病"科，"治未病"服务网络初步形成。

加快推进中医"治未病"健康工程，需要加大科技支撑力度，发展中医"治未病"理论和实践，创新中医"治未病"技术和方法，探索建立中医"治未病"的理论构架。以王琦教授为首的学术团队，一直致力于中医"治未病"研究，建立的中医体质辨识标准被广泛应用，并纳入《国家基本公共卫生服务规范》。由他主编出版的我国第一部有关中医"治未病"的书籍——《中医治未病解读》，为中医"治未病"的科普工作做出了很好的示范。在新的形势下，王琦教授审时度势，把握契机，组织专家、学者及时推出《中医未病学》一书，从基本概念、基本原则、方法论体系和价值体系等四个方面，系统构建了中医未病学理论体系，主题鲜明，内容详实，为中医未病学理论构架做出了创造性工作。

国家卫生计生委副主任
国家中医药管理局局长　　王国强
中华中医药学会会长
2015 年 2 月 12 日

编写说明

中医未病学理论及其实践应用是中医学的特色和优势。当代开展中医"治未病"的理论研究和社会实践，对于弘扬中医学自身确立的崇高医学思想，策应全球卫生战略目标、医学目的与医学模式的转变，策应中国式的医疗卫生保障和医疗政策，构建中医预防医学和拓展中医学的服务功能，具有重要的战略意义和现实意义。构建中医治未病理论体系并从学科角度进行架构，使中医"治未病"实践得到专业系统知识的指导，是时代所需。《中医未病学》的编写，无疑为上述需求及中医药院校人才培养提供了全新的教材。

本教材由北京中医药大学牵头，全国 7 所中医院校及相关临床、科研院所共同编写，供全国高等中医药院校中医药类专业学生使用。

本教材内容包括：概论、中医未病学的方法论体系、中医治未病的基本原则、中医治未病与中医体质、中医治未病与健康管理、中医治未病与慢性病防控、中医治未病与积极老龄化、中医未病学与其他有关学科，以及中医治未病工程等基本理论、基本知识和基本技能。通过本教材的学习，为学生掌握和应用中医未病学理论指导临床和科研工作打下基础。

本教材以 2007 年王琦主编的《中医治未病解读》为蓝本，结合近年来中医未病学研究的最新成果编写而成。教材编写过程中先后组织召开编写会、专家论证会、统稿会多次，对相关理论问题进行了认真讨论，保证了教材的客观性和编写质量。

本教材的编写分工如下：第一章概论由倪诚、俞若熙、姚海强编写；第二章中医未病学的方法论体系由侯淑涓、姚海强、王键编写；第三章中医治未病的基本原则由王琦、姚海强、谷晓红编写；第四章中医治未病与中医体质由王琦、李英帅、吴承玉编写；第五章中医治未病与健康管理由侯淑涓、张晓天编写；第六章中医治未病与慢性病防控由李玲孺、杨志敏编写；第七章中医治未病与积极老龄化由侯淑涓、何清湖编写；第八章中医未病学与其他相关学科由王济、陈雪梅编写；第九章中医治未病工程由李英帅、汤军、张妍编写。全书编写大纲的制定和最终审改定稿工作由王琦完成。

国家卫生计生委副主任、国家中医药管理局局长、中华中医药学会会长王国强欣然为本教材作序。本教材的编写还得到了北京中医药大学、浙江中医药大学、湖南中医药大学、南京中医药大学、广州中医药大学、上海中医药大学、安徽中医药大学及中国中医药出版社的大力支持，在此一并表示诚挚的谢意。

《中医未病学》是第一次以教材的形式编写，尽管各位编委竭尽心智，精益求精，但书中不足之处在所难免。请各院校师生在使用过程中提出宝贵意见，以便进一步修订提高。

《中医未病学》编委会

2015 年 10 月

目 录

第一章　概　论

健康是人类追求的永恒主题。现代医学关于生命曲线的公式是"健康－亚健康－疾病"，而中医学认为生命的曲线是"无病－欲病－已病"，两者以不同方式表达了相同的健康与生命过程。在维护健康的理念中，中医治未病有其重要的实践意义。

第一节　中医未病学的概念与研究范畴

20世纪末，世界卫生组织（WHO）在《迎接世纪的挑战》报告中指出："21世纪的医学，不应继续以疾病为主要研究对象，而应以人类健康作为医学研究的主要方向。"中医未病学理论及其实践应用是中医学的特色和优势，要深刻理解其先进思想，发挥其防治疾病的重要作用，需界定中医未病、中医治未病、中医未病学的基本概念，以及未病与健康的相关概念，并明确中医未病学的研究范畴等。

一、中医未病学基本概念

（一）未病

根据中医历代医著的论述，结合现代关于健康、亚健康和疾病的概念，中医学所指的"未病"包含无病、病而未发、病而未传三种状态。无病，也就是通常所说的健康机体。清代曹庭栋《老老恒言·慎药》云："以方药治未病，不若以起居饮食调摄于未病。"所谓"未病"即属此义。病而未发，是健康到疾病的中间状态，也就是唐代孙思邈"欲病"之说。《千金要方·诊候第四》中记载："上医医未病之病，中医医欲病之病，下医医已病之病。"孙思邈所说的"欲病之病"，是指机体内已蕴含病理信息或已处于发病的萌芽状态；在当代，应包含发病先兆、疾病高危人群及亚健康状态等。病而未传，是指已出现病理状态，尚未进一步迁延、发展，即在变化转归上既未有脏腑经络间的相传也未出现变证，对于将要被累及的脏腑来说，尚属"未病"。如东汉张仲景《金匮要略》中所说的"见肝之病，知肝传脾"，对于将要"传脾"还未出现的脾病来讲，已见"肝病"属于病而未传。认识并界定无病、病而未发、病而未传这三种"未病"状态及其含义，是进一步理解中医治未病概念和内涵的理论基础。

（二）中医治未病

《淮南子·说山训》云："良医者，常治无病之病，故无病。圣人者，常治无患之患，故无患也。"所谓"治"，不单纯指医疗，还含有管理、治理、研究等含义，可引申为防止。中医治未病，是指遵循道法自然、平衡阴阳、增强正气、规避邪气、早期诊治、防病传变的基本原则，采取无病先防、欲病早治、已病防变、病后防复的措施，从而防止疾病的发生与发展。

中医治未病主要体现在以下 4 个方面：

1. 平素养生，防病于先

养生又称摄生，通过精神调摄、饮食调养、起居调护、运动锻炼、穴位保健等多种方法，增强人体对疾病的防御能力，防止疾病的发生，保持身心健康，从而达到延年益寿的目的。《素问·四气调神大论》曰："圣人不治已病治未病，不治已乱治未乱。"强调无病先防是"治未病"第一要义。

2. 防微杜渐，欲病救萌

也就是见微知著，救其萌芽，即《素问·八正神明论》所谓"上工救其萌牙"之义，指疾病虽尚未发生，却已出现某些先兆，或疾病已经处于萌芽状态时，应早发现、早诊断、早干预，防微杜渐，及时将疾病控制在欲发状态。《素问·刺热》云："肝热病者，左颊先赤；心热病者，颜先赤；脾热病者，鼻先赤；肺热病者，右颊先赤；肾热病者，颐先赤。病虽未发，见赤色者刺之，名曰治未病。"强调欲病早治是"治未病"第二要义。

3. 已病早治，防其传变

已病早治，是指在疾病发生的初期，应及时治疗，防止疾病传变，从而阻止其蔓延、恶化。首先是早治防传，主要是提前安抚可能被殃及但尚未发病的脏腑。这在《难经·七十七难》中早有记载："所谓治未病者，见肝之病，则知肝当传之与脾，故先实其脾气，无令得受肝之邪，故曰治未病焉。"其出发点是"防失治"。其次是慎治防变，主要是指医者治病用药宜审慎，以防出现变证。如《金匮要略·消渴小便不利淋病脉证并治第十三》所言"淋家不可发汗，发汗则必便血"，其出发点是"防误治"。已病防变是"治未病"第三要义。

4. 病后调摄，防其复发

疾病初愈，或处于疾病尚未发作的间歇期，此时症状虽然消失，但邪气未尽，正气未复，气血未定，阴阳未平，仍应做好慎起居、节饮食、勿作劳等善后调治，巩固疗效，防止原有疾病复发或继发他病。因此，病后防复也是"治未病"中不可缺少的内容。

（三）中医未病学

中医未病学是以中医理论为指导，研究人体未病的不同健康状态特点及中医治未病的内涵和方法，从而指导健康管理、疾病防控、养生康复的一门学科。

中医未病学的基本内涵，即以中医理论为基础，以人的健康状态为研究对象，以指导健康管理、疾病防控、养生康复等为研究目的，包含相关概念的阐述，未病状态的认知、预测、测量，治未病的方法与应用，以及现代多学科相关研究等一系列重要命题的学术体系，是从中医学科分化出来的新兴交叉学科。

二、未病相关概念

（一）现代医学的认识

1. 健康相关概念

（1）健康 单纯生物医学模式的健康观将"健康"（health）定义为人的生命活动中没有疾病时的状态，被称之为"疾病"模型（A "Disease" model）健康观。随着医学的发展，1946 年世界卫生组织正式提出了关于健康的概念，即健康不仅仅是没有疾病和虚弱，而是身体上、心理上、社会上的完好状态（Health is a state of complete physical, mental and social well – being and not merely the absence of disease or infirmity）。这个健康概念明确认识到健康与生理、心理、社会三个因素相关，相对于 1946 年以前人们所认为的"无病即健康"的传统健康观念，有了很大的进步。

1989 年世界卫生组织对健康作了新的定义，即健康不仅是没有疾病，而且包括躯体健康、心理健康、社会适应良好和道德健康（Health is not only the absence of disease, but also involve physical health, mental health, good social adaptation and ethical health）。这个定义虽然在前述健康概念基础上增加了道德健康，但依然忽视自然环境对人健康的影响。

（2）公共健康 也称公共卫生。1920 年，美国耶鲁大学公共卫生学教授 C. E. A. Winslow 将公共卫生定义为：通过有组织的社区努力来预防疾病，延长寿命和促进健康和效益的科学和艺术。这些有组织的社区努力包括改善环境卫生，控制传染病，教育每个人注意个人卫生，组织医护人员为疾病的早期诊断和预防性治疗提供服务，建立社会机构来确保社区中的每个人都能达到适于保持健康的生活标准。其目的是使每个公民都能实现其与生俱有的健康和长寿权利。"科学和艺术""有组织的社区努力"和"与生俱有的健康和长寿权利"3 个关键词点出了公共卫生的本质和使命。这一定义于 1952 年被世界卫生组织所接受并沿用至今。

公共健康实际上是指通过组织公共资源为社会公众提供疾病预防措施和促进健康，也就是社会所采取的用来保证人们健康的活动的措施。其特点是：①重视大众和人口的健康；②以预防医学为主；③涵盖范围广（包含所有与人口健康有关的问题）。

（3）人口健康 人口健康是公共健康的一个新视角，旨在考察全社会的各个方面对人类健康所产生的作用和影响。1997 年，Kindig 将人口健康界定为：在一个经济架构内，被调整预期寿命的一个人群的总健康产出，这个框架可以平衡多种健康决定因素所产生的相对边际收益。人口健康实际上是政策和干预措施下的人口群体的健康结果和分布，以及人的不同生命历程阶段中的健康决定因素的模式，这两者之间相互关联和影响（图 1 −1）。

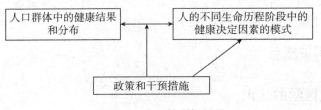

图 1-1   人口健康框架图

2. 亚健康

亚健康研究是 20 世纪后期国际医学界的医学新视角。最早在 20 世纪 80 年代中期，前苏联学者 N. 布赫曼通过相关研究发现，生活中有许多人存在着一种似健康非健康、似病非病的中间状态，并把这种介于疾病和健康的中间状态称为"第三状态"。这种状态主要表现为：疲乏无力、精力不够、肌肉关节酸痛、心悸胸闷、头晕头痛、记忆力下降、学习困难、睡眠异常、情绪低落、烦躁不安、人际关系紧张、社会交往困难等种种躯体或心理不适；通过运用现代仪器或方法检测却未发现阳性指标，或者虽有部分指标的改变，但尚未达到西医学疾病的诊断标准。由于过去人们习惯上把健康称作"第一状态"，把患病称为"第二状态"，因此布赫曼教授将这种介于健康和疾病之间的中间状态称为"第三状态"。

中国学者王育学于 20 世纪 90 年代首先提出了"亚健康"概念，并指出："亚健康就是既不健康又没有疾病的状态。它是介于健康与疾病状态之间的一种中间状态，是一种动态过程，又是一个独立的阶段。在多数情况下，健康、亚健康、疾病是一个不间断的连续过程，亚健康居中，其上游部分过程与健康重叠，其下游部分又与疾病相重叠，在重叠部分可能与健康或疾病状态模糊而难以区分。"2001 年 8 月在青岛召开的"第 8 届亚健康学术研讨会"上，亚健康的英文名被修正为"Sub-Health（SH）"，此后在社会上被各领域的人们广泛应用。2006 年中华中医药学会发布的《亚健康中医临床指南》中将其定义为："亚健康是指人体处于健康和疾病之间的一种状态。处于亚健康状态者，不能达到健康的标准，表现为一定时间内的活力降低、功能和适应能力减退的症状，但不符合现代医学有关疾病的临床或亚临床诊断标准。"亚健康是一种临界状态，如果不及时纠正，易引发心身疾病。

3. 疾病

疾病是由体内遗传系统存在疾病基因或环境刺激因素等作用下引发或诱发人体正常形态和功能发生偏离，引发代谢、功能、结构、空间、大小的变化，表现为症状、体征和行为的异常。根据国际疾病分类标准编码（ICD-10），现有疾病名称 26000 余种。目前对疾病概念的认识，可分为广义与狭义疾病两类：广义的疾病是与健康相对而言，只要不属于健康范畴，即被认定为"疾病"；狭义的疾病是针对 ICD-10 而言，需具备一定的诊断标准和具体病名。

（二）中医学的认识

1. 健康新概念

中医学蕴含了阴阳平衡、形神统一、气血调和、脏腑调和、谨和五味、少欲质朴、因人制宜、天人相应、终其天年的健康观。国医大师王琦教授在对中西医关于健康的概念考察的基础上，重视生命过程性、个体差异性等内容，提出健康新概念，即："健康是指人的不同个体在生命过程中与其所处环境的身心和谐状态，及其表现出的对自然及社会环境良好的自适应调节能力。"

这一健康新概念包含了健康的 5 大特性：

(1) 健康的状态性　健康可以用机体表现的状态来判断和衡量，反映的是机体整体协调、自组织、自稳态的功能情况。中医对健康状态的评价，不仅强调客观指标的改变，也很重视主观感受的变化，主观感受也是健康状态的表现形式之一。通过对健康状态的评价，可以掌握一个人的健康情况。

(2) 健康的形神一体性　形与神是生命不可分割的两个方面，形为躯体有形之质，神为精神情志思维活动，二者的关系体现心理活动（神）与人体生理（形）的关系。健康是人生命活动形神统一协调的结果。形神和谐、身心相依是健康状态的重要特征。形神统一是生命存在和健康的基本特征之一。

(3) 健康的生命过程性　生命过程有生、长、壮、老、已的不同阶段，根据不同生命阶段的生理和心理特征表现出不同的健康状态。对不同时期的健康状态进行判定，标准应有区别。健康是一个随生命发展动态变化的过程，而不是任何阶段只有一种状态一个标准。小儿、成人、老人等不同生命阶段具有不同的健康状态。这个生命过程论在现代健康概念中是缺失的。

(4) 健康的天人合一性　每个生命都与其周边环境有着密切联系。人是社会、自然环境中的一部分，与之息息相关，相互联系，相互影响。当自然环境发生变化，如自然灾害，或是社会环境动荡不安，势必对人体产生影响，甚至会引起一些疫病或是精神重创的发生。健康的天人合一性是中医整体观的体现。

(5) 健康的个体适应力差异性　每个个体具有不同的自我适应能力和调节能力，不同个体由于适应力不同，在同样的环境下表现的健康状态也不同，说明个体的适应调节力对健康有着重要影响。由此体现了健康状态的个体性和多样性，这也是个体化诊疗的依据。这个适应能力是包含了自然和社会两个环境的适应能力。

王琦教授提出的健康新概念，既弥补了现代健康概念中关于自然环境、生命过程性、个体化差异性的缺失，又完善了传统中医的健康概念。

2. 健康状态

"状态"是中医健康认知理论的核心内容，是构建中医健康状态认知的理论模型。健康状态（health state）是指人体在一定时间内形态结构、生理功能、心理状态、适应外界环境能力的综合状态，健康状态能够体现健康的状况和态势。中医学认为，人的个体体质、脏腑经络、气血津液的外在表现都能体现健康的状态。人的生、长、壮、老生命过程以周期性的时相展开，并以一定的表征呈现其状态，而机体与所处的自然环境、季节气候的自我适应能力，必然呈现可以观察的状态。中医注重机体生命过程和内外环境统一的整体性，涵盖了结构与功能、时间与空间等多个方面的信息，据此为健康状态的辨识、分类、判定与干预提供了理论依据。人的健康状态既可以用指标来表征，又可以辨识形态与功能的变化。只有正确区分和描述健康状态，才能真正把握健康。

依据无病、欲病、已病及病后 4 种健康状态，将无病先防、欲病早治、已病防变、病后防复作为中医治未病的主要内涵，从而构成了中医未病学的研究内容。

三、中医未病学的性质与范畴

（一）中医未病学的学科性质

从中医未病学的概念来看，其属于基础与应用紧密结合的中医学科分支。从其学科基本结构和内容来看，无疑是以中医理论为主体，吸收现代健康管理、临床医学、预防医学、康复医学等相关学科内容而建立和发展起来的，也是一门新兴的交叉学科。

（二）中医未病学的研究范畴

中医未病学是从中医基础理论体系中分化出来的新兴学科，是中医基础理论体系的延伸与发展。中医未病学注重基础理论与临床应用研究相结合。因此，中医未病学的研究范畴涉及中医理论和临床的各方面，大致包括以下几个方面：

1. 中医未病学的方法论体系

未病状态的测知、干预和评价需要运用一定的方法。测知方法，古有取象认知、司外揣内的认知方法及运气预测等，现有体质学、全息论、时空论等。干预方法，针对无病、欲病、已病 3 个不同状态采取相应的措施和手段。关于评价方法，根据国家相关部门制定的治未病标准和工作方案，借鉴现代卫生经济学和循证医学等方法，建立中医未病学的评价体系。

2. 中医治未病与中医体质

国医大师王琦教授于 20 世纪 70 年代提出中医体质的概念；后又通过对全国范围自然人群的流行病学调查，发现并证实了 9 种基本体质类型，即平和质、气虚质、阳虚质、阴虚质、痰湿质、湿热质、血瘀质、气郁质和特禀质；并制定《中华中医药学会标准·中医体质分类与判定》，提出"体质可分""体病相关""体质可调" 3 个关键科学问题，从而为中医治未病找到了辨识工具、测病依据和干预手段。

3. 中医治未病与健康管理

疾病谱的变化，慢性病发病率、死亡率的持续上升，老龄化社会等问题所导致的医疗负担日益沉重，逐渐成为影响国家社会经济可持续发展的重要因素之一。如何在满足国民日益增长的健康需求的同时，有效控制医疗费用快速上涨，是世界各国所面临的共同难题。无论国家还是个人，对于医疗费用减少及个体健康的维护，前瞻性的健康管理方式均可起到积极的作用。因此，以中医治未病思想为指导，与西方健康管理模式有机结合，建立具有中国特色、符合中国国情的治未病健康管理服务体系具有重要意义，在充分满足公众预防保健需求的同时，也可实现以最少医疗费用投入达到最优健康管理的效果。

4. 中医治未病与慢病防控

进入 21 世纪以来，随着疾病谱变化，包括糖尿病、心血管疾病、慢性呼吸系统疾病、恶性肿瘤等在内的慢性病发病率逐年升高。慢性病具有病机复杂，潜伏期、病程长，发病率、致残率、死亡率高，医疗负担重，可防、可控但难以治愈等特点，因此早防、早控尤为重要。中医治未病以先进的治未病三级预防理念、多元化的治未病防控手段及可推广的个体化防控工具等优势，在慢性病防控中起到重要的作用。中医治未病以体质三级预防理念为依据，以中医体质辨识法为工具，采用多元化调体防控手段，在慢性病防控实践中取得了一定的成果，从而实现慢性病早预防、早预测、早干预，达到慢性病防治关口前移的目的。

5. 中医治未病与老龄化社会

人口老龄化是全球性问题，伴随老年人口的数量快速增长与高龄化，人们的关注焦点已从以往人口寿命长度转向老年阶段的生命质量，我国政府也将促进积极老龄化作为长期应对战略。基于中医学的广泛群众基础与高度文化认同，结合中医治未病理念的养老服务体系在策应积极老龄化方面具有独特优势。

第二节　中医未病学研究的目的与意义

中医发展史表明："未病"反映人体不同的健康状态；"治未病"的实施对不同健康状态的维护和干预，体现了中医学自身原创的先进和崇高的医学思想，既是医疗保健的理想境界，也是衡量医者水平的重要标志。当代开展中医未病学理论研究和社会实践，对于弘扬自身确立的崇高医学思想，策应全球卫生战略目标、医学目的与医学模式的转变，策应中国式的医疗卫生保障和医疗政策，构建中医预防医学和拓展中医学的服务功能，具有重要的战略高度和现实意义。

一、弘扬自身确立的崇高医学思想

早在 2000 多年前，中医学已提出富有原创精神的医学思想——"治未病"。最著名的论断如《素问·四气调神大论》提出的"圣人不治已病治未病，不治已乱治未乱，此之谓也，夫病已成而后药之，乱已成而后治之，譬犹渴而穿井，斗而铸锥，不亦晚乎"。嗣后的历史进程中，中医学一直把"治未病"作为医疗卫生实践的理想境界。如"今以顺四时调养神志，而为治未病者，是何意邪？盖保身长全者，所以为圣人之道"（《丹溪心法·不治已病治未病》）；"祸始于微，危因于易，能预此者，谓之治未病，不能预此者，谓之治已病，知命者，其谨于微而已矣"（《类经》）；"欲求最上之道，莫妙于治其未病"（《证治心传·证治总纲》）。

"治未病"还是衡量医者水平的重要标志。唐代孙思邈《千金要方·诊候第四》云："古之善为医者，上医医国，中医医人，下医医病……又曰上医医未病之病，中医医欲病之病，下医医已病之病。"不仅指出了未病、欲病、已病的三种医学研究对象，而且界定了上医、中医、下医的三个医疗水平层次。时至今日，开展中医未病学研究，对于弘扬中医学自身确立的崇高医学思想，实现无病先防、欲病早治、已病防变的治未病目标，具有重要的理论和实践价值。

二、策应全球卫生战略目标、医学目的与医学模式的转变

随着 WHO 将全球卫生战略目标确定为"人人享有卫生保健"，医学目的由疾病医学转向健康医学，21 世纪医学发展的总趋势是对生命与健康规律的认识趋向整体，疾病控制策略趋向系统——4P 医学模式，即预防性（preventive）、预测性（predictive）、

个体化（personalized）、参与性（participatory）。中医未病学研究策应了全球卫生战略目标、医学目的与医学模式的转变。

1. 预测性、预防性

中医未病学研究通过发现某些疾病的高危人群而起到预测、预警作用，并可通过调整高危人群的体质来预防相关疾病的发生。

2. 个体化

中医未病学基于以人为本、因人制宜的思想，充分注重人的个体差异性，进行个体医疗设计，采取优化的、针对性的治疗干预措施，使之更具有有效性与安全性。并据此拓展到个性化养生保健及包括人类生命前期的生命全过程，从而实现由疾病医学向健康医学的转化，以及从注重局部病变治疗向注重人的整体功能状态调整的转化。

3. 参与性

中医未病学在未病不同状态辨识过程中比较重视服务对象的主观感受及对治疗手段的反应性，将其应用于公共卫生服务，可推动大面积群体的积极参与。

三、策应中国式的医疗卫生保障和医疗政策

健康是促进人全面发展的必然要求。我国政府针对目前医疗负担重的现状，指出要为群众提供安全有效、方便价廉的公共卫生和基本医疗服务；强调在医改中发挥中医药的作用，有利于促进医改目标的实现，促进基本医疗卫生制度的构建。

20 世纪 60~70 年代推行的以"一根银针、一把草药"为主要治疗手段的中医药服务基层推广应用，构建了低成本、广覆盖与及时有效的医疗保健制度，被世界卫生组织和世界银行誉为"以最少的投入获得了最大的健康收益的中国模式"。因此，充分发挥中医药的医疗特色，大力建设中医治未病工程，是加快发展"中国式"医疗卫生保障事业的重要战略选择，是用"中国式"方法破解医改这一世界性难题的重要支撑。

四、构建中医预防医学，拓展中医学的服务功能

中医未病学为中医预防医学构建了三级预防体系：①一级预防——养生保健，阻止相关疾病的发生；②二级预防——疾病临床前期的早期治疗；③三级预防——确定疾病的变化趋向，防治疾病加重与并发症发生。

中医治未病工程可为中医预防保健服务搭建四个平台：①中医预防保健服务提供平台，中医医院建立"治未病"科，开展"治未病"服务；②中医预防保健服务技术支撑平台，制定了常见疾病的高危人群中医预防保健技术指南和中医养生保健技术操作规范；③中医预防保健服务人才队伍平台；④中医预防保健服务政策保障平台，将中医药健康管理项目列入国家基本公共卫生服务项目之中。

中医治未病工程还可拓展中医学服务功能，创建健康服务的新模式，即以"疾病"为中心转向以"人"为中心，以"治"为主转向以"防"为主，医疗重心由"医院"下移到"家庭-社区"，服务形式变"医生指导"为"自主自助"，最终形成家庭-社区-医院综合服务的新型健康服务模式。

第三节　中医未病学的历史源流

中医未病学发展史表明，远古及夏商时期以前是中医治未病经验的原始积累阶段，西周和春秋战国时期初步形成中医未病理论，秦汉晋隋时期开始将中医未病理论应用于临床，唐宋时期对中医未病理论与实践经验进一步积累，金元时期不断丰富中医未病理论，明清时期致力于中医治未病的实践应用，近现代时期构建中医未病学理论体系并广泛开展中医治未病实践的推广应用。

一、远古及夏商时期——中医治未病经验的原始积累

（一）预防意识的启蒙

远古时期，人们在生活中开始萌发预防意识。如《庄子·盗跖》载："古者禽兽多而人少，于是民皆巢居以避之，昼拾橡栗，暮栖木上。""暮栖木上"可看作是古人最原始的防患方法。《韩非子·五蠹》云："上古之世，人民少而禽兽众，人民不胜禽兽虫蛇。有圣人作，构木为巢，以避群害，而民悦之……号之曰有巢氏。""构木为巢，以避群害"的行为，说明上古时期已有朴素的预防思想。《尚书·说命中》曰："惟事事，乃其有备，有备无患。"从"有备无患"可以看出，夏商时代已经意识到预防的重要性。

（二）防病治病的起源

人类对饮食卫生与防病治病意识的形成源于取火方法的发明。《韩非子·五蠹》云："民食果蓏蚌蛤、腥臊恶臭而伤害腹胃，民多疾病。有圣人作，钻燧取火，以化腥臊，而民说之，使王天下，号之曰燧人氏。"指出直接食用生冷的瓜果、海鲜易引起胃肠受损，而通过用火加热烧熟，则可以有效防止胃肠疾病。东汉《风俗通义》亦载："燧人始钻木取火，炮生为熟，令人无复腹疾。"这是燧人氏时代通过取火熟食来防止疾病的最早实践。

原始时期的人们根据生火能驱寒的生活经验，开始将烧热的卵石熨身以驱寒，治疗身体某部不适等，同时以砭石为针防治疾病。《史记》载："神农氏……始尝百草，始有医药。"说明神农氏时代为中草药防病治病的起源。此外，《吕氏春秋·古乐》还有关于舞蹈运动来改善风寒湿痹症状的论述："昔陶唐氏之始，阴多滞伏而湛积，水道壅塞，不行其原，民气郁阏而滞著，筋骨瑟缩不达，故作为舞以宣导之。"随着生产劳动和生活实践的积累，人们还逐渐认识到除虫、排水、清扫等生存条件的改善，以及洗脸、洗手等个人卫生的措施对于维护健康、预防疾病的重要性。以上说明，远古及夏商时期我们的祖先就已开始最简单的治未病实践活动，并在实践中初步积累了防病治病的原始经验。

二、西周和春秋战国时期——中医未病理论的逐渐形成

进入周朝以后，巫术日衰，医学逐兴，对未病理论的形成有较大影响。春秋战国时

期，古六历已普遍应用，并有节气、日蚀及彗星的早期记载，特别是专业医生的出现，实践医学的进步，诸子百家的学术争鸣，朴素的哲学理论与医学的结合，逐步形成了中医未病理论。

（一）中医未病理论的哲学影响

周朝的《易经》被尊为"群经之首，诸子百家之源"。《周易·既济》提出"君子以思患而豫防之"，豫通"预"，这是"预防"一词的最早出处。《周易·系辞》又云："君子安而不忘危，存而不忘亡，治而不能乱，是以身安而国家可保也。"居安思危，防患于未然的朴素辩证法思想由此可见。春秋战国时期，"居安思危"的思想进一步得到发展。如《左传·襄公十一年》："书曰：'居安思危。'思则有备，有备无患。"这种"居安思危，有备无患"的哲学思想对中医未病理论的形成具有重要影响。

中医未病理论也深受先秦诸子百家儒道法思想的影响。如《道德经·六十四章》提出的"为之于未有，治之于未乱"，《淮南子》强调的"治无病之病"等思想，被视为《黄帝内经》未病理论的渊源。其他如"清静无为""返璞归真""顺应自然""动形达郁"等哲学思想，对中医未病理论的形成起到了积极的促进作用。

（二）中医未病理论的雏形

周朝开始，医学的进步首先表现在对疾病认识有了较大的提高。如西周人已认识到气候异常可导致疾病流行，长居湿地会发生腰疾（《庄子·齐物论》）；"百病怒起""忧郁生疾"（《周礼·疾医篇》）。春秋时期秦国名医医和提出了著名的"六气致病说"，从四时、五节、六气及人情喜怒等天人结合的角度来认识疾病，以阴、阳、风、雨、晦、明的失序解释疾病发生原因，标志着朴素未病理论的萌芽。郑国子产认为疾病是"出入饮食哀乐之事也。山川星辰之神，又何为焉？"告诫人们预防疾病要注意调整饮食、哀乐，而不是去占卜、求神。这些事实表明，这一时期开始呈现中医未病理论的雏形。

这一时期有关治未病的思想和方法始有散在论述。如《国语·楚语》曰："夫谁无疾眚？能者早除之……为之关籥藩篱而远备闲之，犹恐其至也，是之为日惕。若召而近之，死无日矣。"提示"已病早治，防其传变"的重要性。孔子提出养生"三戒"，如《论语·季氏》曰："君子有三戒：少之时，血气未定，戒之在色；及其壮也，血气方刚，戒之在斗；及其老也，血气既衰，戒之在得。"管子也指出养生保健的宜忌，如《管子·形势篇》云："起居时，饮食节，寒暑适，则身利而寿命益。起居不时，饮食不节，寒暑不适，则形体累而寿命损。"以上论述均体现了"平素养生，防病于先"的治未病思想。

（三）中医未病理论的初步形成

1. 未病含义的出现

《黄帝内经》在论述"治未病"时蕴含"未病"之义。《素问·四气调神大论》提出"圣人不治已病治未病，不治已乱治未乱"，是对治未病最为经典的论断，明确提出了"无病先防"的思想。《素问·刺热论》曰："肝热病者，左颊先赤；心热病者，颜先赤……病虽未发，见赤色者刺之，名曰治未病。"即重视对疾病先兆症状者观察，并在病而未发之时预先治疗，以防止疾病发作。《灵枢·逆顺》指出："上工，刺其未生者也；其次，刺其未盛者也；其次，刺其已衰者也……故曰：上工治未病，不治已病。"强调早期治疗，防止疾病的传变。概言之，《黄帝内经》提出了无病、病而未发、病而未传3种未病状态相应的治未病方法。

2. 治未病内涵的论述

《黄帝内经》关于治未病内涵的论述主要包括无病先防、救其萌芽、已病防变、病后防复4方面内容。

（1）无病先防　《素问·上古天真论》云："其知道者，法于阴阳，和于术数，食饮有节，起居有常，不妄作劳，故能形与神俱，而尽终其天年。"这些养生法则提示人们，即使在无病状态下，也要道法自然、平衡阴阳、形神统一。只有平素养生，才能防病于先。

（2）救其萌芽　《素问·八正神明论》谓："上工救其萌牙，必先见三部九候之气，尽调不败而救之，故曰上工。下工救其已成，救其已败。"救其萌芽主要针对疾病欲发之先兆而言，即疾病微显端倪时，进行早期诊断、早期治疗，将疾病消灭在萌芽阶段，所谓"防微杜渐，欲病救萌"之义。

（3）已病防变　《素问·阴阳应象大论》曰："邪风之至，疾如风雨。故善治者治皮毛，其次治肌肤，其次治筋脉，其次治六腑，其次治五脏。治五脏者，半死半生也。"说明在疾病发生的初期，就应该及时采取措施，积极治疗，防止疾病的发展与传变。

（4）病后防复　《黄帝内经》对于某些疾病定时发作或缓解期，强调治疗时机的选择，如《素问·刺疟》谓："凡治疟，先发如食顷，乃可以治，过之则失时也。"《灵枢·逆顺》言："方其盛也，勿敢毁伤，刺其已衰，事必大昌。故曰：上工治未病，不治已病，此之谓也。"这里所谓"治未病"，是指在疾病的缓解期或未发作之时进行治疗，是取邪气已衰而正气来复的有利时机，促使正胜邪退，防止疾病复发。而对于疾病初愈，注重合理运用"谷肉果菜，食养尽之"的饮食调养。并强调热病瘥后应注重饮食调摄，防止饮食不当而致疾病复发。如《素问·热论》说："病热少愈，食肉则复，多食则遗，此其禁也。"指出食复的原因是"诸遗者，热甚而强食之，故有所遗也。若此者，皆病已衰而热有所藏，因其谷气相薄，两热相合，故有所遗也"。

《黄帝内经》提出的未病含义与治未病内涵，为中医未病理论的初步形成奠定了基础。

三、秦汉晋隋时期——中医未病理论临床应用的开端

秦汉至隋朝，以《难经》、张仲景、华佗、葛洪、巢元方等为代表，开始将中医未病理论应用于临床。

（一）未病诊断重视望诊

汉代已有很高的诊治未病状态的水平，主要体现在望诊方面，如西汉名医淳于意、东汉张仲景。《史记·扁鹊仓公列传》记载："齐丞相舍人奴从朝入宫，臣意（注：即淳于意）见之食闺门外，望其色有病气。臣意即告宦者平。平好为脉，学臣意所，臣意

即示之舍人奴病，告之曰：此伤脾气也，当至春鬲塞不通，不能食饮，法至夏泄血死。宦者平即往告相曰：君之舍人奴有病，病重，死期有日。相君曰：卿何以知之？曰：君朝时入宫，君之舍人奴尽食闺门外，平与仓公立，即示平曰，病如是者死。相即召舍人而谓之曰：公奴有病不？舍人曰：奴无病，身无痛者。至春果病，至四月，泄血死。所以知奴病者，脾气周乘五藏，伤部而交，故伤脾之色也……众医不知，以为大虫，不知伤脾。所以至春死病者，胃气黄，黄者土气也，土不胜木，故至春死。"另据《针灸甲乙经·序》载述："仲景见侍中王仲宣，时年二十余，谓曰：君有病，四十当眉落，眉落半年而死。令服五石汤可免。仲宣嫌其言忤，受汤勿服。居三日，见仲宣，谓曰：服汤否？仲宣曰：已服。仲景曰：色候固非服汤之诊，君何轻命也！仲宣犹不信。后二十年果眉落，后一百八十七日而死，终如其言。"由此可见淳于意、张仲景运用望色诊断未病的深厚造诣。

（二）无病先防提倡摄生

这一时期，一方面强调"无病先防"的思想。如晋代医家葛洪在《抱朴子》中指出："至人消未起之患，治未病之疾，医之于无事之前，不追之于既逝之后"；"世人以觉病之日，始作为疾，犹以气绝之日，为身丧之候也……凡为道者，常患于晚，不患于早也"；"凡言伤者，亦不便觉也，谓久则寿损耳"。另一方面，提倡摄生防病的生活干预方式。

1. 重视精神调养

张仲景十分重视精神因素对人体的影响，其在《伤寒杂病论·自序》中批判那些趋炎附势之辈，"竞逐荣势，企踵权豪，孜孜汲汲，惟名利是务，崇饰其末，忽弃其本，华其外而悴其内。皮之不存，毛将安附焉？"旨在告诫人们涵养道德，淡泊名利，调摄精神。华佗也提倡"宜节忧思以养气，慎喜怒以全真"，意即保持心情舒畅，精神愉快，避免不良的精神刺激和过度的情志波动，可减少疾病的发生。在精神保健和心理卫生上，葛洪提出要除六害："一曰薄名利，二曰禁声色，三曰廉货财，四曰损滋味，五曰除佞妄，六曰去沮嫉。"他明确告诫人们："夫善养生者，先除六害，然后可以延驻于百年。"

2. 注重饮食起居

张仲景强调在无病状态下，重在摄生以防病。他在《金匮要略·脏腑经络先后病脉证第一》中曰："若人能养慎，不令邪风干忤经络……更能无犯王法，禽兽灾伤，房室勿令竭之，服食节其冷、热、苦、酸、辛、甘，不遗形体有衰，病则无由入其腠理。"葛洪认为，维持人的生命的基本要素是气和血，而人生病主要是气血亏损所致。他提出一系列不伤损气血的养生之道，其中包括：唾不及远，行不疾步，目不久视，坐不至久，先寒而衣，先热而解；不欲极饥而食，食不过饱；不欲极渴而饮，饮不过多；不欲晚起，不欲汗流，不欲多睡，不欲饮酒当风，不欲广志远愿等。

3. 发明运动健身方法

据《三国志·华佗传》记载，华佗曾对其弟子吴普说："人体欲得劳动，但不当使极尔。动摇则谷气得消，血脉流通，病不得生，譬犹户枢不朽是也。"认为运动有强健脾胃的功能，可促进饮食的消化输布，气血生化之源充足，气血流通，使身体健康而长寿。他根据古代导引术，模仿虎、鹿、熊、猿、鸟五种禽兽的不同形象和特有的动作特色，创立了一套适宜于防病保健的医疗体操——"五禽戏"。另外，马王堆汉墓出土的帛书《导引图》是迄今发现最早的导引图谱，其《养生方》及《却谷食气》是现存最早的气功导引文献，主要记载了四时导引食气的方法。

4. 形成民间防病习俗

隋代医家巢元方在《诸病源候论》中记载了寒冷地区用灸法预防小儿惊风的民间习俗，其曰："河洛间土地多寒，儿喜病痉。其俗生儿三日，喜逆灸以防之，又灸颊以防噤。"对于传染病，不满足于原有六淫学说，认为是外界有害物质——"乖戾之气"所致，虽可互相传染，但能用"预服药"来预防。关于小儿养生防病，书中指出："田舍小儿，任自然，皆得无横夭。"书中还提出，妇女怀孕养生防病应做些劳动使"骨气强，胎养盛"，一改卧床养胎的旧习。

（三）已病防变提出治法和禁忌

《难经·七十七难》在《黄帝内经》"病先发于肝，三日而之脾"（《灵枢·病传》）、"五脏受气于其所生，传之于其所胜"（《素问·玉机真脏论》）等五脏有病传变关系的理论基础上，明确指出："所谓治未病者，见肝之病，则知肝当传之与脾，故先实其脾气，无令得受肝之邪，故曰治未病焉。中工治已病者，见肝之病，不晓相传，但一心治肝，故曰治已病也。"强调早治防传是治未病的重要内容。

张仲景将已病防变作为治未病的中心环节。首先，要适时治疗。在疾病之初，要不失时机地给予正确治疗。其次，治未病的脏腑。人体是一个有机的整体，脏腑经络在生理上相互联系，也必然成为在病理状态下疾病传变的内在依据。为此，仲景将治未病的脏腑作为已病防变的重要措施。如《金匮要略》说："见肝之病，知肝传脾，当先实脾。"再有，慎治防变。仲景列举了大量临床上因为医家误治而引发严重不良后果的例子以警示后人，如"淋家不可发汗，发汗则必便血"等。仲景还将顾护脾胃作为慎治防变的关键环节，在施治过程中不忘"勿犯胃气及上二焦"。

（四）病后防复主张调理

张仲景认为，某些病证经恰当治疗进入恢复期后，往往存在余邪未尽或正气未复的情况，所以要"病后防复"。此时，若调摄失宜，极易复发或复感新邪。《伤寒论》专列"辨阴阳易差后劳复病脉证并治"篇示人注重病后调治。他还主张疾病初愈，应慎起居、节饮食、勿作劳，做好疾病后期的善后治疗与调理，方能巩固疗效，防止疾病复发。

四、唐宋时期——中医未病理论与实践的进一步积累

唐宋时期，在中医未病理论与实践方面的标志性成果是唐代医家孙思邈首次提出未病状态三层次，强调养生防病重在养性，提出治未病食疗宜忌；宋代医家钱乙介绍了婴幼儿护理防病方法，陈直撰写了老年人养生防病首部专著。

（一）提出未病状态三层次

唐代医家孙思邈《备急千金要方·诊候第四》云："古之善为医者，上医医国，中

医医人，下医医病……又曰：上医医未病之病，中医医欲病之病，下医医已病之病。"首次将疾病分为"未病""欲病""已病"三个层次，并告诫人们要"消未起之患，治未病之疾，医之于无事之前"；指出治未病的关键是补养气血，血气强固，百病不犯；认为延年益寿与养生有着密切的关系，而"嵇康曰：养生有五难，名利不去为一难，喜怒不除为二难，声色不去为三难，滋味不绝为四难，神虑精散为五难"。

（二）强调养生防病重在养性

孙思邈在《备急千金要方》和《千金翼方》两书中明确论证了治未病与养性的直接关系："夫养性者，欲所习以成性，性自为善，不习无不利也。性既自善，内外百病皆悉不生，祸乱灾害亦无由作，此养性之大经也。善养性者，则治未病之病，是其义也。故养性者，不但饵药餐霞，其在兼于百行，百行周备，虽绝药饵，足以遐年。德行不克，纵服玉液金丹，未能延寿。"孙思邈将治未病养性之道归纳为"啬神""爱气""养形""导引""言论""饮食""房室""反俗""医药""禁忌"10个要点，同时指出治未病养生者当知"十二少"，即少思、少念、少欲、少事、少语、少笑、少愁、少乐、少喜、少怒、少好、少恶，对后世情志调摄治未病提供了宝贵内容。

（三）提出治未病食疗宜忌

孙思邈《备急千金要方·食治方》云："安身之本，必资于食……是故食能排邪而安脏腑，悦神爽志，以资血气，若能用食平疴释情遣疾者，可谓良工。"书中列食养、食疗食物154种，可见其对食疗的重视度。孙思邈反对暴饮暴食，提倡少食多餐，其曰："是以善养性者，先饥而食，先渴而饮。食欲数而少，不欲顿而多，则难消也。常欲令如饱中饥，饥中饱耳。盖饱则伤肺，饥则伤气。"（《备急千金要方·道林养性第二》）并告诫"夜勿过醉饱，食勿精思为劳苦事"，否则致疾生灾，其害非浅。《备急千金要方·食治方》还指出：食能治病，亦能致病，"不知食宜者，不足以存生也"。

因此，他十分重视治未病饮食调养的禁忌，即所谓的"食禁"或"食忌"。首先要注意食不欲杂，"杂则或有所犯，有所犯者或有所伤，或当时虽无灾苦，积久为人作患"，并谓"每食不用重肉，喜生百病""并勿食生菜、生米、小豆、陈臭物；勿饮浊酒食面，使塞气孔"。其次是慎五味，不要偏嗜，偏嗜则各有所伤。饮食气味相宜，则生精养形；气味相恶不调，则伤精损形。故养生欲求食之所宜，尤必知"食禁"。

（四）介绍婴幼儿护理防病方法

北宋钱乙在《小儿药证直诀·记尝所治病二十三证》中云："夫胎在腹中，月至六七，则已成形，食母秽液入儿五脏。食至十月，满胃脘中。至生之时，口有不洁，产母以手拭净，则无疾病。"《小儿药证直诀·初生下吐》中也谓："初生下，拭掠儿口中秽恶不尽，咽入喉中，故吐，木瓜丸主之。凡初生，急须拭掠口中令净。若啼声一发，则咽下，多生诸病。"明示初生婴儿必须及时清除口中残留的羊水等秽物，否则易导致胃肠道和口腔等疾患。钱乙还介绍了"俗以黄连汁压之"以清解胎毒等方法。

（五）诞生老年人养生防病首部专著

到了宋代，诞生了老年人养生防病的首部专著《养老奉亲书》。陈直在书中指出："高年之人，真气耗竭，五脏衰弱，全仰饮食以资气血"，所以"凡老人有患，宜先食治，食治未愈，然后命药，此养老人之大法也"（《养老奉亲书·序》）。即老年人生病时，应先用食疗方法，当食疗无效时，再考虑使用药物，此乃治疗老年病的重要法则。《养老奉亲书》中的食治部分，主要从因时、因人两个方面提出食疗宜忌，如因夏季老年人脾胃虚弱，食疗宜温软，少进多餐，少食冷肥之物，而瓜果之类更应根据体质虚实少为进之。

五、金元时期——中医未病理论的不断丰富

金元时期的学术争鸣，丰富了中医未病理论，如开辟中医治未病专论、诞生药膳养生首部专著、无病先防重视调脾胃养阴精、防微杜渐诊察发病先兆等。

（一）开辟中医治未病专论

朱丹溪在《丹溪心法》一书中开辟"不治已病治未病"专论，指出"与其救疗于有疾之后，不若摄养于无疾之先，盖疾成而后药者，徒劳而已……夫如是则思患而预防之者，何患之有哉？此圣人不治已病治未病之意也"，强调治未病的重要性。同时指出养生与治未病的关系，其曰："谆谆然以养生为急务者，意欲治未然之病，无使至于已病难图也。"文中还对《黄帝内经》四季养生的理论和方法进行了较为系统的总结并有所发展，如"故宜夜卧早起于发陈之春，早起夜卧于蕃秀之夏，以之缓形无怒而遂其志，以之食凉食寒而养其阳，圣人春夏治未病者如此。与鸡俱兴于容平之秋，必待日光于闭藏之冬，以之敛神匿志而私其意，以之食温食热而养其阴，圣人秋冬治未病者如此"。

（二）诞生药膳养生首部专著

元代宫廷饮膳太医忽思慧著有《饮膳正要》，书中载录的元代宫廷食谱药膳方非常丰富，是我国现存第一部药膳养生专著，标志着中医营养学的盛起。书中开篇着重说明调理脾胃为治未病的重中之重，其曰："保养之法，莫若守中，守中则无过与不及之病。调顺四时，节慎饮食，起居不妄，使以五味调和五脏。五脏和平则血气资荣，精神健爽，心志安定，诸邪自不能入，寒暑不能袭，人乃怡安。夫上古圣人治未病不治已病，故重食轻货，盖有所取也。"书中深刻地论述了养生之道，特别是食物滋养形体的重要性，如"食不厌精，脍不厌细。鱼馁肉败者，色恶者，臭恶者，失饪不时者，皆不可食。然虽食饮，非圣人口腹之欲哉！盖以养气养体，不以有伤也。若食气相恶则伤精，若食味不调则损形。形受五味以成体，是以圣人先用食禁以存性，后制药以防命"。

（三）无病先防重视调脾胃养阴精

李东垣认为，治未病始终要重视"实元气，调脾胃"，其曰："真气又名元气，乃先身生之精气也，非胃气不能滋之"，"若胃气之本弱，饮食自倍，则脾胃之气既伤，而

元气亦不能充，而诸病之所由生也"（《脾胃论》），主张防病应从充实元气开始。朱丹溪提出的"阳常有余，阴常不足"论，丰富了治未病的内涵。

（四）防微杜渐诊察发病先兆

刘完素在《素问病机气宜保命集·中风论》指出："盖祸患之机，藏于细微，非常人之豫见，及其至也，虽智者不能善其后"；"故中风者，俱有先兆之证。凡人如觉大拇指及次指麻木不仁，或手足不用，或肌肉蠕动者，三年内必有大风之至。经曰：'肌肉蠕动，名曰微风'。宜先服八风散、愈风汤、天麻丸各一料为效"；强调"先服祛风涤热之剂、辛凉之药，治内外之邪。是以圣人治未病，不治已病"。可见刘完素治疗中风注重诊察发病先兆、早服预防之药的治未病方法。

朱丹溪也观察到"眩晕者，中风之渐也"（《丹溪心法·中风》）的规律，提出用愈风汤可防止中风仆倒的发生，认为"此药与天麻丸相为表里，治未病之圣药也"，对后世开展中风病的防治工作具有指导意义。

六、明清时期——中医治未病的实践应用

明清时期的医家们在临床实践特别是温病的预防和防变中，不仅广泛应用中医未病理论，而且丰富了治未病的干预方法和手段。

（一）首论育婴保健防病方法

明代医家万全在遵法钱乙的基础上，完备了小儿五脏证治理论，提倡优生和养胎。他在《幼科发挥·脐风》中分列治未病、治初病、治已病；并撰《养生四要》，于"养生总论"中指出："养生之道，只要不思声色，不思胜负，不思得失，不思荣辱，心无烦恼，形无劳倦，而兼之以导引，助之以服饵，未有不长生者也。"他认为节饮食、慎医药为小儿保健防病的首要原则，指出"节戒饮食者，却病之良方也"；"慎医药，使脾胃无伤，则根本常固矣"（《幼科发挥》）。他针对断脐、护脐提出多种方法，如"隔衣咬断者，上也……如此调护，则无脐风之病。所谓上工治未病，十得十全也。所谓治已病，不知保护于未病之先，不知调护于初病之日"（《幼科发挥》）。他在《育婴秘诀》中明确指出，"预养以培其元，胎养以保其真，蓐养以防其变，鞠养以慎其疾"等四法是育婴秘诀的关键所在。

（二）提出未病先防实施要领

明代张景岳在《类经》中指出："祸始于微，危因于易，能预此者，谓之治未病，不能预此者，谓之治已病。知命者，其谨于微而已矣。""谨于微"就是"未病先防"治未病的关键所在。他还在《类经附翼·医易义》进一步强调："履霜坚冰至，贵在谨于微，此诚医学之纲领，生命之枢机也。"

明末清初喻嘉言也是治未病思想的大力倡导者，所著《医门法律》一书以未病先防、已病早治的精神贯穿始终。如"虚劳门"谓："仲景于男子平人，谆谆致戒，无非谓荣卫之道，纳谷为宝。居常调荣卫以安其谷，寿命之本，积精自刚，居常节嗜欲以生其精。至病之甫成，脉才见端，惟恃建中、复脉为主治。"明确指出男子无病之人平时

要注重调荣卫、节嗜欲，方能葆精长寿。

薛立斋等人已开始将未病理论用于中风预防，指出中风病预防大法："预防者，当养气血，节饮食，戒七情，远帷幕。"喻嘉言在《医门法律》卷三"中风门"中论曰："是风虽未入，藏真先已自伤，火热气湿痰虚，迎之内入，多汗恶风等证，因之外出，治之难矣。善治者，乘风未入，审其何藏先伤何邪，彻土绸缪，最为扼要之法也。"并直接指出人参补气汤治手指麻木便是御外入之风的绸缪之计，如"诸阳起于指，手指麻木，风已见端。宜亟补其气，以御外入之风，故用此为绸缪计也"。

王孟英对预防疫病、霍乱病提出多途径的预防措施和方法，尤其重视饮水和环境卫生。如"住房不论大小，必要开爽通气，扫除洁净"；"天时潮蒸，室中宜焚大黄、茵陈之类，亦可以解秽气"；"疏河凿井，施药救人，敛埋暴露，扫除秽恶诸事，不但保身而杜病，吾闻积德可回天，不仅可御霍乱也已"（《随息居重订霍乱论》）。此外，他还阐述了强食致病以至形成霍乱的病因病机："惟过饱则胃气壅塞，脾运艰迟，偶吸外邪，遂无出路，因而为痧胀成霍乱者最多……"

（三）指出已病防变实施方法

1. 病从浅治

明代徐春甫认为治未病的目的在于"谨厥始，防厥微，以治之，则成功多而受害少也……间有几微隐晦之疾，必加意以防之，用药以治之……"（《古今医统大全》）。此外，清代徐灵胎在其主要论著《医学源流论·防微论》中，着重阐发了"病从浅治"的中医未病思想。如"病之始生，浅则易治，久而深入，则难治"；"盖病之始入，风寒既浅，气血脏腑未伤，自然治之甚易"；"故凡人少有不适，必当即时调治，断不可忽为小病，以致渐深"。他在《医学源流论·用药如用兵论》中又云："是故传经之邪，而先夺其未至，则所以断敌之要道也；横暴之疾，而急保其未病，则所以守我之岩疆也；夹宿食而病者，先除其食，则敌之资粮已焚；合旧疾而发者，必防其并，则敌之内应既绝。"文中所谓的"先夺""断敌""急保""焚敌之资粮""绝敌之内应"等，形象地体现了截断病邪深入，扭转病势恶化的"已病防变"思路。

2. 尽早用药

张景岳《景岳全书·瘴气》指出："外人入南必一病，但有轻重之异，若久而与之俱化则免矣。此说固若有理，但备之以将养之法，解之以平易之药，决保无病，纵病亦易愈。""居瘴地者……稍觉不快，即宜如法服药以解之，微邪易伏，固不致病也，惟其不能防微，则势必至于渐盛，故曰：不治已病治未病。此之谓也。"上述论述，显示张景岳主张尽早用药的防微杜渐思路。

3. "温邪下不嫌早"

吴又可在《温疫论·注意逐邪勿拘结粪》中指出："温疫可下者，约三十余证，不必悉具……大凡客邪贵乎早逐，乘人气血未乱，肌肉未消，津液未耗，病人不至危殆，投剂不至掣肘，愈后亦易平复。欲为万全之策者，不过知邪之所在，早拔去病根为要耳。"这种"逐邪宜早，勿拘结粪"的学术观点，是其治未病思想的集中体现。

4. 护津存阴

叶天士根据温病卫气营血的发展规律及热邪易化燥伤阴的特质，主张"气分热邪未去，渐次转入血分，斯甘寒清气热中，必佐存阴，为法中之法"(《临证指南医案》)。他认为在邪热"未及下焦"之时，"甘寒之中加入咸寒，务在先安未受邪之地，恐其陷入易易耳"(《温热论》)，即甘寒养胃的同时加入咸寒之品以滋肾养阴，病虽未及下焦，但仍当防止温邪陷入，以此来阻断病势的发展，达到既病防变的目的。吴鞠通针对小儿每易过暖汗多，耗伤气阴，感邪致痉的特点，明训医者"于平日预先告谕小儿之父母，勿令过暖汗多亡血，暗中少却无穷之病矣，所谓治未病也"(《温病条辨》)。由此可见，温热病注意护津存阴，先安未受邪之地，也是治未病的重要内容。

七、近现代时期——中医未病学理论体系的构建与应用

(一) 中医未病学创建的时代背景

新中国成立后，中国卫生工作提出了"预防为主"的方针。1950 年 8 月召开的第一届全国卫生工作会议，确定了"预防为主，面向工农兵，团结中西医工作者"的卫生工作三大原则，这也是我国最早的卫生工作方针。随着医学模式的改变，世界卫生组织已经指出，21 世纪的医学不应以疾病作为研究对象，而应以人类健康作为医学研究的主要方向，国家提出"疾病防治重心前移"而启动中医治未病健康工程。2006 年 3 月，16 个部委联合发布了《国家中长期科学和技术发展纲要 (2006—2010)》，将"人口和健康"作为重点领域之一，明确提出"疾病防治重心前移，坚持预防为主、促进健康和防治疾病相结合"的方针。2007 年吴仪副总理在全国中医药工作会议讲话中，明确提出要把治未病作为一个重要课题来研究。2008 年 1 月 25日举办的首届治未病高峰论坛开幕式暨"治未病健康工程"启动仪式，标志着我国在疾病的预防和保健上，不仅有现代医学的预防接种，还将具有有着中医药鲜明特色和显著优势的养生保健。

近年来，推动中医预防保健服务成为国家和政府的重要举措。2009 年 5 月国务院公布了《关于扶持和促进中医药事业发展的若干意见》；2009 年 6 月国家中医药管理局《关于印发中医预防保健服务提供平台建设基本规范 (试行) 的通知》，规定了提供中医预防保健服务的各级各类医疗卫生机构的服务功能，以实现"未病先防、欲病早治、已病防变、瘥后防复"为目标，达到防病治病、健康长寿的目的；2009 年 8 月国家中医药管理局发布了《关于积极发展中医预防保健服务的实施意见》；2014 年 3 月国家中医药管理局发布了《中医预防保健 (治未病) 服务科技创新纲要 (2013—2020 年)》。纲要中确定的重点任务之一就是要开展中医预防保健的理论研究，包括系统整理中医"治未病"的理论，阐述中医"治未病"理论科学内涵，探索建立中医"治未病"的理论构架；2014 年 12 月国家中医药发展会议——中医"治未病"发展战略研讨会在珠江召开，会上国医大师王琦教授作了"中医未病理论体系的架构"主题报告，对未病理论体系进行了全面系统的阐释。

(二) 中医未病学相关研究

中医未病学的相关研究主要体现在中医治未病、中医体质学、中医疾病预测学等方面。2007 年，王琦教授团队主编出版了第一部中医"治未病"的专著——《中医治未

病解读》，提出"养生——治未病的基础；体质——治未病的根本；亚健康——治未病的重点；特殊人群——治未病的关注对象"四要素，初步进行了治未病理论体系的梳理。个体差异历来是生命科学中所关注的话题，同时也是该领域中的核心和难点。随着《中医体质学》创新教材的问世，2009 年《中华中医药学会标准·中医体质分类与判定》的颁布实施，"体质可分"成为治未病的工具，"体病相关"成为治未病的依据，"体质可调"成为治未病的手段。其他如《未病论》是在整理研究传统中医预防医学的基础上，结合现代预防医学"第三状态"的理论编写而成，充实了未病论的内容。《中医疾病预测学》是透过人体发出的种种信息，即潜病证、先露症、先兆征，如神志、性格、体表、九窍变化、排泄分泌物来分析判断可能出现的病理信息等。

（三）中医未病学理论体系的构建

　　任何一门学科，都必须有不同于其他学科的理论体系，理论体系的架构是学科的构建基础。中医未病学作为理论与实践并重的新兴学科，其理论体系必须具有基本概念、基本原则、方法论体系、价值体系 4 个方面的内容，并具有普遍指导意义。具体包括：中医未病学的概念与范畴、中医未病学的目的与意义、中医未病学的历史源流、中医未病学的理论基础、中医未病学的方法论体系、中医治未病的基本原则、中医治未病与中医体质、中医治未病与健康管理、中医治未病与慢性病防控、中医治未病与老龄化社会、中医治未病与多学科、中医治未病工程等方面。

（四）中医治未病实践的推广应用

　　自 2007 年初时任国务院副总理吴仪提出要开展治未病工作以来，国家对治未病工程着力进行以下 5 个方面的建设：

1. 治未病健康工程服务提供体系建设

　　国家中医药管理局在全国范围内先后确定了 235 家治未病预防保健服务试点单位，组织制定了相关服务规范性文件，逐步形成区域预防保健服务网络。

2. 治未病健康工程技术支撑体系建设

　　国家中医药管理局通过科研立项、制定相关技术规范和标准等。

3. 治未病健康工程人才队伍平台建设

　　国家中医药管理局综合运用岗位培训、院校教育、职业技能鉴定等方法，积极培养中医治未病的全方位人才。

4. 治未病健康工程交流推广平台建设

　　近年来通过各种形式的研讨交流、宣传推广，治未病的理念在业界及大众中得到广泛传播，群众对治未病的认知度、认同度及欢迎度不断提高，社会影响力明显扩大。

5. 治未病健康工程政策保障平台建设

　　从中央到地方，各级政府不断出台新的政策、制度，保障治未病健康工程的顺利实施。

第四节　中医未病学的理论基础

中医未病学是中医理论体系的重要组成部分。中医学理论体系诞生于中国古代，在其形成和发展过程中，充分汲取了中国古代哲学思想及诸多自然科学成果的合理内核，即以阴阳五行理论为哲学基础，以脏腑经络理论、精气血津液理论、体质理论为生理病理基础，以运气理论、正邪理论为发病原理，以治则理论、养生理论为治未病的实施准则和方法，从而形成完整的理论体系。中医理论体系既是临床各科的理论依据，也是中医未病学的理论基础。

一、阴阳五行理论

阴阳五行学说是建立在唯物论基础上的朴素的辩证法思想。作为古人认识世界及其变化的宇宙观和方法论，其渗透到诸如天文、地理、气象、历法、政治、医学等多个领域，对我国古代科学的发展起到了深远的影响。我国古代医家亦将阴阳五行理论运用到医学领域，借以认识人与自然的协调统一关系及人体生理机能和病理变化，并进而指导临床诊断、治疗、养生、康复，成为中医理论体系的重要组成部分。

（一）阴阳学说

阴阳是中国古代哲学重要而独特的概念，阴阳学说是古人认识宇宙本原和阐释宇宙变化的一种世界观和方法论，其渗透到医学领域，借用大量的医学实例详细地阐发阴阳的相互交感，以及由此产生的相互制约、互根互用、消长平衡、相互转化关系，不但使抽象的哲学概念得到了深化细化、发展和充实，而且成为中医药学重要而独特的思维方法，并深刻地影响着中医理论体系的形成和发展。中医未病学运用阴阳学说解释人类健康的本质、发病的前提，说明阴阳与疾病的关系，并以此指导治未病，具有丰富的内涵。

1. 阴阳平衡是健康的基础

阴阳学说认为，自然界一切事物或现象都存在着相互对立的阴阳两个方面，如上与下、左与右、天与地、动与静、出与入、升与降、昼与夜、明与暗、寒与热、水与火，等等。阴阳既是对立的，又是统一的，统一是对立的结果。阴与阳相互制约和相互消长的结果，取得了统一即动态平衡，称之为"阴平阳秘"。《素问·生气通天论》谓："阴平阳秘，精神乃治。"人体的生命活动以阴精和阳气为基础，人体要维持正常的生命活动，必须有赖于体内阴阳两个方面保持相对的协调平衡。因此，阴阳平衡是健康的基础。

2. 阴阳失衡是发病的前提

疾病的发生，阴阳失衡是其基本病机之一。而阴阳消长过程是否正常，决定发病与否与病变的阴阳寒热属性。如果只有"阴消阳长"而无"阳消阴长"，或只有"阳消阴长"而无"阴消阳长"，将导致阴阳的消长失调，破坏阴阳的相对平衡，形成阴或阳偏盛或偏衰的病理状态。所以《素问·阴阳应象大论》说："阴胜则阳病，阳胜则阴病；阳胜则热，阴胜则寒。"

在疾病的过程中，不仅有阴阳的偏盛或偏衰，更有"重阴则阳""重阳则阴"的阴阳转化。阴阳的转化大多数是有一个由量变到质变的发展过程，如《素问·天元纪大论》说："物生谓之化，物极谓之变。"阴阳的转化必须具备一定的条件，如《灵枢·论疾诊尺》云："四时之变，寒暑之胜，重阴必阳，重阳必阴。故阴主寒，阳主热。故寒甚则热，热甚则寒。故曰：寒生热，热生寒，此阴阳之变也。"又如《素问·阴阳应象大论》说："重阴必阳，重阳必阴""寒极生热，热极生寒"。因此，根据阴阳学说的基本原理，掌握阴阳消长、阴阳转化的规律，有助于认识和防治疾病。

3. 维护阴阳平衡是治未病的关键

中医治未病的根本目的在于维护阴阳平衡，守之则健，失之即病。《素问·至真要大论》曰："谨察阴阳所在而调之，以平为期。"即辨别阴阳、表里、寒热、虚实，调整人体的气血阴阳，恢复阴阳的协调平衡。

阴阳偏盛，即阴气或阳气的亢盛有余，治宜遵循"损其有余""寒者热之""热者寒之"的原则。另外，对阳热偏胜伤阴者或阴寒偏胜伤阳者，在祛邪的同时应酌加滋阴或温阳的药物。阴阳偏衰，即阴气或阳气的虚损不足，治宜遵循"补其不足"的原则。如对于阴虚阳亢者，治宜育阴涵阳，所谓"壮水之主，以制阳光"；对于阳虚寒盛者，治宜温阳抑阴，所谓"益火之源，以消阴翳"。由于阴阳互根，故在温阳时需结合"阴中求阳"，滋阴时需结合"阳中求阴"，此即"阳得阴助而生化无穷，阴得阳升而泉源不竭"之意。

综上所述，阴阳失调是疾病的基本病机。因而调整阴阳，补其不足，损其有余，使之保持或恢复相对平衡，达到阴平阳秘，是防治疾病的基本原则，也是中医未病学的重要理念。

（二）五行学说

五行学说认为，自然界的万事万物可以分为木、火、土、金、水五个方面，从而构成不同级别的系统结构，五行之间的生克制化维系着系统内部和系统之间的相对稳定。因此五行学说是研究事物内部和事物之间最一般的功能及结构关系的理论。五行学说渗透到医学领域，与医学内容相结合，成为中医药理论的重要组成部分。中医未病学以五行学说为哲学基础，运用五行生克乘侮关系预测疾病的发生、发展和传变，通过五行虚实补泻原则指导治未病实践。

1. 五行稳态维持健康的动态平衡

五行学说以木、火、土、金、水五行之间的生克制化关系来阐释事物之间的相互联系，认为任何事物都不是孤立的、静止的，而是在不断的相生、相克的运动之中维持着动态平衡。这既是五行学说的基本涵义，也是我国古代唯物辩证观的主要依据。

中医学认为，人禀天地五行之气而生，贵在五行流通和动态平衡。如五行能保持流通运行和动态平衡，则身体健康；若五行中某一行过强，就会使其他某一行受到严重的克、泄、耗，导致本身的过亢之灾；过弱则自身的特性被压抑而不能自由显现，使对应脏腑的作用不能正常发挥。所以太过或不及都会破坏人体五脏系统的整体平衡，导致疾病。因此，五行之间的相互制约平衡是维持健康的重要基础。

2. 五行生克乘侮理论预测疾病

五行学说不仅以五行之间的相生和相克联系来探索和阐释事物之间相互联系、相互协调平衡的整体性和统一性，而且还以五行之间的相乘和相侮来探索和阐释事物之间的协调平衡被破坏后的相互影响。中医未病学运用五行生克乘侮理论解释并预测疾病的发生。

五行中的相乘，是指五行中某一行对被克的一行克制太过，从而引起一系列的异常相克反应。五行中的相侮，是指由于五行中的某一行过于强盛，对原来克我的一行进行反侮，所以反侮亦称反克。依据五行的生克乘侮，可以对一些疾病进行预测。如《素问·五运行大论》云："气有余，则制己所胜而侮所不胜。"《素问·脏气法时论》曰："五行者，金木水火土也。更贵更贱，以知死生，以决成败，而定五脏之气，间甚之时，死生之期也。"《金匮要略·脏腑经络先后病病脉证第一》载："问曰：上工治未病，何也？师曰：夫治未病者，见肝之病，知肝传脾，当先实脾。"盖木克土，若肝脏发病则由于相乘关系则会传变至脾脏，故而在脾脏未病之时提前进行预防以免疾病发生，先安未受邪之脏以防止病情传变。可见根据五行生克乘侮理论，可在一定情况下推知病情的发展，从而做到既病防变。

3. 五行虚实补泻原则指导治未病脏腑用药

中医学在五行学说指导下，以五脏的五行属性解释五脏之间的关系并确立治则治法。由于肝主升而归属于木，心阳主温煦而归属于火，脾主运化而归属于土，肺主降而归属于金，肾主水而归属于水。故可根据五行的相生相克来说明脏腑之间的有机联系，确立"补母""泻子"的治疗原则。以肝与肾、肝与心的关系为例，肾为肝之母，肾水生肝木，如肾阴不足则不能滋养肝木，可致肝阴不足者，称为水不涵木。根据"虚则补其母"的原则，补肾水即可生肝木，中医学称为"滋水涵木"。而肝与心的关系是肝木为母，心火是子，如出现肝火炽盛之实证时，当遵循"实则泻其子"的原则，采用泻心法以助泻肝火的治法。其他如益火补土法、培土生金法、金水相生法、佐金平木法等均是根据五行相生相克关系而确立的五脏虚实补泻常用治法。此外，根据中药色味的五行属性，如青色酸味入肝、赤色苦味入心、黄色甘味入脾、白色辛味入肺、黑色咸味入肾，作为脏腑用药的参考。又如中医以情胜情法等也是以五行生克制化关系为理论依据的治法。

二、脏腑经络理论

人体以五脏为中心，通过经络系统把六腑、五官、九窍、四肢百骸等全身组织器官联系成一个有机的整体，通过五脏的功能活动调节着人体内外环境的协调平衡。脏腑经络理论与人体健康、疾病密切相关，是中医未病学重要的理论基础之一。

（一）藏象学说

藏，指人体内脏。象，即外在征象。藏象即言内脏有病可征象于外，所谓"藏居于内，形见于外"。因此通过外在的器官变化征象便能预知内脏的病理状况，这是藏象学说的精髓。藏象学说突出了人体内外相应、表里相关、上下互通、腹背呼应的整体观点。生理上，人体是一个统一的整体而互相联系；病理上，任何一个器官有病，其他器官也必然受到影响而有所表征。中医未病学以五脏系统为维护健康的物质基础，以"以象测脏"为预测疾病的手段，并以恢复五脏生理功能为治未病的目的。

1. 五脏系统是维护健康的生理基础

人体所有组织器官虽各司其职，但都受五脏的调控，五脏因其主藏精而为所有组织器官的核心。五脏藏精功能正常，才能各化其气，而气的运动推动和维护着五脏各自的功能。如《灵枢·本神》说："五藏主藏精也，不可伤，伤则失守而阴虚，阴虚则无气，无气则死矣。"

是故精为支撑五脏功能的物质基础，气为推动和维护五脏功能的动力源泉。五脏所藏精亏，则不能化气而气少，气少则脏腑功能减退或失常。五脏精气充足，则为"中之守""身之强"，人体的生命活动才能"神转不回"。因而藏象学说以五脏为中心，联络六腑、形体、官窍，构建五大生理系统，此五大系统的功能协调、稳定，才能维持机体生命活动的正常有序。

2. "以象测脏"是疾病预测的手段

中医学通过观察外在征象来研究内脏的活动，认识内脏的实质，即所谓"视其外应，以知其内脏"（《灵枢·本脏》）。一般来说，任何外现的表象都有一定的内在形态学基础，自然界的各种变化与内脏的功能活动也有一定的通应联系。藏象把形与象有机地结合起来，成为一种认识人体生理病理状态的方法。如《素问·刺热论》载："肝热病者，左颊先赤；心热病者，颜先赤；脾热病者，鼻先赤；肺热病者，右颊先赤；肾热病者，颐先赤。病虽未发，见赤色者刺之，名曰治未病。""肝病者，两胁下痛引少腹，令人善怒"（《素问·脏气法时论》），表明五脏皆有相应的外候，视其外候，可知五脏的善恶，据此见微知著，防患于未然，运用于治未病之中。

3. "调理脏腑"是治未病的方法

人体是一个有机整体，脏与脏、脏与腑、腑与腑之间在生理上是相互协调、相互促进的，在病理上则相互影响。当某一脏腑发生病变时，会影响别的脏腑功能。故在治疗脏腑病变时，不能单纯考虑一个脏腑，而应注意调整各脏腑之间的关系。如肺的病变，既可因本脏受邪而发病，亦可因心、肝、脾、肾及大肠的病变所引起。如因心气不足，心脉瘀阻，而致肺气失降的喘咳，应温心阳为主；因肝火亢盛，气火上逆所致的咯血，则应泻肝火为主；因脾虚湿聚生痰，痰湿壅肺，以致肺失宣肃的咳嗽痰多，应以健脾燥湿为主；因肾阴虚不能滋肺，肺失津润而致干咳、口咽干燥，则应滋肾润肺；因肾虚不能纳气，肺气上逆的气喘，应以温肾纳气为主；若因大肠热结，肺气不降而致的气喘，则宜通腑以泻大肠实热。同样，其他脏腑的病变，也要根据各脏腑生理上相互联系、病理上相互影响的道理，注意调整各脏腑之间的关系，使其功能协调，通过调理脏腑来起到治未病的作用。

（二）经络学说

经络作为人体生理结构之一，内属于脏腑，外络于肢节，是人体气血运行的道路。人体生命活动不仅取决于内脏功能活动的强弱，还有赖于各脏功能活动的沟通协调，经络正是实现这种联系的传导通路。同时，其也是疾病先兆的表征，疾病传变的桥梁，治未病的途径。

1. 经络是疾病先兆的表征

由于经络内连于五脏六腑，外散于"十二皮部"，沟通体表和内脏的联系，因此脏腑包含的全身信息，便可通过经络的"内属外络"反映于外。十二经脉中，每一经都分别络属一脏一腑，从而加强了脏腑表里之间的联系。经络又在五官九窍之间聚集组成宗脉和筋肉，构成"目系""耳系""鼻系""宗筋"等，从而加强了脏腑与五官九窍的联系。因此，人体任何一个器官有疾皆可通过经络的传导而反映出来。

由于经络对病候的反映主要表现在循经路线及腧穴两个方面，因此通过诊查循经路线及腧穴的异常便可了解疾病的先兆表现。如《素问·脏气法时论》曰："心病者，胸中痛，胁支满，膺背肩甲间痛，两臂内痛。"说明沿心经循行路线出现异常病证对心的病变有预测作用。又《灵枢·邪客》说："肺心有邪，其气留于两肘；肝有邪，其气留于两腋；脾有邪，其气留于两髀；肾有邪，其气留于两腘。"其肘、腋、髀、腘，皆属于四肢八溪之处，凡病邪留而不去者，均易在这些处所结聚，这些地方又为经气会聚之处，皆分布有重要俞穴，故疾病容易从这些部位的俞穴反映出来。如位于肘膝附近的合穴，为五输穴，这些穴位出现压痛、疼痛、结节、皮疹、色泽改变等，皆可预测本经的异常。正是经络加强和沟通了脏腑组织器官之间的联系，因此为疾病先兆的表征。

2. 经络是疾病传变的网络

人体经络之间相互贯通如环无端，构成一个有机整体。气血也通过经络布散全身，使周身连贯。故而，经络可作为疾病传变的网络，一经有病则必然传至他经，或影响与之相联的其他经络。例如，足厥阴肝经布胁肋、注肺中，故而肝气郁结，郁而化火，肝火循经上犯于手太阴肺经，而出现胸胁灼痛、咳嗽痰血、咳引胸痛等肝肺两经之症，即所谓木火刑金。另外疾病也可由经络传变至相关的脏腑。如《素问·缪刺论》载："夫邪之客于形也，必先舍于皮毛，留而不去，入舍于孙脉，留而不去，入舍于络脉，留而不去，入舍于经脉，内连五脏，散于肠胃，阴阳俱感，五脏乃伤，此邪之从皮毛而入，极于五脏之次也。如此，则治其经焉。"反映了邪气由浅入深，由经脉而至脏腑的传变规律。可见，疾病可通过经络在不同经络之间传变，并且可由经络传至相应的脏腑，故而经络是疾病传变的网络。

3. 经络是治未病的途径

针刺、艾灸、贴敷、拔罐、刮痧、推拿等疗法皆是在于通过刺激人体体表的腧穴，来激发相关的经络，从而发挥运行气血、协调阴阳、扶正祛邪、补虚泻实等作用。另外，太极拳、五禽戏、八段锦、易筋经等传统导引功法也都是通过身体的活动来疏通经络、调和气血，从而发挥治未病的作用。例如，针刺即是通过对特定腧穴的刺激，通过提、插、捻、转等多种手法，来发挥疏通经络以调畅气血的目的，从而达到治未病的作用。如《灵枢·九针十二原》载："欲以微针，通其经脉，调其血气。"

三、精气血津液理论

精、气、血、津液，是构成人体和维持人体生命活动的基本物质，其运动变化也是人体生命活动的规律。精、气、血、津液的生成和代谢，有赖于脏腑经络等组织器官的生理活动，而脏腑经络等组织器官的生理活动，又必须依靠气的推动、温煦等作用，以及精、血、津液的滋养和濡润。因此，精、气、血、津液与脏腑经络等组织器官的生理和病理有着密切联系。

（一）精

精，是指禀受于父母先天的生命物质与后天水谷之精融合而成的一种有形的精微物质，是构成人体和维持人体生命活动的基本物质，是生命的本源。正如《素问·金匮真言论》所论："精者，身之本也。"中医学认为，人体精的生成禀受于先天而充养于后天，从其生成来源可分为先天之精与后天之精。先天之精禀受于父母，是构成胚胎的最初物质。古人通过对生殖繁衍过程的观察和体悟认识到，男女生殖之精的结合可产生新的生命个体，这种通过父母遗传与生俱来的生命物质称之为先天之精，主要封藏于肾。后天之精来源于饮食水谷，又称为"水谷之精"。人出生以后要依赖脾胃对饮食的消化吸收将其转化为水谷精微，再通过运化输布以濡养各个脏腑组织，维持正常的生命活动，由于这部分精微物质来源于后天，故而又称之为后天之精。后天之精除营养脏腑维持其正常生理活动以外，亦可输送到肾脏中对先天之精进行充养。先天之精与后天之精二者相互依存，相互促进，无论是何者出现匮乏，皆可造成相应的虚损病理变化。

（二）气血

气和血是构成人体和维持人体生命活动的两大基本物质。气之与血，异名同类，两相维附，气非血不和，血非气不运。但"气为主，血为辅；气为重，血为轻"（《医学真传·气血》）。人之生死由乎气，气之为用，无所不生，一有不调，则无所不病。

1. 气

气的推动作用是指气具有激发和促进的功能。因为气是有很强活力的精微物质，能激发和促进人体的生长发育及各脏腑经络等组织器官的生理功能，能推动精、血、津液的生成、运行、输布、代谢等。气是维持人体生命活动的最基本物质，其自身即具有运动的能力，如心气推动血液的运行，脾胃之气推动水谷的运化及精微物质的吸收，肺气推动机体的呼吸等。当气的推动作用减弱时，可影响人体的生长、发育，或出现早衰，亦可使脏腑、经络等组织器官的生理活动减弱，出现血液和津液的生成不足，运行迟缓，输布、排泄障碍等病理变化。因此，维持气的推动作用是保障健康的前提。

气的盛衰在疾病发生发展过程中起到重要作用。①气有护卫肌表，抵御外邪的作用。皮肤是人体的藩篱，具有屏障作用。肺合皮毛，肺宣发卫气于皮毛，"卫气者，为言护卫周身，温分肉，肥腠理，不使外邪侵袭也"（《医旨绪余·宗气营气卫气》）。卫气行于脉外，达于肌肤，而发挥防御外邪侵袭的作用。②气有正邪交争，驱邪外出的作用。邪气侵入机体之后，机体的正气奋起与之抗争，正盛邪却，邪气迅即被驱除体外，如是疾病便不能发生。"太阳之为病，脉浮，头项强痛而恶寒"（《伤寒论·辨太阳病脉证并治》），太阳主一身之表，功能固护于外，外邪侵袭人体，从表而入，必先犯之。脉浮，恶寒，或已发热或未发热，为卫气与邪气相争的反映。如正气战胜邪气，则脉浮、恶寒自罢，而病愈。③气有自我修复，恢复健康的作用。在疾病后期，邪气已微，正气未复，此时正气足以使机体阴阳恢复平衡，则使机体病愈而康复。总之，气的盛衰决定正气的强弱，正气的强弱则决定疾病的发生发展与转归。

2. 血

血液由营气和津液组成，营气乃水谷精微中精纯部分所化生，津液可濡养全身，故而血液的生理功能主要是营养和滋润作用。血液沿着脉管循行全身，为脏腑组织功能活动提供营养，如《难经·二十二难》所论"血主濡之"。故而如果血的濡养作用减弱，机体可表现为脏腑功能低下，还可见到面色萎黄、肌肤干燥、肢体麻木、头目眩晕等。

（三）津液

津液是人体一切正常水液的统称，包括各脏腑组织的内在液体和正常分泌液，是构成人体和维持人体生命活动的基本物质。由于津液与气相对而言性质属阴，故而也称之为"阴津""阴液"。

津液对于机体脏腑组织具有濡养作用，分布于体表的津液可滋润皮肤，温养肌肉，使肌肉满壮，毛发光泽；分布于体内的津液可滋养脏腑，维持各脏腑的正常功能；注于孔窍的津液可滋润口、眼、鼻等九窍；流入关节的津液可温利关节；渗入骨髓的津液可充养骨髓和脑髓。

人体津液的代谢对调节机体的阴阳平衡起着重要作用。津液作为人体阴液的一部分，一方面津液充足可制约亢奋之阳又可气化为汗，从而维持机体阴阳寒热的协调平衡；另一方面津液代谢常随机体活动与外界环境的变化而变化，如《灵枢·五癃津液别》所论"天寒衣薄则为溺与气，天热衣厚则为汗"。

津液在其自身的代谢过程中能把机体的代谢产物通过汗、尿等方式不断地排出体外，使机体各脏腑的气化活动正常。如果这一作用受到损害而发生障碍，就会使代谢产物潴留于体内，从而产生痰、饮、水、湿等病理产物。因此，津液在维持健康的过程中也是不可缺少的物质基础。

四、体质理论

中医体质学认为，体质是指人体生命过程中，在先天禀赋和后天获得的基础上所形成的形态结构、生理功能和心理状态方面综合的、相对稳定的固有特质，是人类在生长、发育过程中所形成的与自然、社会环境相适应的人体个性特征。北京中医药大学王琦教授领导的体质研究课题组历时30多年研究发现，中国人群体质可分为平和质、气虚质、阳虚质、阴虚质、痰湿质、湿热质、血瘀质、气郁质、特禀质9种类型；每种体质都有其不同的形体特征、常见表现、心理特征和对外界环境的适应能力，并有特定的发病倾向。

体质可分、体病相关、体质可调三大关键科学问题，为中医"治未病"开辟了新领域。

（一）体质可分是治未病的工具

1. 体质可分的理论基础

体质的形成与先后天的多种因素相关。遗传因素的多样性与后天因素的复杂性使个体体质存在明显的差异，即使同一个体，在不同的生命阶段其体质特点也是动态可变的，所以体质具有明显的个体差异性，呈现其多态性特征。另一方面，处于同一社会背景，同一地方区域，或饮食起居比较相同的人群，其遗传背景和外界条件类同，使特定人群的体质形成群体生命现象的共同特征，从而又表现了群体的趋同性，不同时代的人群也呈现不同体质的特点。个体差异性与群体趋同性是相互统一的，没有个体的差异性就无"体"可辨；没有群体的趋同性就无"类"可分，因此二者形成了"体质可分论"的理论基础。

2. 体质可分的客观依据

王琦教授领导的体质研究课题组设计编制了《中医体质量表》，在全国范围进行了21948 例流行病学调查，结果证实了人群中确实存在 9 种体质类型，其中平和质占32.75%，偏颇体质中排在前 4 位的依次为气虚质、湿热质、阴虚质、气郁质。主持制定了《中华中医药学会标准·中医体质分类与判定》，并建立了分类系统，包括生物差异因子系统、个体遗传差异因子系统、个体心理差异因子系统及自然社会适应差异因子系统，从微观水平探索了体质的生物学内涵，如通过人类全基因组表达谱研究，发现阳虚质、阴虚质、痰湿质与平和质比较具有独特的基因表达谱，并对 PPARD、PPARG、APMI 和 UCP2 四个基因多态性进行检测，发现这四种体质类型分别具有特定的 SNPs 多态性分布和特定的单倍型分布，其中阳虚质甲状腺激素受体 β（TRβ）表达下调，为阳虚质不耐寒冷的表现提供了分子生物学解释；通过基因组 DNA 检测，发现与平和质相比，痰湿质存在拷贝数变异和差异表达基因单核苷酸多态性特征，进一步对相关基因功能分析显示了痰湿体质者具有代谢紊乱的总体特征；生理生化指标的检测也发现，阳虚质、阴虚质与下丘脑－垂体－肾上腺轴、下丘脑－垂体－甲状腺轴功能减退，以及与环核苷酸系统和免疫功能紊乱具有一定的关联性，部分痰湿质存在血脂代谢紊乱、糖代谢障碍及嘌呤类代谢障碍。这些都为体质分类提供了客观的证据。

3. 体质分类辨识是治未病的工具

体质辨识是以人的体质为认知对象，从体质状态及不同体质分类的特性把握其健康与疾病的整体要素与个体差异，从而为制定个体化的防治原则、选择相应的防治方法、采取因人制宜的干预措施提供了有效手段。中医体质量表和《中医体质分类与判定》标准已成为治未病的工具与评估体系。

（二）体病相关是治未病的依据

体质差异是重要的生命现象，不同体质的人群对疾病的易感性不同，患病后的发展传变规律不同，用药后的反应性亦不同，而产生这些不同现象的根本原因在于体质差异。

1. 体质决定发病与否

决定人体发病与否的是机体正气的强弱偏盛，以及致病邪气的有无盛衰，而一个人的正气强弱取决于机体的体质状况。也就是说，正气是人体体质在机能状况功能活动方面的一种反映，人体正气盛衰在很大程度上通过体质的功能活动反映出来。它所依赖的生理基础就是隶属于体质的生理素质，即构成人体、维持人体各器官组织功能活动的物质基础。

人们常常将体质与正气相提并论，体质一定程度上反映了正气的盛衰偏颇。体质强者，抗邪、祛邪、调节、修复能力强，不易感邪发病；体质弱者，御邪抗病修复能力差，易感邪发病。然而正气作为对整个人体生命物质及其功能的高度概括，重在"能力"的差别，只有强弱之分，而无类型之别；而体质是对人体生命活动现象整体表现特征的概括，即对人身心特性的概括，重在"质"的差别，既有强弱之分，又有不同类型的划分。因此，体质不但决定了发病与否和修复、调节能力的强弱，还决定了发病的倾向性及疾病的病性、病位和病势。

2. 体质决定发病倾向

遗传因素的多样性和环境因素的复杂性使个体体质存在明显的差异，使每一个个体具有不同的体质特点。如《灵枢·论痛》说："筋骨之强弱，肌肉之坚脆，皮肤之厚薄，腠理之疏密，各不同。"其五脏的结构和功能之差异，精气血津液之盈亏，阴阳寒热之偏颇，决定了个体处于不同的机能状态，从而对各种致病因素的反应性、亲和性、耐受性不同。如《灵枢·五变》中有"肉不坚，腠理疏，则善病风……五脏皆柔弱者，善病消瘅……粗理而肉不坚者，善病痹"。《灵枢·论勇》则曰："黄色薄皮弱肉者，不胜春之虚风；白色薄皮弱肉者，不胜夏之虚风。"《灵枢·本脏》曰："五脏皆小者，少病，苦燋心，大愁忧；五脏皆大者，缓于事，难使以忧。五脏皆高者，好高举措；五脏皆下者，好出人下。五脏皆坚者，无病；五脏皆脆者，不离于病。"又曰："心下则脏外，易伤于寒，易恐以言……心脆则善病消瘅热中……肺大则多饮，善病胸痹、喉痹、逆气……肝脆则善病消瘅易伤……脾偏倾则善满善胀也……肾大则善病腰痛，不可以俯仰，易伤以邪。"清代吴德汉所著《医理辑要·锦囊觉后篇》则有"要知易风为病者，表气素虚；易寒为病者，阳气素弱；易热为病者，阴气素衰；易伤食者，脾胃必亏；易劳伤者，中气必损。"凡此，说明不同的个体由于自身的体质特殊性，决定了他们对某些疾病的易患性倾向性。辨别疾病易感人群，改善体质状态，有助于对有发病倾向的主要体质类型人群早发现并及时进行干预治疗，降低发病率，实现治未病。

（三）体质可调是治未病的手段

通过干预可以调整体质偏颇，体质既禀成于先天，亦关系于后天。体质的稳定性由相似的遗传背景形成，年龄、性别等因素也可使体质表现出一定的稳定性。然而，体质的稳定性是相对的，由于每一个体在生长壮老的生命过程中，因受环境、精神、营养、锻炼、疾病等内外环境中诸多因素的影响，而使体质发生变化，从而使体质既具有相对的稳定性，同时具有动态可变性，这是体质可调的理论基础。药物及有关治疗方法可纠正机体阴阳、气血、津液失衡，是体质可调的实践基础。针对痰湿体质创制的化痰祛湿方能减少体内脂肪积聚，改变脂质代谢，降低血液黏稠度，改善痰湿体质，使病理性脂肪肝得到逆转，并能防止肝纤维性变，从而可改善痰湿的偏颇体质状态，防止痰湿体质易患疾病的发生。

（四）体质三级预防是治未病实践模式

中医体质学提出"体质三级预防"理论，针对不同人群制定相应的预防保健措施，为从人群角度预防疾病、实现治未病提供了可行的方法与途径。

1. 一级预防

一级预防亦称病因预防，是针对致病因素的预防措施。个体体质的特殊性，往往导致机体对某种致病因子的易感性。偏颇体质与相应病邪之间存在同气相求现象。如痰湿体质易感湿邪，易患痰湿为患的疾病眩晕、胸痹、痰饮等。因此，对于具有偏颇体质而未发病的人群，应采取相应的措施，避免致病因子对人体的侵袭，积极改善特殊体质，增强自身的抵抗力，从而实现对特殊人群的病因预防，阻止相关疾病的发生。

2. 二级预防

二级预防也就是临床前期预防。针对出现疾病早期征兆的人群，在疾病的临床前期作好早期发现、早期诊断、早期治疗的"三早"预防措施。例如，对于理化指标正常，但身体确有不适感觉的亚健康人群和理化指标处于临界状态的人群，如高血压临界、糖耐量调节受损等，现代医学往往缺少有效的防治方法。根据体质类型确立辨体防治方案，对高危人群进行干预，纠正体质偏颇，从而达到对相关疾病预防的目的。

3. 三级预防

三级预防即临床预防。对已患某些疾病者，及时治疗，防止恶化。注意患者的体质差异有利于确定证候的变化趋向。证具有变化的特征，证的变化趋向是由体质决定的。随着疾病的发展，证候始终不会脱离体质这根轴线，终归受体质制约。因此在疾病的发展过程中，应时时注意到体质对证候的制约与影响，从而掌握证候的转变规律，更好地为治疗服务。

五、正邪理论

正气不足是疾病发生的内部因素，而感受邪气是发病的重要条件，邪正盛衰不仅关系着疾病的发生，而且直接影响着疾病的发展和转归，同时也影响着病证的虚实变化。邪正盛衰，是指在疾病过程中，机体的抗病能力与致病邪气之间相互斗争中所发生的盛衰变化。

（一）邪正盛衰与发病密切相关

正气，是指精气血津液和脏腑经络等组织结构正常功能活动的总称，主要体现在自我调节、适应环境、抗邪防病、康复自愈等各种维护健康的能力。正气的强弱与精气血津液等物质是否充足、脏腑经络等组织器官的功能正常与否有关。正气的作用主要表现在可抵御外邪的侵袭、祛除病邪、机体对疾病的自愈能力、维持身体功能的协调及影响发病的证候类型等5个方面。如果正气不足，则病邪可侵入人体而发病，然而如果单有病邪作用，没有正气相对或绝对不足，病邪不能单独伤人而致病。

在疾病的发展变化过程中，正气和邪气这两种力量不是固定不变，而是正邪双方在其斗争的过程中，在力量对比上发生着消长盛衰的变化。一般来说，正气增长而旺盛，则必然促使邪气消退；反之，邪气增长而亢盛，必然会损耗正气。邪正相搏，指邪气侵入人体，正气奋起抗邪，若正气充盛，抗邪有力，正胜邪却则不发病；若邪盛正虚，正气抗邪无力，不能胜邪，则可导致疾病的发生。故而在疾病未发之时即注重顾护正气、规避邪气是防治疾病发生的重要原则，如此则可做到未病先防而体现治未病的精神。

（二）邪正盛衰决定病情虚实

《素问·通评虚实论》说："邪气盛则实，精气夺则虚。"实，主要指邪气亢盛，是以邪气盛为矛盾主要方面的一种病理反映。虚，主要指正气不足，是以正气虚损为矛盾主要方面的一种病理反映。邪正的消长盛衰，不仅可以产生单纯的或虚或实的病理变化，而且在某些长期的、复杂的疾病中，往往又多见虚实错杂的病理反映。这是由于疾病失治或治疗不当，以致病邪久留，损伤人体正气；或因正气不足，无力驱邪外出；或正虚，而内生水湿、痰饮、瘀血等病理产物的凝结阻滞。以上种种因素，均足以导致疾病的由实转虚或因虚致实的转化，同时也足以导致疾病的正虚邪实、正衰邪恋等虚实夹杂的错综复杂的病理变化。

在疾病发生的最初阶段，依据病情虚实及正邪盛衰，可指导疾病的早期治疗，并且在发病过程中指导治则及治法的确定，防止疾病传变。

（三）邪正盛衰影响疾病转归

在疾病的发生、发展及其转归的过程中，邪正的消长盛衰不是固定不变的。一般情况下，由于正气不虚，具有抗御病邪的能力，能逐渐战胜病邪，而使疾病得到好转或痊愈。但是，在某些情况下，由于正气抗御病邪的能力低下，或正气未能来复，邪气日益滋长，而使疾病日趋恶化，甚则导致死亡的不良结局。因此，疾病的转归，实质上取决于邪正的消长盛衰：正胜邪退，疾病趋向于好转和痊愈；邪胜正衰，则疾病趋向于恶化，甚则导致死亡。此外，在邪正消长盛衰的过程中，若邪正双方的力量对比势均力敌，出现邪正相持或正虚邪恋，邪去而正气不复等情况，则常常是许多疾病由急性转为慢性，或留下某些后遗症，或慢性病持久不愈的主要原因之一。

疾病初愈之时正气多已亏虚，故而病后应当根据病情选取适当的方法来调护正气，防止病情反复。另外疾病初愈之时亦常伴有余邪未尽，应当注重祛邪务尽，防止死灰复燃，从扶正、祛邪两方面指导病后防复，以践行中医治未病的理念。

六、运气理论

运气学说，是我国古代研究天时气候变化及其对人体影响的一种学说。运气理论以自然界气候变化及人体对这些变化所产生的相应变化为基础，从而将自然界的气候现象和人体的生命现象、自然界气候变化和人体发病规律统一起来，依据宇宙的自然节律来探讨气候变化对人体健康与疾病发生之间的关系，充分体现了中医学思想理论体系中"天人相应"的学术观点。运气理论对于疾病的预测、诊疗具有指导意义。

（一）运气理论判断气候变化对人体健康的影响

中医学认为，影响健康状态的因素有先天禀赋、情志、饮食、劳倦、起居、气候等，其中气候异常可运用运气理论测知。五运六气理论运用干支相合的方法，用以推测气候变化规律，探讨气候变化对人体健康及发病的影响。古人经过长期观察研究，把一年气候的常规变化概括为主运与主气，气候的常规变化对人体脏腑气血起着调节作用，使人体形成与之相应的生理节律；把各年气候变化的因素概括为岁运、司天之气、在泉之气，气候变化会引起人体阴阳、气血、脏腑、津液等盛衰变化，从而影响健康状态。

岁运统主一年的气化，用以说明全年天时民病的特点，反映年与年之间的气候及发病的差异。岁运有太过、不及之别，岁运太过之年，气候的一般特点是本气流行，对机体的影响主要是对于本气之脏与所胜之脏；岁运不及之年，气候特点为本气不足、所不胜之气偏胜，还可能会出现制约胜气的复气的气候特征，对机体的影响主要是本气之脏表现不及，所不胜之脏偏盛，因复气偏胜而产生相应的影响等。以木运太过之壬年为例，据《素问·气交变大论》云："岁木太过，风气流行，脾土受邪。民病飧泄食减，体重烦冤，肠鸣腹支满……甚则忽忽善怒，眩冒颠疾……反胁痛而吐甚。"即木运太过之年，则该年可能风气偏盛，对人体的影响是对肝木本身及其所胜之脏脾土。肝木之气太过，则容易出现善怒、眩冒颠疾、胁痛等；木胜克土，则易见飧泄、食欲减退、肢体困重、肠鸣、腹部胀满等。岁运对于气候及人体的影响，运用十天干推算，每十年为一个循环。

各年影响气候、物候、病候变化的因素还与客气的司天、在泉之气密切相关。司天、在泉之气淫胜时，除对与之相应的内脏产生影响外，同时还会出现胜气的所胜之脏也受影响。对此，《素问·至真要大论》有详尽记载。如丑未之年，太阴湿土司天，太阳寒水在泉。"太阴司天，湿淫所胜。"意为上半年湿邪淫其所胜之水气，其气候特点是阴云密布天空，雨水连绵；民病"胕肿、骨痛、阴痹……病本于肾。"湿土易于致肾为病，症候多见浮肿、骨痛、阴痹等。"岁太阳在泉，寒淫所胜，则凝肃惨栗。"下半年寒邪淫其所胜之火气，其气候特点是天气寒凝肃杀，凄惨慄冽。"民病少腹控睾，引腰脊，上冲心痛，血见，嗌痛颔肿。"寒邪淫其所胜之火气，其病候是人们易患少腹连及睾丸疼痛，痛引腰脊，上冲心胸痛，出血，以及咽喉、颔下肿痛等。客气对于气候及人体的影响，运用十二地支推算，每六年为一个循环。

综上所述，运用五运六气理论，可以预先推测每年气候的异常变化，由此可判断对健康状态的影响。

（二）运气理论指导疾病的预防

《素问·上古天真论》曰："虚邪贼风，避之有时。"虚邪贼风，指四时不正之气。"故阴阳四时者，万物之终始也，死生之本也。逆之则灾害生，从之则苛疾不起。"（《素问·四气调神大论》）人们在遵循自然界阴阳变化规律时，运用五运六气理论，准确把握气候变化规律，主动适应并避免四时不正之气的侵袭而达到预防疾病的目的。

从运气预防疾病就是要设法避免由运气变化而产生各种致病因素的影响。首先，应该顺应运气变化而调养气血。人体脏腑气血虚实会随五运六气的大小周期而产生时相变化，故而了解某一时间内脏腑气血的虚实情况从而采取相应措施是预防疾病的关键。例如丁卯年中运少角，司天阴阳燥金，木不及而又受制于金，可知该年肝脏气血不足。其次，应当依据运气回避虚邪贼风而防范六淫邪气。六淫外邪是由五运六气气化亢盛而产生，通过对五运六气的推演，可以预知某一时间内何种邪气为害，从而可针对性地采取预防措施实现未病先防。如丙辰年，中运太羽，太阳寒水司天，水运太过而逢同气司天，故而可知该年春寒必重，应提前做好防范措施预防相应疾病的发生。

（三）运气理论指导疾病的诊疗

依据值年的运气来推知脏腑气血的盛衰及六淫邪气的流行，从而可用作诊断疾病的参考。《素问·至真要大论》指出："审察病机，无失气宜。"强调掌握病机的重要性，并揭示了分析病机的方法。不仅要考虑阴阳、脏腑、经络、气血等，还要考虑自然气候季节变化对病机的影响，尤其是五运六气主时规律，由此提出正确的治疗原则与方法。

如土运太过之年，"岁土太过，雨湿流行，肾水受邪。"（《素问·气交变大论》）因此，根据疾病发生与流行规律，在调治时应重视调理脾肾。

另外，运气理论也可以指导疾病的防治，如《素问·六元正纪大论》所说"司气以热，用热无犯，司气以寒，用寒无犯，司气以凉，用凉无犯，司气以温，用温无犯，间气同其主无犯，异其主则小犯之，是谓四畏，必谨察之"。《素问·五常政大论》曰："必先岁气，无伐天和。"亦说明防治疾病必须根据当年的"岁气"特点。各年运气变化不同，致使疾病的发生流行情况亦有别，所以临床便可根据各年气候和疾病的大致发生规律，制定相应防治措施。《素问·至真要大论》详细地探讨了针对司天、在泉及六气胜复所致的治疗方法，如"司天之气，风淫所胜，佐以苦甘，以甘缓之，以酸泻之……寒淫所胜，平以辛热，佐以甘苦，以咸泻之。""诸气在泉，风淫于内，治以辛凉，佐以苦，以甘缓之，以辛散之……寒淫于内，治以甘热，佐以苦辛，以咸泻之，以辛润之，以苦坚之。"《素问·六元正纪大论》详述了各岁运药食气味之所宜，其曰："甲子、甲午岁，上少阴火，中太宫土运，下阳明金……其化上咸寒，中苦热，下酸热，所谓药食宜也"。由此可见，运用运气理论在临床中可作为遣方用药的参考。

七、治则理论

治则是在中医基础理论的指导下，基于对病因、病性及病位的认识而制定的对防治疾病具有普遍指导意义的原则，贯穿于整个病程之中。在治未病中，治则理论主要应用于欲病早治及既病防变阶段。在这个阶段疾病已露萌芽或者已经发病，可根据病机从不同的角度选取适宜的治疗准则。

（一）治病求本

治病求本，就是寻找出疾病的根本原因，并针对根本原因进行治疗。治病求本的核心是抓住病证的本质进行针对性的治疗，这是辨证论治的一个基本原则。故《素问·阴阳应象大论》说："治病必求于本。"在临床运用治病求本这一治疗法则的时候，必须正确掌握"正治与反治""治标与治本"两种情况。

1. 正治与反治

《素问·至真要大论》提出"逆者正治，从者反治"两种方法，就其原则来说，都是治病求本这一治疗原则的具体运用。正治，是逆其证候性质而治的一种常用治疗法则，又称逆治，适用于疾病的征象与本质相一致的病证，可采用"寒者热之""热者寒之""虚则补之""实则泻之"等方法。反治，是顺从疾病假象而治的一种治疗方法，又称从治，主要有"热因热用""寒因寒用""塞因塞用""通因通用"等。

2. 治标与治本

在复杂多变的病证中，常有标本主次的不同，因而在治疗上就应有先后缓急的区别。标本治法的临床应用，一般是"治病必求于本"。但在某些情况下，标病甚急，如不及时解决，可危及患者生命或影响疾病的治疗，则应采取"急则治其标，缓则治其本"的法则，先治其标病，后治本病。若标本并重，则应标本兼顾，标本同治。

（二）扶正祛邪

扶正与祛邪，是基于正气与邪气在疾病发生发展过程中的作用，分别针对虚证和实证制定的治疗原则。

所谓扶正，即是扶助正气，增强体质，提高机体抗邪能力。扶正多用补虚的方法来培补正气，例如药物、针灸、气功及体育锻炼等，而精神的调摄和饮食营养的补充对于扶正具有重要的意义。所谓祛邪，即是祛除病邪，使邪去正安。祛邪多用泻实之法，不同的邪气，不同的部位，其治法亦不一样。扶正与祛邪，其方法虽然不同，但两者相互为用，相辅相成。扶正使正气加强，有助于机体抗御和祛除病邪；祛邪能够排除病邪的侵害和干扰，使邪去正安，有利于正气的保存和恢复。然而实际临床情况复杂，要根据具体病情灵活制定治疗方案，或扶正，或祛邪，或先祛邪后扶正，或先扶正后祛邪。

（三）三因制宜

三因制宜，是指治疗疾病要根据季节、地区及人体的体质、性别、年龄等不同而制定适宜的治疗方法。由于疾病的发生、发展与转归受多方面因素的影响，如时令气候、地理环境等，尤其是患者个体的体质因素对疾病的影响更大。因此，在治疗疾病时，必须把这些方面的因素考虑进去，对具体情况作具体分析，区别对待，以制定出适宜的治疗方法。因人制宜，是指根据病人年龄、性别、体质、生活习惯等不同特点，来考虑治疗用药的原则。因时制宜，是指根据不同季节气候特点，来考虑治疗用药的原则。因地制宜，是指根据不同地区的地理特点，来考虑治疗用药的原则。三因制宜从影响疾病的多因素出发，补充了治病求本的不足之处。因为治病求本治则是从疾病本身发生发展规律的角度来认识疾病的本质，然而疾病的具体表现则在时空及人体等多种因素的影响下存在个体差异性。故而在临床诊疗过程中，应当掌握疾病发生、发展变化的一般规律，以治病求本为基本原则，并在此基础上做到因人、因时、因地地全面分析问题，制定出最为适宜的治疗方案。

综上所述，在治未病实践中，首先应治病求本，不仅是解除症状，而且应当找出疾病的根本原因进行治疗；根据正邪的盛衰选取扶正或祛邪的治则，或者据病情而定孰先孰后，孰轻孰重；并因时、因地、因人而制定与之相适宜的治疗准则，针对病情力求丝丝入扣。这样，在发病之初就可及时采取正确、有效的治疗措施达到欲病早治，并且在已经发病时及时正确地治疗以免病情延误或加剧，实现既病防变。这是中医治未病在发病阶段重要的理论依据。

八、养生理论

养生，古人也称之为摄生、道生、卫生、保生等。养生就是根据生命发展的规律，采取适宜的措施来顾护人体正气、减少疾病，从而达到增进健康、益寿延年的目的。中医养生学是在中医理论的指导下，探索和研究人体生长壮老已的生理过程，以及寿夭衰老的成因、机理和规律，阐明如何通过传统的颐养身心、增强正气、预防疾病、增进健康、延年益寿的理论和方法，并以这些理论和方法指导人们保健活动的实用学科。其强身健体、御邪防病、延年益寿的目的与中医未病学理念相吻合，并为治未病提供了丰富的干预手段。

（一）养生的目的是治未病

养生的目的可分为相互联系的 3 个方面：强身健体、御邪防病、延衰益寿。其中御邪防病为主要目的，亦是中医未病学的核心内容。

1. 保养正气，提高机体的抗病能力

疾病的发生关系到正气和邪气两个方面，而正气不足是疾病发生的内在根据。因此，应重视精神调摄，使气血阴阳调和；加强身体锻炼，不断增强体质；注意生活起居和饮食调理。如此则可使正气日渐强盛，达到"正气存内，邪不可干"之目的。

2. 避免邪气的侵袭

致病邪气的侵袭是疾病发生的外在条件。欲达避邪防病之目的，应讲究卫生，防止环境和饮食的污染；注意气候变化，"动作以避寒，阴居以避暑"（《素问·移精变气论》）；防范虫兽咬伤、金刃及跌打损伤等各种外伤；并注意避其毒气，特别是避免与传染病患者接触等。

（二）养生为治未病提供方法

中医养生方法内容丰富，是治未病实践不可或缺的手段。可概括为以下 8 个方面：

1. 顺时养生

顺应四时气候、阴阳之气的自然变化规律，从精神、起居、饮食诸方面进行综合调养。"春夏养阳，秋冬养阴"（《素问·四气调神论》）为顺时养生的原则。

2. 精神养生

通过调节人的精神情志等活动，来保护和增强人的心理健康，达到形神统一、却病延年。精神养生包括四季调神、清静养神、养性移情等方法。

3. 饮食养生

通过日常饮食进行身体的调理，包括顺时饮食、因地饮食、因人饮食、饮食卫生、平衡膳食等方法。

4. 房事养生

房事养生即节欲保精，注意房事卫生等。

5. 起居养生

合理安排起居作息，妥善处理日常生活细节，以保证身心健康，延年益寿。

6. 气功养生

通过气功调心、调息、调身以强身健体，防病治病。

7. 针灸、推拿养生

以调整经络、刺激腧穴为基本手段，促进和维持营卫气血的正常运行，起到调理脏腑、调理阴阳的目的。

8. 药物养生

运用药物促使人体阴阳气血旺盛，脏腑功能协调，以达到保健强身、抗病防衰的目的。

小　结

　　中医未病学的形成经历了数千年的理论积淀，其中《黄帝内经》为中医未病理论的源头，历代医家为中医未病理论的发展与应用积累了丰富的认识和经验，经现代医家的研究整理与理论构建而形成了一门独立的分支学科。学习中医未病学，首先应掌握中医未病学的相关概念与研究范畴，明确中医未病学的研究意义，了解中医未病学的形成与发展，理解中医未病学的理论基础。

　　在中医未病学中，未病的概念包含无病、病而未发、病而未传三种状态。无病，也就是通常所说的健康机体；病而未发，是健康到疾病的中间状态，包含发病先兆、疾病高危人群及亚健康状态等；病而未传，是指已出现病理状态，尚未进一步迁延、发展。认识并界定无病、病而未发、病而未传三种未病状态及其含义，是进一步理解中医治未病概念和内涵的理论基础。中医治未病是指遵循道法自然、平衡阴阳、增强正气、规避邪气、早期诊治、防病传变的基本原则，采取无病先防、欲病早治、既病防变、病后防复的措施，从而防止疾病的发生与发展。

　　中医未病学是以中医理论为指导，研究人体未病的不同健康状态特点及中医治未病的内涵和方法，从而指导健康管理、疾病防控、养生康复的一门学科。这一概念表述明确了中医未病学的性质是属于基础与应用紧密结合的新兴学科，其研究领域包括中医未病学的方法论体系、中医治未病与中医体质、中医治未病与健康管理、中医治未病与慢性病防控、中医治未病与老龄化社会等方面的内容。

　　研究中医未病学的意义在于弘扬自身确立的崇高医学思想，策应全球卫生战略目标、医学目的与医学模式的转变，策应中国式的医疗卫生保障和医疗政策，构建中医预防医学以拓展中医学的服务功能等。

　　中医未病学是中医理论体系的重要组成部分。中医学理论体系诞生于中国古代，在其形成和发展过程中，充分汲取了中国古代哲学思想及诸多自然科学成果的合理内核，即以阴阳五行理论为哲学基础，以脏腑经络理论、精气血津液理论、体质理论为生理病理基础，以运气理论、正邪理论为发病原理，以治则理论、养生理论为治未病的实施准则和方法，从而形成完整的理论体系。中医理论体系既是临床各科的理论依据，也是中医未病学的理论基础。

参考文献

1. 郭秀君."治未病"理论在整体护理实践的运用及思考. 时珍国医国药, 2008, 19 (11)：2815 – 2817.

2. World Health Organization. 2006. Constitution of the World Health Organization – BasicDocuments, Forty – fifth edition, Supplement, October 2006.

3. Gao YT. See a doctor of traditional Chinese medicine or western medicine. Bejing: Ancient Books of Chinese.

4. C. E. A. Winslow. The untilled fields of public health. Science, New Series, 1920, 51 (1306)：23 – 33.

5. Kindig, D. A. (1997) Puurchasing Population Heath：Paying for results. Ann Arbor：University of Michi-

gan Press Medicine Press，2007：86.

6. 王育学．亚健康：21 世纪健康新概念．南昌：江西科学技术出版社，2002.

7. 中华中医药学会．亚健康中医临床指南．北京：中国中医药出版社，2006.

8. 印会河，童瑶．中医基础理论．北京：人民卫生出版社，2010.

9. 杨力．中医疾病预测学．北京：北京科学技术出版社，2002.

10. 王琦．中医体质学 2008. 北京：人民卫生出版社，2009.

11. 李德新，刘燕池．中医基础理论．第 2 版．北京：人民卫生出版社，2011.

12. 王琦，王树芬，周铭心．运气学说的研究与考察．北京：知识出版社，1989.

13. 程士德．内经讲义．上海：上海科学技术出版社，1984.

第二章　中医未病学的方法论体系

未病状态的测知、干预和评价需要运用一定的方法。测知方法，古有取象认知、司外揣内的认知方法及运气预测等，现有体质学、全息论、时空论等。干预方法，针对无病、欲病、已病3个不同状态采取相应的措施和手段。关于评价方法，根据国家相关部门制定的治未病标准和工作方案，借鉴现代卫生经济学和循证医学等方法，建立中医未病学的评价体系。

第一节　测知方法

中医未病学的测知方法历史悠久，已形成一些行之有效的认知、预测、测量等方法。随着现代信息与医学检测技术的发展，中医未病学的测知方法也不断得到补充和完善。

一、认知方法

在未病状态的认知方法中，既注重以象为生命与疾病信息链的认知模式，如取象认知、司外揣内、全息方法等，同时也注重实体求证的认知方法。

（一）取象认知

取象认知是运用带有直观、形象、感性的图像、符号、数字等象数工具来揭示认知世界的规律，通过类比、象征等手段把握认知世界的联系，从而构建宇宙统一模式的思维方式。

中医学对人体生理、病理及疾病的认识，一直以活体生命现象作为研究的主体，并在此基础上进行理论思维抽象，从而有很多独特的发现。在中医学里，"象"被理解为"动态、客观、真实地"折射内部机能的状态。中医理论重要的思维特点是以表知里，这是一种通过观察表象去理解体内变化的方法。英国科学家李约瑟曾指出，"经脉与内脏有联系堪称中世纪中国在生理学方面一大发现，因为它已经涉及了今天称作内脏－皮肤反射作用的问题"。"象"不是孤立存在的，而是互有连接、有序的"信息链"。"一脏、一腑、一体、一窍"构成了一个系统，如肝在体为筋，开窍于目，其华在爪，在液为泪，在志为怒，这一系列的"象"相互联系，共同反映机体内在的状态信息。

　　中医象思维主要包含具象思维、形象思维、意象思维、应象思维。①具象思维：是感官对于客观事物可以具体感知的，即通过视、听、嗅、味、触等所觉之象。②形象思维：是主观对于客观事物形象的具体感知和反映，如中医弦脉之"端直以长，如按琴弦"。③意象思维：是由记忆表象或现有知觉的形象在感性直观的基础上，经过人为抽象、概括、体悟联想而提炼出来的无形可感的观念之象，如"医者，意也"。④应象思维：即人与自然有对应、适应之象，事物可见之象或模拟物象之象与人体生命之象有对应关系，如中医天人相应的阴阳时间医学，包括时节律、日节律、月节律、年节律等。

（二）司外揣内

　　在"有诸内必形于外"思想的影响下，中医学认为通过司外揣内，可见微知著，以常达变，进而推测内在脏腑机能的变化。如《灵枢·本脏》中提出："视其外应，以知其内脏，则知所病矣"；《灵枢·外揣》指出："内外相袭，若鼓之应桴，响之应声，影之似形"；《灵枢·刺节真邪》表明："下有渐洳，上生苇蒲，此所以知形气之多少也"。说明脏腑与体表内外相应，通过观察外部的表现，可测知内脏变化，从而了解疾病发生的病位和病性，认清内在的病理本质。《丹溪心法》总结其为："欲知其内者，当以观乎外；诊于外者，斯以知其内，盖有诸内者形诸外。"如通过观察面部肤色、毛孔大小、斑痘的分布及数量，可测知脏腑病位病性；通过对脉象、舌象、面色及心胸部症状等外在征象和症状的观察分析，了解心主血脉功能正常与否；根据声音低微或响亮，判断气虚与否；根据舌色鲜红与否，判断体内寒热趋势等。

（三）全息方法

　　全息方法是指通过人体局部区域变化反映内脏及整体的信息，即局部区域不正常的变化信息，可反映整体或另一局部区域的病理变化。

　　在反映整体信息时，全息脏象法提出人体某一局部有全身缩影的全息特征，按五行藏象系列之面部色诊全息（《灵枢·五色》），眼诊之五脏全息（《灵枢·大惑》《灵枢·五色》），耳穴有体病之全息（《灵枢·厥论》《灵枢·五色》），舌诊之脏腑全息（《灵枢·经脉》《灵枢·五色》等），寸口脉之全息（《素问·五脏别论》《素问·脉要精微论》）等。

　　在反映局部区域病理变化时，强调脏腑与局部区域特定的对应关系，且特异性较强。如《灵枢·师传》曰："鼻隧以长，以候大肠。唇厚人中长，以候小肠。目下果大，其胆乃横。鼻孔在外，膀胱漏泄。鼻柱中央起，三焦乃约。"西方"医学之父"古希腊的希波克拉底也认为："人体即使有很小部分损害，全身都会共感苦痛。因此，哪怕最微小的病变，在人体相应部分可获得信息。"

　　1979 年中国学者张颖清提出"生物全息律"，主要包括三部分内容：①类比全息方法，是指部分与整体、子系统与大系统间的类比方法。如中医天人相应学说。《黄帝内经》将自然界太阳升降运动的规律与人体阳气的消长规律类比，并据此判断疾病的预后，指导人们的养生实践。②储存信息解读法，指任何一个物质系统都可以视为包含它在内的整合周围环境所构成的大系统中的一个全息元，它记录或储存了整个大系统的信息，通过对全息元储存信息的解读，便可推测整个大系统的情况。如中医学的面诊、鼻诊、五轮八廓、舌诊、脉诊等微诊系统，是该方法在医疗实践中的成功运用。③全息控制技术，是以局部控制整体，从而达到改造整体、提高整体功能效应的技术。如中医的耳针、面针、鼻针、眼针、头针、手针、足针等微针系统。

（四）实体求证

实体求证是中医理论体系重要的认知方法之一。在生理认识上，把人体解剖作为认识人体的重要途径。《灵枢·经水》中提到："若夫八尺之士，皮肉在此，外可度量，切循而得之，其死可解剖而视之。其脏之坚脆、腑之大小、谷之多少、脉之长短、血之清浊、气之多少……皆有大数。"《素问·痿论》《素问·脉要精微论》《灵枢·肠胃》《灵枢·九针论》等皆有关于人体解剖知识的描述。由此可见，古代医者通过解剖，对五脏的质地、六腑的容积、经脉的长短及动静脉的情况均已有所了解。

此外，对形体、骨骼、血脉、筋膜等度量方面，在《素问·通评虚实论》中称为形度、骨度、脉度、筋度，这种思想路线从中医学理论构建起始到漫长的发展过程中从未中断。如解剖学自《黄帝内经》以后，北宋时期出现了最早的人体学解剖图谱《欧希范五脏图》与《存真图》，表明11世纪以前中国解剖处于世界领先水平。直至清代，王清任仍投身于人体解剖的观察研究，提出"业医诊病，当先明脏腑"。这些直观的解剖和度量方法，体现了通过实证认识世界的思维与方法。在对疾病的认识上，也存在不断求证的探索过程。通过长期对不同疾病的表现及不同病理损害的观察，中医将疾病归纳为三个表述层面：①功能状态改变，如梅核气、郁病、痞病、伤湿、疰夏等；②形质改变，如鹤膝风、瘰病、瘿病、疮疡丹毒、痿疝等；③脏器损伤，如肺痈、肺痿、肠痈、肠覃、石瘕、卒中、鼓胀、血鼓等。

二、预测方法

（一）体质预测

依据中医体质概念与内涵，体质预测在发病学上主要包含两方面的内容：首先，体质的特异性决定机体对致病因素或某些疾病的易感性；其次，体质因素决定疾病的发展过程。通过体质预测，有助于分析疾病的发生和证候的演变，为疾病的诊断和治疗提供依据。体质学说有"体病相关"论，是研究某种体质和疾病发病的相关性；在此基础上，形成"共同土壤学说"，即是指几种疾病是由"共同土壤"里生长出来，它们具有共同的发病背景（参考本教材第四章）。如通过流行病学调查及分子生物学基础研究发现，痰湿体质易患肥胖病、中风、糖尿病、高血压、高血脂、高尿酸等代谢综合征类疾病。此外，体质还影响疾病发展过程中的病证变化，通过体质预测有助于对病证发展趋势的判断。

（二）运气预测

运气预测是以运气理论为指导的健康与疾病预测方法，是古人对自然气候长期动态观察基础下的医疗实践活动的总结，是对自然现象和人体平病的归类法则和演绎形式。正所谓："岁主藏害，求其主。"因此，掌握运气的推演程式，可预测自然现象变化下的人体平病情况。《素问·六元正纪大论》说："先立其年，以明其气，金木水火土运行之数，寒暑燥湿风火临御之化，则天道可见，民气可调。"这也是运气预测的意义所在。

运气预测的核心是气化，它认为自然界气候、物候等各种变化都是由五运六气的气化作用而产生的。人生活在自然界中，也受到自然气候的影响，不同的运气气化，在自然界引起的变化不同，在人体也会引起相应脏腑的活动改变和病理变化。

从运气预测疾病，主要是指由运气变化所致的疾病，其次还包括对既有旧病预后间甚的判断。《素问·脏气法时论》曰："夫邪气之客于身也，以胜相加，至其所生而愈，至其所不胜而甚，至于所生而持，自得其位而起。"因疾病各有阴阳五行属性，在五运六气的时相中必然产生相应变化规律。运气致病时，一方面气化施于自然界，产生了天时气候的变化，其中异常的灾变能令人疾病；另一方面，五运六气的气化又可直接施于人体，导致人体脏腑气血发生盛衰虚实的变化。因此，运气预测时需依其各自气化特性，并以其气化施于病变脏经。运气预测在疾病诊断方面主要包括两方面内容，一是人体正气，二是外感六淫。就前者而论，要考虑当时运气对气血虚实的影响；就后者而言，根据运气而预测出气候状况，即六气孰微孰甚，可作为诊断外感病因的参考，也需结合实际情况。

（三）衰老预测

衰老预测包括外象、感觉、心理、语言、动作、体力、精力、生殖等多个方面，主要是以人的"形"和"神"为认知对象，根据"形""神"的各自状态及其相互影响，判断人体形神衰减的状况，从而评估其衰老的程度。中医学认为，神是人体生命活动的主宰及其外在总体表现的统称。从广义上来讲，神既是一切生理、心理活动的主宰，又包括了生命活动外在的体现。如"神"出现损伤，必然会影响到形体的衰老；若形体受损，同样会导致"神"衰。由此可见，衰老预测是基于中医学"形神合一"理论，旨在反映人体即时的健康状态的一种预测方法。

（四）经时空预测

20世纪50年代，时间空间观念引入医学，形成经时空医学。现代时空医学认为，人体的一切生理指标都不是恒时固定的，而是在一定空间波动着，有动态相对稳定的生理节律。若节律出现异常波动，则说明机体处于失常状态。通过对这些异常波动的观察，可早期识别病症，先期防治疾病，防止疾病传变，促进健康与全面康复等。

中医理论中早有时空观认识论，其认为人体疾病的发生与年、月、日等时间与空间规律有着明显的相关性。在正常时空情况下，人体正气旺盛，虽有邪气侵袭，一般不会造成疾病；若生理节律发生紊乱，脏腑、经络、气血衰减，或瞬时衰弱，病邪入侵，则引起疾病。

依据昼夜节律，人体病理变化"旦慧、昼安、夕加、夜甚"，气机升降浮沉节律以日中和夜半为起止点。如心肌梗死多发生于子时至巳时，约占74%，可能与气机上升有关。昼夜分五度，与五脏相应，通过五脏病情征兆变化规律可预测疾病发生、发展与预后。如肝，平旦慧，下晡甚，夜半静。临床研究也证明，肝癌病人主要症状明显时间为前半夜，上午最轻。气血在人体经络循行存在昼夜脏腑旺衰节律，如肺（寅）3 ~ 5 时、大肠（卯）5 ~ 7 时。研究发现，哮喘多在寅时发作，脾虚五更泄宜卯时服药。

月节律以 27.3 天为周期，体力、情绪、智力三大节律与月节律相关，其分别按照各自固定的节律形成一种特殊的曲线；若曲线出现异常波动，则可对相关疾病进行预测。三大节律每个周期中高潮期和低潮期各占一半时间，体力节律周期为 23 天，情绪节律周期为 28 天，智力节律周期为 33 天。

年节律又称为四季节律，包括阴阳盛衰、气机升降浮沉、五脏主季、四季脉象、四季色泽等节律。如通过四季节律预测，肺结核以 7 ~ 10 月好发，精神分裂症以 1 ~ 3 月好发。通过五脏主季预测，病在肝愈于夏，病在心愈于长夏，病在脾愈于秋，病在肺愈于冬。四季常脉春弦、夏钩、长夏软、秋毛、冬石。四季皮肤常色以春微青、夏微赤、长夏微黄、秋微白、冬微黑为健。此外，在年节律中还存在超年节律，其与人体生长壮老已病理定位、疾病定性及发病时间有关。如《灵枢·天年》中提出："五十肝气始衰，六十心气始衰，七十脾气始衰，八十肺气衰，九十肾气衰，百岁五脏皆虚。"

（五）遗传学预测

遗传学主要研究与遗传相关疾病的发病原因、染色体和基因的结构与功能、基因突变与染色体畸变的类型、机制和频率，以及遗传病的遗传方式、诊断、预后和预防等。因此，遗传学预测也是未病学研究与诊断的重要方法。

1. 基因预测法

基因是细胞内遗传物质的功能单位，带有遗传信息，能够通过自体复制和世代相传，控制和影响新一代个体中特定性状的生长和发育。基因在数量、质量及作用上的改变均可能产生疾病。许多遗传性疾病、免疫缺陷病及代谢性疾病等均有明确的致病基因，另外一些慢性病和复杂疾病如高血压、动脉硬化症、心脏病、糖尿病、肿瘤等，则是多基因和外界环境因素相互作用导致。

基因表达有一定的时序性，即使存在致病基因，但其表达与否因机体发病条件和时空差异而有所不同。将基因检测引入未病学诊断与研究方法中，可以对某些疾病的预测和预防起到作用。有些单基因疾病的诊断在出生前即可进行。因此，基因诊断一定程度体现了医学的未病观。目前，常用的基因诊断方法包括基因测序、基因探针、多聚酶链式分析等。

2. 染色体预测法

染色体存在于细胞核内，由核酸和蛋白质组成。应用显带技术、电子显微镜等方法，可揭示多种因染色体畸变、染色体多态所致的疾病。运用细胞培养和制片染色技术可对染色体形态、结构和数目进行研究，显带染色体研究为基因定位和查明各种染色体畸变提供标记；通过孕妇羊水细胞和绒毛细胞培养，结合生化分析和染色体观察，可产前诊断遗传疾病。染色体预测法能有效减少和防止遗传疾病的发生，也体现了医学的未病观。

（六）生化分析预测法

生化分析预测法主要通过对人体生化指标进行分析，研究人体微环境的特性及功能，从而对病证及其传变的预测分析起到辅助作用，举例如下：

1. 虚证血液微观变化

中医的某类虚证表现为乏力、气短懒言、失眠心悸、食欲低下等，经现代医学检查无器质性病变，在血液微观检测上可能出现血清中甲状腺素（T_4）、血浆前列腺素（PG）及环磷酸腺苷（AMP）的改变。

2. 血栓前状态

正常生理状态下，细胞膜上带有负电荷，其电量下降可引起疾病。如红细胞表面电荷丧失使红细胞聚集在一起，形成团块，导致各器官内出现血栓。测量细胞电荷可早期发现这种改变，从而防止血栓性相关疾病的发生。

3. 中医寒热证与细胞 ATP/ADP 的关系

生命过程的基础是能量代谢，细胞中 ATP、ADP 的相对浓度是细胞能量转换的重要控制因素，两者失调则使细胞不能正常代谢。中医寒证，ATP/ADP 低于正常，用热性药物可使其提高；中医热证，ATP/ADP 大于正常，用凉性药物使之降低。由此可见，依据 ATP/ADP 比值的检测，可在一定程度上预示机体寒热变化。

三、测量方法

中医未病学的测量既可用指标来表征，又可辨识形态和功能的变化，常用的测量方法有体质测量、健康状态测量及医学心理测量等。

（一）体质测量

中医体质包括平和质、气虚质、阳虚质、阴虚质、痰湿质、湿热质、血瘀质、气郁质及特禀质，其测量方法主要包括中医体质量表、《中医体质分类与判定》标准、兼夹体质判定的雷达图、三维中医体质模型及中医体质辨识设备等。中医体质量表主要通过量表测评方法，对中医体质类型进行科学评价和量化分类，对被测者做出体质分类或体质类型的倾向性评价；《中医体质分类与判定》标准是基于中医体质量表科学评价与专家论证所形成，是判定体质类型的依据；三维体质模型为体质辨识提供直观评价；针对兼夹体质，开发判定雷达图；结合现代信息技术和分子生物学技术，开发中医体质的宏观与微观辨识系统（详见第四章）。

（二）中医健康状态测量

除了体质测量，中医健康状态测量还包括脏腑经络测量及气血津液测量等方法。体质测量是对人体相对稳定健康状态的反映，如通过量表进行宏观测量，通过基因、代谢分析等进行微观测量。脏腑经络测量基于经络"内属于五脏，外络于肢节"理论，认为机体生理、病理状态的变化会通过脏腑、经络的具体变化有所体现，从而实现人体即时健康状态的测量。气血津液是人体脏腑经络、形体官窍进行生理活动的物质基础，通过气血津液的变化测量，可反映机体生病理变化和即时健康状况。通过以上因素的综合考量，可实现常态与动态相结合的健康状态测量。

随着医学检测技术的进步，多种中医类诊疗设备开发应用，促进中医健康测量的智能化发展。在经络检测方面，如经络辨证微机辅助诊疗系统、经络穴位探测分析系统、中医经络状态系统测量仪及相关专利。四诊信息检测方面，研发多种形式脉象仪、舌象仪及闻诊装置；在此基础上，集成开发中医四诊合参辅助诊疗仪，数字化采集望闻问脉信息并量化分析，实现脏腑功能的评价。

（三）医学心理测量

进行医学心理测量，可了解个体心理特性与健康状况，发现心理问题、障碍或疾病的表现及原因，进而有针对性地给予心理辅导、咨询或治疗，提高人体适应能力，尽量降低应激事件对健康的影响。如不同偏颇体质有不同的易患疾病，采用静息－应激－恢复的三段式实验范式，考证不同体质人群应激反应的情绪与内分泌反应特点，通过量表、行为学实验、生理生化、眼动联合 EEG/fNIRS/fMRI 建立不同体质类型人群在静息态或者应激（心理、运动）下的心理和生理特征，为偏颇体质辨识和干预提供参考。

四、信息方法

信息方法是运用信息的观点，通过对信息流程的分析和处理，获得对某一复杂系统运动过程的规律性认识的一种研究方法，其对科学研究有不可忽视的作用。现代科学技术的高速发展，以及社会医疗保健需求和疾病谱的变化，逐渐产生与积累了大量新事实、新经验、新数据与新证据。未病工程在其实施过程中，也将产生大量的基础数据。在进行数据管理时涉及信息方法学的研究与交叉融合，需解决信息化医疗所涉及的数据采集、分析、传输和存储等问题。

（一）数据采集

传统医疗数据采集以人工记录为主，包括个人一般情况、既往史、现病史等，面对大数据时代及治未病工程的要求，以信息化、数字化为特征的数字医疗模式需求日益增加。数字医疗是把计算机技术、信息技术应用于整个医疗过程的一种新型的现代化医疗模式，是公共医疗的发展方向和管理目标。医疗诊断技术的不断发展，从一维信息的可视化（心电和脑电等电生理信息）到二维信息（CT、MRI、彩超、数字 X 线机 DR 等医学影像信息），进而实现三维可视化，甚至获得四维信息，如实时动态显示的三维心脏等，使得医学进入全新的可视化信息时代。在数字医疗中，患者能以最少的流程完成就诊，病历信息档案记录当前和所有历史疾病健康信息，方便医生诊断和患者自查，实现远程会诊所需要的综合数据调用。

基于信息技术的数字医疗数据采集，主要包括两方面的内容，一方面是基于系统或平台的问诊信息采集，另一方面是基于传感器或其他设备技术的模拟信号采集。针对后者，数据采集（DAQ）是通过传感器和其他待测设备等模拟和数字被测单元中自动采集非电量或者电量信号，传送到上位机中进行分析处理；结合基于计算机或者其他专用测试平台的测量软硬件产品，形成数据采集系统，从而实现用户自定义的智能化测量系统。数据采集主要涉及系统软硬件形成关键技术，如硬件集成的传感器技术、系统抗干扰技术及电路和总线接口设计等，软件形成中的计算机技术、信息技术及数学算法的应用。系统数据采集一般流程为：系统启动与自检→传感器或平台数据自动采集→A/D 转换→软件数据分析→结果输出。针对医疗数据的采集，主要包括现代医学数据采集和中医学数据采集。现代医学数据如呼吸、心率、血压、血氧、部分生化指标及物理检查等；中医学数据如脉诊信息、舌诊信息、面诊信息、声音信息、气味信息等。

（二）数据分析

数据分析是指用适当的统计分析方法对收集来的大量数据进行分析，将它们加以汇总和理解并消化，以求最大化地开发数据的功能，发挥数据的作用。数据分析本质上就是为了提取有用信息和形成结论而对数据加以详细研究和概括总结的过程。在统计学领域，将数据分析划分为描述性统计分析、探索性数据分析和验证性数据分析。其中，探索性数据分析侧重于在数据之中发现新的特征，验证性数据分析则侧重于已有假设的证实或证伪。

因数据分析的广泛应用，典型的数据分析一般包含 3 个步骤：①探索性数据分析。当数据刚取得时，可能杂乱无章，看不出规律，通过作图、造表、用各种形式的方程拟合、计算某些特征量等手段探索规律性的可能形式，即往什么方向和用何种方式去寻找和揭示隐含在数据中的规律性。②模型选定分析。在探索性分析的基础上提出一类或几类可能的模型，然后通过进一步的分析从中挑选一定的模型。③推断分析。通常使用数理统计方法对所定模型或估计的可靠程度和精确程度做出推断。

医疗数据具有数量巨大、复杂、多源、半结构化或非结构化的特点，传统数据分析方法通常无法满足分析需求，大数据分析则为该问题的解决提供了手段。大数据分析是伴随大数据时代而产生，具体是指对规模巨大的数据进行分析，相较于传统的数据仓库（是为所有级别的决策制定过程提供支持的所有类型数据的战略集合）应用，大数据分析具有数据量大、查询分析复杂等特点。其分析步骤主要包括 5 个方面：①可视化分析。不管是对数据分析专家还是普通用户，数据可视化是数据分析工具最基本的要求，可视化可以直观的展示数据，让数据自己说话，让用户看到结果。②数据挖掘算法。集群、分割、孤立点分析等算法可深入数据内部，挖掘价值。这些算法不仅针对处理大数据的量，也针对处理大数据的速度。③预测性分析能力。根据可视化分析和数据挖掘的结果做出一些预测性的判断。④语义引擎。通过工具去解析、提取和分析数据，需要被设计成能够从"文档"中智能提取信息。⑤数据质量和数据管理。通过标准化的流程和工具对数据进行处理和管理，保证预先定义好的高质量分析结果。

（三）数据存储与传输

未病工程涉及数据远程传输和存储管理的问题。云计算是继 20 世纪 80 年代大型计算机到客户端 – 服务器的大转变之后的又一种巨变，其在医疗信息采集过程中大量用户同时在线和巨量数据传输时显示出独特的优势。美国国家标准与技术研究院（NIST）的定义是：云计算是一种按使用量付费的模式，这种模式提供可用的、便捷的、按需的网络访问，进入可配置的计算资源共享池（资源包括网络、服务器、存储、应用软件、服务），这些资源能够被快速提供，只需投入很少的管理工作，或与服务供应商进行很少的交互。云计算是分布式计算、并行计算、效用计算、网络存储、虚拟化、负载均衡、热备份冗余等传统计算机和网络技术发展融合的产物，甚至可以给出每秒 10 万亿次的运算能力，用户可通过电脑、笔记本、手机等方式接入数据中心，按自己的需求进行数据测量和数据传输及存储操作。同时，"云"的规模可以动态伸缩，实现随时满足应用和用户规模增长的需要。

随着数字医疗的推广和应用，医疗基础数据将呈几何级增长。在数据存储和管理方面，医疗基础数据的不断增长势必造成单机系统性能的不断下降，即使不断提升硬件配置也难以跟上数据的增长速度；而且，医疗数据必须存储很长时间，确保其随时可访问性。目前，分布式架构是对于海量数据比较合适的处理方式。因此，许多海量数据系统选择将数据放在多个机器中，但也带来了多系统存储和管理的问题。虽然存储虚拟化技术可整合数据存储，也仅仅有助于解决部分难题。因此，分析存储使用情况和性能需求，实施分层存储体系结构，针对存储基础架构与业务需求，以寻求最佳解决方案。需要存储的数据爆炸式增长使得存储技术发展需求迫切，提升存储效率明显的技术至今已有云计算及虚拟化技术，能够整合工作负载，提高资源利用率，最大限度地减少昂贵的空闲时间。

海量数据存储的最佳实践包括：①最大限度地分配和利用。大多数存储系统都存在分配空间浪费和使用率浪费的现象，实施存储资源管理，可将浪费的容量恢复到工作状态，从而降低第一层存储成本。②存储虚拟化。自动精简配置和存储资源池共享，显著降低空闲和浪费的存储空间。③采用分层存储。分层存储针对应用的容量、用途和性能需求，选择不同存储介质以降低总成本；将驱动器分类并迁移到不同的存储层中，简化存储资源管理。④堆栈管理。简化管理和降低成本。⑤使用企业级存储。存储系统必须高性能、超可靠，易于管理和高效运行，专门作为堆栈的管理环境，消除冗余管理能力的成本。

存储虚拟化是有效的数据存储方法，其优势在于将存储基础设施进行整合和优化，而且有可能降低近一半数据中心成本。这种类型的存储管理方案利用内置的虚拟化管理程序的存储管理能力，不需要额外购买包括重复存储管理功能的存储系统，存储系统可以内置一套简单的软件，将大量的存储管理精力留给虚拟服务器堆栈管理，这使得管理员能够有效地管理更大的存储量和降低管理存储的成本。

第二节　干预方法

治未病一般根据无病、欲病和已病三种不同状态实施相应的干预方法。需要注意的是，不同状态的干预方法是相对而言与该状态较为适宜，并非一成不变仅局限于该状态，在其他状态也可根据临床具体情况灵活运用。如精神调摄、起居调摄等虽然是无病状态的主要干预方法，但也同样适用于欲病状态和已病状态。

一、无病状态

无病状态主要是无病先防，即在疾病尚未发生之前，做好各种预防工作，防患于未然，以防止疾病的发生。无病状态的干预方法主要有精神调摄、起居调摄、运动保健及志趣保健等。

（一）精神调摄

精神调摄，就是在"形神一体"观的指导下，通过怡养心神、调整情志、调剂生活等方法，保护和增强人的心理健康，达到形神高度统一，提高健康水平。健康不仅仅指没有疾病，亦要求具有良好的精神状态和社会适应能力。正常的精神活动可使人体气血调畅、气机通达、正气充盛，有利于维持健康状态及促进疾病的痊愈。而异常失度的精神活动可使人体气机失调、血气逆乱、脏腑功能紊乱，从而导致疾病的产生。由此可见调摄精神在治未病中的重要性。精神调摄常用的方法有调摄七情、清静养神、言语开导、四气调神等。

（二）起居调摄

起居调摄是指对于日常生活中各个方面进行合理安排，养成良好的生活习惯，并采取一系列保健措施，从而达到强身祛疾、未病先防的目的。历代医家都非常重视起居对于维持人体健康的重要作用。如《素问·生气通天论》云："起居如惊，神气乃浮。"《孔子家语·五仪解》曰："夫寝处不时，逸劳过度者，疾共杀之。"可见忽略起居调摄会对健康造成危害。起居调摄常用的方法有居室调摄、服饰保健、房事保健、睡眠调摄等。

（三）运动保健

运动保健是指以意识为主导，通过形体的导引运动，配合呼吸吐纳，来畅通经络气血、调节脏腑功能，从而达到强身健体、延年益寿、促进身心健康的方法。《荀子·天论》指出："养备而动时，则天不能病……养略而动罕，则天不能使之全。"即强调了运动对于保证健康的重要性。《黄帝内经》提倡"形劳而不倦"，反对过逸之"久坐""久卧"。长沙马王堆汉墓出土的帛画《导引图》描绘了44个不同性别、不同年龄的人的各种导引动作，并有个别文字说明，可见早在西汉时已经出现系统的导引方法用以强身祛疾。三国时期名医华佗创制了五禽戏的导引方法，通过模仿虎、鹿、熊、猿、鸟5种动物的动作来疏通周身经络、通畅气血循行，得到广泛传播，影响深远。运动保健常用的方法有八段锦、五禽戏、易筋经、太极拳、六字诀等。

（四）志趣保健

志趣保健是指通过培养兴趣爱好来达到怡养心神的目的。各种富有雅趣的娱乐活动可使人舒畅情志、清心除烦。如清代画家王昱《东庄论画》说："学画所以养性情，且可涤烦襟、破孤闷、释躁心、迎静气。昔人谓山水家多寿，盖烟云供养，眼前无非生机。古来大家享大耋者居多，良有以也。"可见志趣保健颐养性情对于维护健康长寿的积极作用。常用的志趣保健方法比如音乐、书画、品茗、弈棋、垂钓、摄影、花鸟、旅游等。

二、欲病状态

欲病状态应把握治疗时机早期诊治，截断疾病萌芽。通过早期诊断，尽早觉察出疾病的迹象，从而依据治未病的基本原则及时进行适宜的干预，防止疾病的发生。欲病状态常用的干预方法有食疗保健、拔罐疗法、贴敷疗法、药浴疗法等。

（一）食疗保健

食疗保健治未病，是按照中医理论，调整饮食，注意饮食宜忌，合理地摄取食物，以增进健康、益寿延年的养生方法。饮食是维持生命的重要因素之一，可供给人体生长、发育及各项生命活动正常进行所需的能量。如《素问·五常政大论》曰："谷肉果菜，食养尽之。"中医学认为，脾胃为后天之本，人体精、气、神有赖于饮食水谷的奉养，合理的饮食可使人体气血通畅，正气充盛，若饮食失调亦可导致疾病的发生。《素问·阴阳应象大论》曰："形不足者，温之以气；精不足者，补之以味。"可根据人体的脏腑阴阳盛衰情况来针对性地选取适宜的食物，以协调人体阴阳平衡。如《素问·至真要大论》云："夫五味入胃，各归所喜，故酸先入肝，苦先入心，甘先入脾，辛先入肺，咸先入肾，久而增气，物化之常也。"食疗保健强调日常饮食应当谨和五味、饮食有节，另外也可根据具体情况有针对性地选用药膳方法。

（二）拔罐疗法

拔罐疗法是指利用燃火或者抽气等方法使罐内造成负压，从而吸附于体表特定部位，使局部皮肤充血以达到防治疾病目的的一种保健疗法。《素问·皮部论》曰："凡十二经络者，皮之部也，是故百病之始生也，必先于皮毛。"十二皮部与脏腑经络密切相关，拔罐疗法即是通过刺激皮部，通过经络而传于脏腑，从而起到疏通经络、调节脏腑功能的作用。常用的拔罐器具有玻罐、竹罐、陶罐及抽气罐。根据具体情况可以采用留罐法、闪罐法、走罐法、刺络拔罐法、留针拔罐法及药罐法等不同的方法。拔罐部位的选取要注意，应选择适当的体位和肌肉丰满的部位，心前区、皮肤破损处、体表大血管处等均不宜拔罐。用火罐时应当注意，避免烧伤。另外拔罐疗法也有其禁忌证，有如下情况者不宜使用：皮肤过敏或传染性皮肤疾病者；患有心脏病、心力衰竭、呼吸衰竭、严重水肿及有出血倾向等疾病者；神志异常、全身痉挛抽搐及不合作者；妊娠妇女腹部、腰骶部及妇女经期等皆不宜拔罐。应当根据具体欲病情况、体质状况及拔罐的适应证选取适宜的操作方法，从而实现欲病早治的目的。

（三）贴敷疗法

贴敷疗法是指将中药制剂贴敷于腧穴或病变局部等部位，通过中药对穴位的刺激来达到养生保健的治未病作用。贴敷疗法属于中医外治法，它可发挥药物和腧穴的双重作用。一方面贴敷持续刺激相应腧穴，可达到疏通经络、调理气血、调理脏腑的作用。另一方面，贴敷的药物可在接触部位经皮肤吸收，随着经络而入于脏腑，发挥药物的治疗作用，可避免胃肠道刺激，具有使用方便、副作用小等优点。贴敷疗法的药物常用剂型主要有丸、膏、糊、饼等，常用的基本药物有白芥子、延胡索、细辛、甘遂等，常用的溶剂有水、白酒、黄酒、姜汁、蜂蜜等。贴敷疗法的选穴力求少而精，一般多选用病变局部的穴位、经验要穴或阿是穴。常用的穴位有神阙、大椎、涌泉及肺经、膀胱经上的腧穴。贴敷后局部皮肤出现微红或轻度瘙痒，属正常反应。若局部皮肤出现刺痒难忍、灼热、疼痛等现象时，应立即取下药膏，禁止搔抓，一般可自行缓解。若皮肤出现红肿、水泡等反应，需要到皮肤科就诊处理。过敏体质、糖尿病、疾病急性发作期及患有接触性皮炎、疱疹等患者不宜使用。

（四）药浴疗法

药浴疗法是指在中医理论指导下，将药物的煎剂或浸液按照一定的浓度加入到浴汤中或直接浸浴熏洗患病部位，以达到防治疾病目的的一种外治方法。中医药浴具有悠久历史。《五十二病方》中即有"外洗""温熨"等记载。张仲景《金匮要略方论·百合狐惑阴阳毒病脉证治第三》记载："蚀于下部则咽干，苦参汤洗之。苦参汤方苦参一升，以水一斗，煎取七升，去滓，熏洗，日三服。"开药浴外治之先河。药浴中药物可通过皮肤、黏膜及腧穴进入人体发挥作用，可起到开宣腠理、祛风散寒、温通经络、化瘀止痛等功效。药浴疗法具体又有全身浸浴、局部冲洗、中药浴足、药物熏蒸等多种不同方法。

三、已病状态

已病状态要做到既病防变，防止病邪由表传里而使病情加剧。此时采取的干预方法与临床治病方法有相近之处，如中药、针灸、推拿等既是临床治疗手段，又可作为治未病的干预方法。然而在治未病中所选取的药物及针灸推拿方法更为平和，用药剂量、频次及手法刺激程度也都避免峻烈，强调扶正及保健功效。应当注意二者之间的区别。已病状态重用的治未病方法主要有中药疗法、针刺疗法、艾灸疗法、推拿疗法、刮痧疗法等。

（一）中药疗法

治未病的中药疗法是指在中医药理论的指导下，运用中药来强身祛疾，是治未病的重要干预方法。不同的药物具有不同的性味和归经属性，应当根据不同的病情选择适宜的药物来进行干预。中药发挥治未病作用主要是通过调和阴阳来实现的，"谨察阴阳所在而调之，以平为期"（《素问·至真要大论》）。在选用中药疗法治未病时，应当注意遵循中医学基本理论，合理用药。首先用药应谨慎，切忌滥用。要遵照不同药物的宜忌，根据具体病情，当补则补，当泻则泻。另外要注重体质的差异，因人用药。体质是疾病发生的土壤，结合体质、疾病与证型来综合考量用药法度，可更全面、更合理地运用适当的药物来改善病情。在已病阶段，通过合理用药起到既病防变的作用。除已病阶段外，中药疗法中如药酒、药茶及膏方等剂型则多是应用于欲病阶段。

（二）针刺疗法

针刺疗法是指运用针具，通过刺入特定的腧穴，并辅助以提、插、捻、转等手法，激发经络之气，以达到疏通经络、调畅气血、调理脏腑、祛疾治病的作用。针刺疗法具有悠久的历史，《黄帝内经》中有丰富的记载。如《灵枢·逆顺》载："上工，刺其未病者也；其次，刺其未盛者也；其次，刺其已衰者也。下工，刺其方袭者也，与其形之盛者也，与其病之与脉相逆者也。"在患病初期，可及时采用针灸的方法截断病程，做到疾病防变。且针刺操作简便易行，取效甚捷。正如《素问·阴阳应象大论》所言："病之始起也，可刺而已。"针刺疗法具体又有体针疗法、温针疗法、头针疗法、面针疗法、皮肤针疗法、皮内针疗法、三棱针疗法及水针疗法、电针疗法等多种方法，可根据具体宜忌灵活选用。另外针刺疗法要注意，老年人及体弱者进针不宜过深，体胖者可酌情深刺；孕妇及无病之婴幼儿不宜针刺；若过劳、过饥、过饱、醉酒、大怒及情志逆乱之时亦不宜进针。

（三）艾灸疗法

艾灸疗法是指用艾炷或艾条在身体某些特定部位施灸，以达到温经通络、调和气血、培补正气、调理脏腑等作用。长沙马王堆帛书《足臂十一脉灸经》与《阴阳十一脉灸经》是现存最早记载灸法的医学典籍。灸法作为一种重要的中医疗法，历来应用广泛。如《灵枢·官能》曰："针所不为，灸之所宜。"且灸法较之针刺更简便易行，易于普及，选用某些特定的穴位可调和气血、通畅经络、调和脏腑，久之可强身祛疾。如宋代窦材《扁鹊心书·须识扶阳》载："人于无病时，常灸关元、气海、命关、中脘，更服保元丹、保命延寿丹，虽未得长生，亦可保百余年寿矣。"艾灸具有温通经脉、行气活血、温经散寒、健脾补中等功效，在已病阶段用艾灸疗法可发挥既病防变的作用。艾灸的方法一般可分为艾炷灸和艾条灸两种。艾炷灸可直接将艾炷放在皮肤上施灸，也可以用隔姜灸、隔蒜灸、隔盐灸及隔附子饼灸等多种方法；艾条灸分为温和灸、雀啄灸及回旋灸等方法，可灵活选用。

（四）推拿疗法

推拿疗法是指运用一定的手法，作用于相应的部位及穴位，通过手法的刺激，以达到通畅经络、调和气血、理筋整复、燮理阴阳之功效，从而可发挥治疗作用。推拿的手法大致可分为按法、摩法、推法、拿法、揉法、拍法、抖法等。推拿疗法要注意，一般先轻后重，力度适宜，力度过轻起不到治疗作用，力度过大则容易造成损伤；推拿的次数也应当由少到多；推拿后可有出汗现象，应注意避风，防止感冒。另外，如果有外伤或者皮肤损伤性疾病患者，应慎用推拿疗法。

（五）刮痧疗法

刮痧疗法是指在中医经络理论指导下，运用特制的刮痧板，在体表进行刮拭，造成皮肤潮红，皮下出现点状或斑状出血点，从而防治疾病的一种外治方法。刮痧疗法通过作用于腧穴及皮部来起到疏通经络、调畅气血、祛除表邪等作用。刮拭方法有面刮法、角刮法、点按法、挤痧法、揪痧法、拍痧法等。刮痧时应注意避风保暖，另外急性传染病、心脏病、中风等危重病症及具有出血性倾向疾病患者不宜刮痧。局部皮肤有疖肿、溃破及疮痈、创伤患者禁用刮痧疗法。

第三节　评价方法

中医未病学需要科学合理的评价方法。其评价体系包括评价标准、评价指标等。为推动治未病工作的标准化，国家卫生和计划生育委员会批准成立了国家卫生标准委员会治未病标准专业委员会，国家中医药管理局发布了"治未病科室建设标准"、制定了《2015年中医治未病标准制修订项目工作方案》。在未病学研究与实践方面，一般采用卫生经济学和循证医学的方法对其进行评价。

一、相关机构和评价标准

（一）国家卫生标准委员会治未病标准专业委员会

为加强治未病标准工作规范化建设，保证治未病标准质量，促进其标准实施，依据《国家卫生计生委关于印发国家卫生标准委员会章程和卫生标准管理办法的通知》（国卫法制发〔2014〕43号），国家中医药管理局增设国家卫生标准委员会治未病标准专业委员会（以下简称"治未病标准委员会"），并报请国家卫生和计划生育委员会批准并公布。

治未病标准委员会需严格遵照《国家卫生标准委员会章程》，加强和规范委员会工作，承担相应的职责与任务，保证和提高治未病标准的质量。治未病标准委员会的主要职责与义务包括：①协助相关业务司局提出本专业领域标准发展规划和标准年度制定、修订计划；②协助组织标准的制定、修订工作，对下达的标准制定、修订项目执行情况进行管理；③评审标准草案及其送审材料，提出审查结论；④复审实施五年以上的标准，提出继续有效、修订或废止的建议；⑤进行本专业标准所需的基础研究，为标准的研制和管理提供科学依据；⑥负责标准的技术咨询，参与标准的宣贯和实施追踪评价工作；⑦参与国内外本专业标准化活动，收集、整理国内外本领域相关标准及文件的信息；⑧承担与标准有关的其他工作。

（二）治未病科室建设标准

为加强中医医院治未病科室的规范化建设和科学管理，提高治未病服务水平和能力，依据国家中医药管理局《中医医院"治未病"科建设与管理指南（修订版）》，规范治未病科室建设标准。

治未病科室名称原则上为"治未病科"（"治未病中心"），"中医预防保健科"命名可保留。"治未病科"应为中医医院兼具管理与临床职能的一级科室，由院领导直接管理，设立专职的科室负责人，具备一定的管理职能。科室应以治未病为核心理念，有一定的区域划分，包括健康状态信息采集与辨识评估区域、健康咨询与指导区域、健康干预区域、健康宣教区等辅助区域，各区域布局合理，注重服务对象隐私保护。科室服务对象主要包括5类人群，分别为中医体质偏颇人群、亚健康人群、病前状态人群、慢性疾病需实施健康管理的人群及其他关注健康的特殊人群。所开展的相关服务项目不应少于5项，包括健康状态辨识及评估项目、健康调养咨询服务、中医特色干预技术、产品类、健康档案建立、慢性病健康管理、健康信息管理及管理效果评价等。科室需依据《中医预防保健服务提供平台建设基本规范》《中医诊疗设备评估选型推荐品目》配置相关设备，如中医体质辨识仪、针灸器具、中医电磁疗及热疗设备等。治未病科室人员应包括中医执业医师、医技人员、中药师、护理人员、管理人员等，专职医护人员二级中医医院应当不少于 5 人，三级中医医院应当不少于 6 人，中医类医护人员比例不低于70%，医技人员和中药师可整合本单位的其他相关资源。

（三）中医治未病标准修订工作方案

为进一步落实 2014 年中医药部门公共卫生服务补助资金中医药标准制修订项目工作的任务，开展好中医治未病标准制修订工作，保证中医治未病标准制修订工作的质量，国家中医药管理局政策法规与监督司制定了《2015 年中医治未病标准制修订项目工作方案》（以下简称"方案"）。

方案明确规定了中医治未病标准制修订的组织形式。以国家中医药管理局政策法规与监督司为项目的总体指导、管理、监督和综合协调，委托中华中医药学会进行治未病标准制修订的技术指导和质量考核评价，审查和发布中医治未病标准等，国家中医药管理局其他业务部门根据职责对治未病标准制修订工作给予指导和支持。

方案要求中华中医药学会需成立中医治未病标准专家指导组，负责治未病标准制修订工作的技术指导和项目执行督导，制定治未病标准制修订技术实施方案。指导标准工作组按照有关技术要求开展标准制修订工作，负责标准制修订工作质量管理；审核标准工作组提交的数据资料和技术文件，负责标准工作组的组织与协调。省级中医药管理部门负责本地区标准制定工作的指导和管理，组织项目单位制订项目实施方案。项目单位负责标准化工作的部门负责项目实施的管理和协调。项目单位根据确定的任务分工，在专家指导组的指导下，负责组织成立标准工作组，开展标准制修订工作。标准工作组实行组长负责制，在专家指导组的指导下，长期负责标准的制修订工作，管理标准制修订工作经费的使用，对标准制定工作质量负责。在中医治未病标准制修订工作开展实施过程中，方案中提出了明确的监督与管理制度，要求提交制修订报告和标准草案、编制说明等技术文件及电子数据，按时汇报工作进展及经费执行情况，专家指导组应当加强标准制修订工作质量管理。

方案明确中医治未病标准制修订时间进度安排，包括成立标准工作组、文献研究和前期准备、起草论证、征求意见、实践评价、专家指导组审核、公开征求意见、送审、中医标准化技术委员会审查、审议发布 10 个阶段。在完成标准审议后，由中华中医药学会报送国家中医药管理局政策法规与监督司，经征求国家中医药管理局各业务部门意见，经局领导审定后由中华中医药学会编号发布，报国家中医药管理局备案。

二、常用评价指标

中医未病的评价除了对人群自身状态指标（生理指标、生化指标、功能检测指标等）进行评估外，还从生活方式改变度、健康文化理念的认识度、满意度、依从性等方面进行评估，在积累一定数据之后，采用卫生经济学指标进行分析，从多角度体现对未病的综合评估。一般情况下，未病学评价主要从个体评价与群体评价两方面进行。在具体应用时，需根据实际情况筛选合适指标进行评价。

（一）个体评价指标

个体评价指标主要包括生理、心理、社会学及中医学指标。

1. 生理学指标

生理学指标是通过度量解剖生理结构及功能改变，了解个体健康状况改善程度，包括一般指标（体重、胸围、腰围、臀围、血压、心率、肺活量等）、营养状况指标（血清蛋白、血清总胆固醇、血清甘油三酯、血清钙等）、家族史、疾病史（传染病、心脏病、脑血管病、糖尿病、肝脏疾病及恶性肿瘤等）。

2. 心理学指标

心理学指标主要从人格、智力及情感等方面进行心理健康状况衡量。

3. 社会学指标

社会学相关指标一般从行为模式、生活方式及人际关系等方面进行测量。

4. 中医学指标

中医学指标主要通过四诊可量化指标的改变了解个体健康改善情况，如舌诊指标（舌质、舌苔、舌下络脉）、面部指标（油脂度、面色、斑痘）、脉诊指标（脉力、脉律）、闻诊指标（声音、气味）、问诊（症状积分）、证候积分等。

（二）群体评价指标

1. 综合干预过程评价指标

综合干预过程评价指标包括干预活动执行度〔（某时段已执行项目活动数/某时段应执行项目活动总数）×100%〕、干预活动覆盖率〔参与某种活动的人数/目标总人数）×100%〕、干预活动有效指数（干预活动暴露率/预期达到的参与百分比）、目标人群满意度（干预活动内容满意度、干预活动形式满意度、干预活动组织满意度）。

2. 效应评价指标

效应评价指标包括卫生知识合格率〔（卫生知识达到合格标准人数/受调查总人数）×100%〕、知晓率〔（知晓人数/被调查总人数）×100%〕、信念持有率〔（持有某种信念的人数/受调查总人数）×100%〕、行为流行率〔（在一定时期内某行为发生改变的人数/观察期开始有该行为的人数）×100%〕。

3. 疾病频率评价指标

（1）发病指标　①发病率：（一定期间某人群中某病新病例数/同期暴露人口数）×100%；②罹患率：与发病率性质相同，区别在于观察时间较短，一般少于1年；③续发率：（一个潜伏期内易感接触者中发病人数/易感接触总人数）×100%；④累积发病率：观察期内某病新发病例数/观察时期可能发生该病的人数；⑤发病密度：观察期内某病新发病例数/观察时期可能发生该病的人时数。

（2）死亡指标　①死亡率：（某人群某时期总死亡数/该人群同期平均人口数）×100%、②病死率：（某时期内因某病死亡人数/同期确认的某病病例数）×100%；③生存率：（随访满n年尚存活的病例数/随访满n年的病例数）×100%；④累积死亡率：（某人群某时期死亡人数/该人群同期人口数）×100%。

（3）疾病负担指标　①患病率：〔某时期特定人群中某病现患（新旧）病例数/同期平均人口数〕×100%；②感染率：（受检者中阴性人数/受检人数）×100%；③病残率：（病残人数/调查人数）×100%。

三、卫生经济学评价

根据结果单位不同，一般主要分为 4 种经济学分析类型（表 2 - 1）。

表 2 - 1　卫生经济学评价的常见分析方法

分析方法	成本测量	结果测量	主要考虑问题
最小成本法（CMA）	货币值	可比的结果是相等的	效率
成本效果法（CEA）	货币值	自然单位（获得寿命、血糖、血压等）单一的健康结果	最小的成本达到预期目的
成本效用法（CUA）	货币值	质量校正的自然单位，多种健康结果比较	生命质量
成本效益法（CBA）	货币值	货币值，可用于多种健康结果比较	最有效地利用有限资源

（一）成本 – 效果分析

成本 – 效果分析（CEA）主要评价使用一定量的卫生资源（成本）后个人获得的健康效益，这些效益表现为健康的结果，用健康或卫生服务指标表示。涉及未病学评价，主要是分析开展中医未病综合健康干预方案后的健康产出，如健康状况的改善（平和体质分数/人数上升，偏颇体质分数/人数下降）、寿命增加、发病率的下降、残疾/失能减少等；也可采用一些中间指标，如免疫抗体水平的升高、控制率提高等。其基本思想是以最低的成本获得确定的最大卫生服务效果，达到预期的计划目标。

由于人的健康收益很难用货币衡量，因此，CEA 的表示方法为每一效果单位所耗费的成本（成本效果比），或每一个增加的效果所需耗费的增量（增量比）等。采用这种方法，可使两种不同措施在相互比较时具有相同的评价单位，从而为决策提供一定的科学依据。不同措施经 CEA 分析后，当方案之间成本相同或接近，选择效果较好的方案；当方案之间的效果相同或接近时，选择成本最低的方案。

1. 常用效果指标

在 CEA 中效果可以同时或分别使用中间测量指标和最终测量结果（健康测量指标）。前者包括症状、危险因素或有关临床测定的结果，如溃疡愈合率、血清胆固醇下降程度等；后者包括病残天数、寿命年的延长、死亡数等。在经济学分析中，一般选择与最终结果相关的效果指标，但当所观察对象最终结果测定所需时间过长时，可选用中间结果。

2. 常用表示方法

（1）成果效果比（C/E）　成果效果比是指每延长一个生命年、挽回一例死亡、诊断出一个新病例或提高一个结果单位所花的成本，C/E 越小，表示越有效率；单一的 C/E 没有意义，一般是在有相同结果单位的两个或两个以上项目间进行比较。

（2）增量成本 – 效果分析　经济评价一般是对两种或以上措施进行比较，但因成本投入不同，使得一些效果更好的方案可能出现成本支出也多的现象，仅仅通过成本效果的平均比例往往不能充分体现两者的相互关系，因此，常通过增量分析来表示。增量分析计算一个项目比另一个项目多花费的成本，与该项目比另一项目多得到的效果之比，称为增量比例。该比例能充分说明由于附加措施导致成本增加时，其相应增加的效果是多少以及是否值得。增量比例计算方式为：（成本$_1$ – 成本$_2$）／（效果$_1$ – 效果$_2$）＝增加的成本/每一个增加的效果单位。

（二）成本 – 效用分析

成本 – 效用分析（CUA）主要是比较投入成本量和经质量调整的健康效益产出量，用以衡量卫生项目或治疗措施效率的评价方法。优点在于评价干预方案效果时，不仅注意生命的数量，也注重生命质量的变化，通常采用人工合成指标，如质量调整生命年、伤残调整生命年及生命质量指数等。CUA 一般不用于比较两个完全不同的卫生项目，如肝移植与预防卒中。因两种措施干预的人群不同，对病残/死率影响不同，因此无法用 CUA 进行分析。如将两者分母单位化为质量调整生命年，则可对二者进行 CUA 比较。

CUA 常用效用指标主要包括质量调整生命年和伤残调整生命年。

质量调整生命年是一项综合生命年与健康效用的综合指标，有判断生活质量的潜在能力。生命质量的损失是由于疾病和治疗的副作用等，而生命质量的提高是由于发病率降低和症状减轻等。因此，用健康效用值乘以生存年数，可获得按质量调整后的生命数。对于质量调整生命年的评价原则，一般认为对于某个具体的卫生规划或活动的实施方案，其实施可以获得的质量调整生命年大于 0，则该方案有意义，可被采纳；比较不同卫生规划或活动实施方案，计算各方案获得的单位质量调整生命年所需花费的平均成本，最低者为最优方案，应优先选择。

伤残调整生命年是指从发病到死亡所损失的全部健康寿命年，包括因早死所致的寿命损失年和疾病所致伤残引起的健康寿命损失年两部分。其评价原则为：对于某个具体的卫生规划或活动的实施方案，其实施可以挽救的伤残调整生命年大于 0，则该方案有意义；比较不同卫生规划或活动实施方案，计算每挽救一伤残调整生命年损失所需要花费的平均成本，最低者为最优方案。

（三）成本 – 效益分析

成本 – 效益分析（CBA）是通过比较两种或更多临床干预方案的全部预期效益和全部预计成本的现值以实现对备选方案的评价，通常作为适宜技术选择的参数和依据。其主要目的是研究任一综合健康干预方案的效益是否超过资源消耗机会成本，只有效益不低于机会成本的方案才是可行的方案。

常用的 CBA 分析方法包括成本 – 效益比法与净现值法。

成本 – 效益比 = 所有效益现值的和（B）/所有成本现值的和（C）。当 B/C≥1 或 C/B≤1 时，说明该项目可行；不同项目有不同的成本 – 效益比，资金应优先支持成本 – 效益好的项目。

净现值 = 所有效益现值的和（B）– 所有成本现值的和（C）。当 B – C≥0 时，说明项目可行。

四、循证医学评价

1992 年，加拿大 McMaster 大学循证医学工作组在《美国医学会杂志》（JAMA）上发表了一篇文章，首次提出了循证医学（EBM）的概念。20 余年来，EBM 逐渐发展成为一门临床医学、临床流行病学和医学信息学相互融合的新型交叉学科。EBM 基本要素是寻找、批判性的评价及合理使用当前所有高质量、最有效的证据，用于病人的整个诊治过程中。其核心思想是医疗卫生的所有决策应用遵循尽可能地以科学的研究结果为依据，强调任何医疗决策必须是最佳研究证据、医生的临床技能与经验及病人的意愿三个因素共同参与的结果。循证实践的基本步骤包括：

1. 提出明确的临床问题

好的临床问题应包含 4 部分内容：患者或问题（Patient or problem）、干预措施（Intervention）、对照干预措施（Comparison intervention）及结局指标（Outcome），即 PICO 原则。只有明确了临床问题，才能有的放矢地进行证据的检索和做出临床决策，这是最基本但很重要的一步。

2. 搜索相关文献，寻找最佳证据

根据特定的临床问题，确定恰当的研究类型，再根据相应证据的分级选择恰当的数据库，制定检索策略进行检索。

3. 对证据进行严格的评价

在将检索到的证据应用于个体患者前，需要对收集证据的真实、可靠性及与该患者的相关性进行评价。根据证据所属的研究类型，循证医学一般将临床文献依据科学性和可靠程度分为五级水平：

一级：按照特定病种的特定疗法收集的质量可靠的随机对照试验的评价资料。如由多个研究中心联合统一规划的完全随机病例对照研究（RCT），可以在短期内完成大量病例的 RCT 汇总分析。这通常是由临床药理基地牵头组织，较多临床研究机构参加的随机对照临床诊疗观察试验，其病例数量众多，且按照统一设计方案进行。研究结果为国家药物检测机构审批治疗用药和诊疗手段合法性的依据，因而具有最严格和最高级的评价级别。

二级：单个大样本队列研究试验和不严格的 RCT 试验，即某一个临床研究机构单独进行的单个大样本的随机对照研究结果，达到一定水平，有一定的学术价值。但由于单位的局限性，达不到国家药物检测机构审批的要求，多个这样的单位所获得的结果也难以汇总，因为不是在临床药理基地统一组织设计下进行的，其间的差异较大，影响总体评价。

三级：未采用随机方法进行对照分组的队列研究，即研究尚未达到随机选样的要求，影响观察群体的可靠性。

四级：无对照或低质量的临床病例分析。连对照都没有的研究，无法进行统计学试验检测。

五级：个人经验性意见，并无专家组讨论。这主要是个人在工作中的经验总结，没有经过严格的试验验证。这种经验总结应该予以尊重，但不能代替科学根据。

4. 应用证据进行临床实践

证据有助于患者获得更好地诊治，降低不良反应发生，但必须注意"临床决策不能单纯依靠证据"，必须考虑患者所处的临床环境和他本人的意愿。

5. 评估循证医学实践后的效果和效率，便于改进提高

在应用最佳证据对患者的临床实践中，必定有成功或不成功的经验或教训。临床医生应进行具体分析和评价，从中获益，达到提高认识、增进学术水平和提高医疗质量的目的。

循证医学不仅是临床医学评价的方法学，同样适用于中医未病学实践应用的评价。在健康管理方面，2001 年 Birminghan 大学 Walshe K 和 Rundall TG 发表文章提出：健康管理工作者也应接受和应用 EBM 的理论，即以当前研究的最佳证据为依据，指导健康管理的全过程。因此，基于中医未病学理论的健康管理成功开展，很大程度取决于对当前诊断、治疗和预防方面的最佳证据的应用。快速高效地获取当前的最佳证据，是未病工作者的基本要求。因此，需掌握一定的文献检索与评价方法，多渠道多水平地获取所需的证据，同时也应结合实际情况进行决策。此外，健康管理本身存在一定的复杂性，所有的工作不可能完全依据现有的科学证据操作，需结合实际情况，并考虑特定时间、条件与当地环境等因素。

基于中医治未病的慢性病防控工作开展时，也需重视 EBM 科学寻找证据的思维，合理利用科学证据，通过 EBM 方法指导未病工作者建立慢性病健康档案、慢性病危险因素确定及干预措施的选择，进行慢性病社区健康教育和管理。在慢性病个人生活方式等危险因素收集时，以 EBM 研究中已确定的为主，并结合科研和实验目的，将未经 EBM 证实但与慢性病发病相关的危险因素条目通过调查合理收集，为慢性病危险因素干预提供原始资料。慢性病干预方法选择真实可靠及廉价有效的方法，降低慢性病患者的病残率与死亡率，改善预后。同时，可通过需求与成本 – 效益分析，寻求最适宜的干预方案。

小　结

本章介绍了中医未病学测知、干预和评价的常用方法。对中医未病的测知方法包括认知、预测、测量。认知方法主要有取象认知、司外揣内、全息方法、实体求证等；预测方法包括体质预测、运气预测、衰老预测、经时空预测、遗传学预测、生化分析预测法等；测量方法有体质测量、健康状态测量、医学心理测量。另外，信息科学的数据采集、分析、存储也是中医未病学需要运用的重要方法。

中医未病学的干预方法在无病状态、欲病状态和已病状态侧重点有所不同。无病状态主要采取顺应四时、精神调摄、起居调摄、运动保健等方法；欲病状态主要采取饮食调摄、拔罐等简便实用、无创无副作用的方法；已病状态则主要采取药物、针灸、推拿等治疗作用较强的方法。

中医未病学的评价方面，相关部门已经制定了一些相应的政策和标准。在未病学的研究与实践当中，也需要用到卫生经济学和循证医学等方法，实现对效果、效益的评价。

参考文献

1. 王琦. 中医原创思维的认识论与方法论. 中华中医药杂志, 2012, 27 (9)：2355 – 2358.
2. 张其成. 中医哲学基础. 北京：中国中医药出版社, 2004：289.
3. 王琦. 论中医理论构建的基本原理. 世界中医药, 2007, 2 (5)：267 – 271.

4. 王琦．中医全息诊疗学．武汉：湖北科学技术出版社，1992.

5. 王琦．九种基本中医体质的分类及其诊断表述依据．北京中医药大学学报，2005，28（4）：1－8.

6. 王琦．运气学说的研究与考察．北京：知识出版社，1989.

7. 王琦．王琦医书十八种——中医健康三论．北京：中国中医药出版社，2012.

8. 孙广仁．中医基础理论．第 7 版．北京：中国中医药出版社，2002.

9. 田文．时辰与心肌梗死发病关系的探讨．山东中医药大学学报，1982，6（4）：41－45.

10. 祝恒琛．未病学．北京：中国医药科技出版社，1999.

11. 王琦．王琦医书十八种——中医体质学研究与应用．北京：中国中医药出版社，2012.

12. 王琦，张惠敏，马方励，等．《中医健康状态自评问卷》的研制及信度效度的初步评价．安徽中医学院学报，2011，30（5）：18－21.

13. 维克托·迈尔－舍恩伯格（英），肯尼思·库克耶著．盛杨燕，周涛译．大数据时代．杭州：浙江人民出版社，2013.

14. 陈涤平．中医养生大成．北京：中国中医药出版社，2014.

15. 韦大文，董锡玑．中医养生学概要．北京：中国医药科技出版社，1993.

16. 刘占文．中医养生学．上海：上海中医学院出版社，1989.

17. 郭清．健康管理学概论．北京：人民卫生出版社，2011.

18. 张金开，夏俊杰．健康管理理论与实践．南京：东南大学出版社，2013.

19. 程晓明．卫生经济学．北京：人民卫生出版社，2003.

第三章 中医治未病的基本原则

中医治未病的基本原则是指在治未病实践过程中所必须遵循的总的法则。古人在长期的医疗活动实践中不断地研究人体生命的现象和规律，探寻祛疾强身的方法，并在中国古代哲学和传统文化的影响下逐渐发现并归纳出了一些原则，这对于治未病的有效实施具有重要的指导意义。

第一节 道法自然，平衡阴阳

人与自然界是统一的整体，在治未病实践中，无论采取何种方法，都应该顺应自然环境的变化。阴阳平衡是衡量健康的标准之一，同时也是维护健康的重要准则。因此，任何治疗的目的都是使人体阴阳恢复平衡稳态，从而维护身体健康。

一、道法自然

《道德经》曰："人法地，地法天，天法道，道法自然。"论述了人与天地宇宙自然的密切关系，二者之间存在着共同的规律和变化节律。中医学的整体观认为，人与自然界具有同一性，是一个有机整体，自然界的各种变化都可以直接或间接地影响人体生命活动，使机体产生相应的反应。如《灵枢·岁露》曰："人与天地相参，与日月相应也。"即强调了要顺应自然界变化的正常规律。又如《吕氏春秋·尽数》说："天生阴阳，寒暑燥湿，四时之化，万物之变，莫不为利，莫不为害。圣人察阴阳之宜，辨万物之利以便生，故精神安乎形，而年寿得长焉。"故而人居天地间应当主动调摄，与自然界变化相谐，以趋吉避凶，养生长寿。人居天地之间，应当顺应自然，不与自然规律相违背。如《庄子·天运》："夫至乐者，先应之以人事，顺之以天理，行之以五德，应之以自然，然后调理四时，太和万物，四时迭起，万物循生。"亦强调应当认识并顺应自然规律的观点，这是中医治未病的重要思想原则。又如《吕氏春秋·仲春纪》载："人之与天地也同。万物之形虽异，其情一体也。故古之治身与天下者，必法天地也。"亦同样阐述了道法自然的思想理念。中医学吸收了道法自然、天人相应的学术思想，用这样的理念来指导治病防病。如《素问·宝命全形论》曰："天覆地载，万物悉备，莫贵于人，人以天地之气生，四时之法成。"在中医未病学中，这同样是一个重要的指导原则。

道法自然，人与自然相应，首先应该顺应四时的变化。一年之间，春温、夏热、秋凉、冬寒，人体也与之相应而具有春生、夏长、秋收、冬藏的变化规律。《素问·宝命全形论》载："夫人生于地，悬命于天，天地合气，命之曰人。人能应四时者，天地为之父母；知万物者，谓之天子。天有阴阳，人有十二节；天有寒暑，人有虚实。能经天地阴阳之化者，不失四时。"故而应当顺应四时的自然变化规律，与之相适应，从而做到"不失四时"。四时气候各有其特点，并且与不同的脏腑相应。如《素问·阴阳应象大论》载："天气通于肺，地气通于嗌，风气通于肝，雷气通于心，谷气通于脾，雨气通于肾。"由于不同季节各有其独特的气候特点，因此也造就了不同季节有着不同的发病规律。如春季多温病、夏季多暑热、秋季多疟疾、冬季多咳喘等。正如《素问·金匮真言论》载："故春善病鼽衄，仲夏善病胸胁，长夏善病洞泄寒中，秋善病风疟，冬善病痹厥。"故而应当在顺应四时的基础上，有针对性地预防每个季节所容易发生的疾病，未雨绸缪，做到未病先防。

除四时之外，昼夜晨昏的变化也会对人体产生一定的影响。《灵枢·顺气一日分为四时》载："以一日分为四时，朝则为春，日中为夏，日入为秋，夜半为冬。"在一日之间，人体的状态也随其变化而有不同。如《素问·生气通天论》说："故阳气者，一日而主外，平旦人气生，日中而阳气隆，日西而阳气已虚，气门乃闭。"说明人体阳气昼日多趋向于表，夜晚多趋向于里，具有昼夜变化节律。自然界是人类生命的源泉，人要健康的生活，必须顺应自然界变化的规律。不同地区的地理环境、气候及生活习惯的差异，也可以对人体的健康状态造成影响。比如南方多湿热，北方多风寒，不同地区的人应当根据当地的地理和气候特点来有针对性地慎避邪气，并调整自己的生活方式与之相适应，从而防止疾病的发生。《灵枢·本神》指出："故智者之养生也，必顺四时而适寒暑，和喜怒而安居处。"这也是人与天地相应的一个方面，是中医治未病的基本原则之一。

二、平衡阴阳

阴阳二者的稳态平衡是维持人体健康的重要条件，正所谓"阴平阳秘，精神乃治"。阴阳的平衡是指阴阳的对立制约、互根互用是处在不断的运动变化之中的。在正常的生理限度内，阴阳间平衡的不断建立和打破贯穿了人体生长壮老已的整个过程，只有保持气血阴阳的平衡才能有效起到治未病的作用。清代医家徐大椿《慎疾刍言》论道："若无病而调养，则当审其阴阳之偏胜而损益使平。"这里所论述的"损益使平"便是中医未病学的一个基本原则，是燮理阴阳的目标，调整阴阳的偏盛偏衰，而保持平衡状态。如果阴阳平衡状态被打破，则会导致疾病的发生。如《素问·阴阳应象大论》载："阴胜则阳病，阳胜则阴病；阳胜则热，阴胜则寒。"故而无论日常饮食起居还是精神活动，都要以保持阴阳平衡状态为基本原则。

另外，阴阳平衡也包括机体与外界物质交换的相对平衡。人体的生命过程就是新陈代谢的过程，而阴阳平衡也是新陈代谢正常与否的标准。人体作为一个开放的系统，时刻与外界环境发生物质交换，诸如呼吸的吐故纳新、食物的吸收和排泄，都需要机体与外界保持阴阳的平衡。机体通过对外界环境的适应，通过自身调节达到一种动态的平衡状态，通过这样维持健康和防止疾病的发生，如《伤寒论》所说："阴阳自和者，必自愈。"

第二节　增强正气，规避邪气

疾病的发生关系到正气和邪气两方面的因素，正气不足是疾病发生的内在根据，邪气侵犯是疾病发生的重要条件。因此，预防疾病的发生也必须从这两方面着手：一是培养正气，提高机体的抗邪能力；二是防止病邪的侵袭。

一、增强正气

中医认为，生命的体现是气即元气，是构成机体维持生命活动的最基本物质，是生命的原动力，具有抵御、驱除邪气，防止疾病发生，恢复健康的功能。从病因发病学角度来看，人体由强变弱、由年轻到衰老、由健康到亚健康甚至疾病，无不是由于人体正气和外界邪气二者相争所决定的。在一般情况下，若人体正气旺盛，则不容易感受邪气侵犯，机体就不会发病；即使发病也较为轻浅，容易治疗和恢复。如《素问·刺法论》曰："正气存内，邪不可干。"但如果正气较弱，抵御病邪能力下降，邪气就会乘虚而入，侵袭人体而导致疾病的发生。如《素问·评热病论》说："邪之所凑，其气必虚。"所以，要想防止疾病发生，必须增强正气。

保养正气首先要注意护肾保精，顾护先天之本。肾中精气，是机体生命活动之本，主宰着人体生命活动的全过程。如《素问·上古天真论》详细论述了人生、长、壮、老、已自然规律与肾中精气的盛衰密切相关。肾藏精，主孕育生殖和生长发育，关系着人的寿夭。明代章潢《图书编·肾脏说》云："人之有肾，如树木有根。"即明确指出肾精对健康长寿的重要性。扶正固本，也多从保护肾精入手。张景岳《类经·摄生类》载："善养生者，必保其精，精盈则气盛，气盛则神全，神全则身健，身健则病少，神气坚强，老而益壮，皆本乎精也。"故而要使身体强健无病，保持旺盛的生命力，养护肾精是一个重要方面。

增强正气还要注意调养脾胃，补益后天之本。《灵枢·本脏》说："人之血气精神者，所以奉生而周于性命者也。"而气血皆赖后天之本脾胃所化生。陈直《寿亲养老新书·饮食调治》说："主身者神，养神者精，益精者气，资气者食。"精气神赖于后天水谷精微的充养才能源源不断地化生。机体生命活动的持续和气血津液的生成都有赖于脾胃运化水谷精微，故而中医称脾胃为气血生化之源，为后天之本。如李中梓《医宗必读·肾为先天本脾为后天本论》说："一有此身，必资谷气。谷入于胃，洒陈于六腑而气至，和调于五脏而血生，而人资之以为生者也，故曰后天之本在脾。"故而增强人体正气应当注重对脾胃的养护。如《景岳全书》说："土气为万物之源，胃气为养生之王。胃强则强，胃弱则弱，有胃则生，无胃则死，是以养生家必当以脾胃为先。"调养脾胃增强正气，是保持健康的重要方面。

二、规避邪气

《黄帝内经》提出："邪气发病。"因此，要想防止疾病发生就必须"避其毒气"（《素问·刺法论》），"虚邪贼风，避之有时"（《素问·上古天真论》）。所谓虚邪贼风泛指四时不正之气，容易引发疾病，应当着意防护。《理虚元鉴·知防》提出："一年之内，春防风，又防寒；夏防暑热，又防因暑取凉，而致感寒；长夏防湿；秋防燥；冬防寒，又防风。"《吕氏春秋·尽数》也论述了避害的注意事项："毕数之务，在乎去害。何谓去害？大甘、大酸、大苦、大辛、大咸，五者充形则生害矣。大喜、大怒、大忧、大恐、大哀，五者接神则生害矣。大寒、大热、大燥、大湿、大风、大霖、大雾，七者动精则生害矣。故凡养生，莫若知本，知本则疾无由至矣。"所以四时不正之气，如大寒、大热、大燥、大湿、大风、大霖、大雾都应该避免，以防致病。

要避免外邪侵袭，首先应当了解邪气产生的时间和规律。《素问·六微旨大论》载："帝曰：其有至而至，有至而不至，有至而太过，何也？岐伯曰：至而至者和；至而不至，来气不及也；未至而至，来气有余也。帝曰：至而不至、未至而至如何？岐伯曰：应则顺，否则逆，逆则变生，变生则病。"论述了时令的更迭和气候相符合，则为平和之气，不会导致疾病；若时令已到而气候未到，或者时令未到而气候已到，就是反常之气，往往可以致病。又如《金匮要略方论·脏腑经络先后病脉证第一》载："问曰：有未至而至，有至而不至，有至而不去，有至而太过，何谓也？师曰：冬至之后，甲子夜半少阳起，少阴之时阳始生，天得温和。以未得甲子，天因温和，此为未至而至也；以得甲子而天未温和，为至而不至也；以得甲子而天大寒不解，此为至而不去也；以得甲子而天温如盛夏五六月时，此为至而太过也。"具体可根据"至而未至""至而不至""至而不去"和"至而太过"4种情况来判定四时之气为平和之气或是邪气，可较好地制定应对措施，从而做到上工治未病。

第三节　早期诊治，防病传变

中医治未病的主要内涵是防止疾病发生与发展，这就需要在疾病萌芽阶段早期诊治，采取适宜方法防止其传变。

一、早期诊治

疾病一旦发生，可能会迅速传变，导致病情加剧而增大治疗难度，所以必须早期诊治，抓住时机将疾病消灭在萌芽阶段。《素问·八正神明论》曰："上工救其萌芽……下工救其已成，救其已败。"在疾病的初期阶段，一般病位较浅，病情较轻，正气亦较为充盛，即使被邪气损伤，程度尚且不重。此时治疗较为容易，病情不易加剧。然而若丧失时机，未及时诊治，等到病情传变，邪气深入脏腑，则对脏腑及人体正气的损伤也会加剧，治疗的难度也会增加，并且更难康复。如《素问·阴阳应象大论》说："故邪风之至，疾如风雨，故善治者治皮毛，其次治肌肤，其次治筋脉，其次治六腑，其次治五脏。治五脏者，半死半生也。"所以治未病必须做到早期诊治。如徐大椿《医学源流论·防微论》说："病之始生，浅则易治；久而深入，则难治……盖病之始入，风寒既浅，气血脏腑未伤，自然治之甚易；至于邪气深入，则邪气与正气相乱，欲攻邪则碍正；欲扶正则助邪，即使邪渐去，而正气已不支矣。"可见早期诊治的重要意义。张仲景《金匮要略方论·脏腑经络先后病脉证第一》载："适中经络，未流传脏腑，即医治之；四肢才觉重滞，即导引、吐纳、针灸、膏摩，勿令九窍闭塞。"亦论述了早期诊治的方法。

二、防病传变

疾病发生后，各有自己的传变规律，应该根据其规律采取阻截措施。《素问·阴阳应象大论》指出，外邪侵犯机体具有由表入里、由浅入深的发展趋势，因而主张治浅治轻。"邪风之至，疾如风雨。故善治者，治皮毛，其次治肌肤，其次治筋脉，其次治六腑，其次治五脏，治五脏者，半死半生也。"这段论述说明，对疾病要抓紧时机进行治疗，只可图于萌芽之先，不可施于大危之后。若治不及时，病邪就有可能由表传里，步步深入，以致侵犯脏腑，甚至危及生命。

另外，内伤杂病也有自己的传变规律，或以气血津液为序，或以阴阳互根互制为次，或以五行生克为第等，最终都是体现局部与整体的彼此影响。所以，《黄帝内经》提出"定其血气，各守其乡"，《难经》和《金匮要略方论》也都提出"见肝之病，知肝传脾，当先实脾"的原则，其宗旨都是防止疾病传变。临床在诊治疾病时，如果只是对已发生病变的部位进行治疗是不够的，还必须掌握疾病发展传变的规律，能够准确预测病邪传变趋向，对可能被影响的部位，采取预防措施，以阻止疾病传至该处，终止其发展、传变。关于这一点，清代著名温病学家叶天士根据温病的发展规律，即热邪伤及胃阴，进一步发展可损及肾阴，因而主张在甘寒养胃的同时加入咸寒滋肾之品，以防肾阴被损，并提出了"先安未受邪之地"的防治原则，这可以说是既病防变原则具体应用的典范。

小　结

本章论述了中医治未病的基本原则，是治未病实践必须遵循的指导原则。

首先，从中医学整体观、健康观角度提出道法自然、平衡阴阳的原则。人与自然界息息相关，无论采取何种预防、治疗方法，都应该顺应自然环境的变化。如果违背自然规律，则会引起或加重疾病。阴阳平衡是健康的标准，因此，任何治疗措施的目的都是使人体阴阳恢复平衡稳态，从而维护身体健康。

其次，从中医发病学角度提出增强正气、规避邪气的原则。疾病的发生与正气、邪气的盛衰变化密切相关，正气不足是疾病发生的内在根据，邪气侵犯是疾病发生的重要条件。因此，预防疾病要增强正气，同时规避邪气。

最后，从中医治疗学角度提出早期诊治、防病传变的原则。在疾病萌芽阶段早期诊治，采取适宜方法防止其传变，从而体现中医治未病的重要内涵，即防止疾病发生与发展。

参考文献

1. 王琦. 中医原创思维的认识论与方法论. 中华中医药杂志，2012，27（9）：2355－2358.

1. 朱向东，朱蔚，程炜宗. 中医治未病理论研究. 兰州：甘肃科学技术出版社，2007.

2. 王琦. 中医治未病解读. 北京：中国中医药出版社，2007.

3. 陈涤平. 中医养生大成. 北京：中国中医药出版社，2014.

第四章 中医治未病与中医体质

北京中医药大学王琦教授创立中医体质学，率领体质研究课题组研究发现并证实中国人9种体质基本类型，制订《中华中医药学会标准·中医体质分类与判定》，提出"体质可分""体病相关""体质可调"三个关键科学研究问题，从而为中医治未病找到了辨识工具、测病依据和干预手段。

第一节 治未病的工具——体质可分

个体差异历来是生命科学中所关注的话题，同时也是该领域中的核心和难点。《中华中医药学会标准·中医体质分类与判定》将中国人体质分为平和质、气虚质、阳虚质、阴虚质、痰湿质、湿热质、血瘀质、气郁质、特禀质9种基本类型。每种体质都有其不同的形体特征、常见表现、心理特征和对外界环境的适应能力，并有特定的发病倾向。了解每个人的体质类型，并从改善体质入手来维护健康，是中医治未病的特色和优势。

一、体质类型特征

（一）平和质

1. 定义

先天禀赋良好，后天调养得当，以体态适中、面色红润、精力充沛、脏腑功能状态强健壮实为主要特征的一种体质类型。

2. 体质特征

（1）形体特征 体形匀称健壮。

（2）心理特征 性格随和开朗。

（3）常见表现 面色、肤色润泽，头发稠密有光泽，目光有神，鼻色明润，嗅觉通利，唇色红润，不易疲劳，精力充沛，耐受寒热，睡眠良好，胃纳佳，二便正常，舌色淡红，苔薄白，脉和缓有力。

（4）对外界环境适应能力 对自然环境和社会环境适应能力较强。

（5）发病倾向 平素患病较少。

3. 成因

先天禀赋良好，后天调养得当。

4. 体质分析

平和质先天禀赋良好，后天调养得当，故其神、色、形、态、局部特征等方面表现良好，性格随和开朗，平素患病较少，对外界环境适应能力较强。

（二）气虚质

1. 定义

由于一身之气不足，以气息低弱、脏腑功能状态低下为主要特征的体质类型。

2. 体质特征

（1）形体特征　肌肉松软不实。

（2）心理特征　性格内向，不喜冒险。

（3）常见表现　平素语音低弱，气短懒言，容易疲乏，精神不振，易出汗，舌淡红，舌边有齿痕，脉弱。

（4）对外界环境适应能力　不耐受风、寒、暑、湿邪。

（5）发病倾向　易患感冒、内脏下垂等病；病后康复缓慢。

3. 成因

先天禀赋不足，后天失养。如孕育时父母体弱、早产、人工喂养不当、偏食、厌食，或因病后气亏、年老气弱等。

4. 体质分析

由于一身之气不足，故出现气短懒言，语音低怯，精神不振；气虚不能固护肌表，故易出汗；气血不充则舌淡红、舌边有齿痕；气虚鼓动血行之力不足，则脉弱。气虚之人能量不足，心理活动低下，故性格偏内向，不喜冒险。气虚卫外失固，故不耐受风、寒、暑、湿邪，易患感冒；气虚升举无力故多见内脏下垂，或病后迁延不愈。

（三）阳虚质

1. 定义

由于阳气不足，失于温煦，以形寒肢冷等虚寒现象为主要特征的体质类型。

2. 体质特征

（1）形体特征　肌肉松软不实。

（2）心理特征　性格多沉静、内向。

（3）常见表现　平素畏冷，手足不温，喜热饮食，精神不振，舌淡胖嫩，脉沉迟。

（4）对外界环境适应能力　耐夏不耐冬；易感风、寒、湿邪。

（5）发病倾向　易患痰饮、肿胀、泄泻等病；感邪易从寒化。

3. 成因

先天不足，或后天失养。如孕育时父母体弱，或年长受孕、早产，或年老阳衰等。

4. 体质分析

由于阳气亏虚，机体失却温煦，故肌肉松软，平素畏冷，手足不温；阳虚神失温养，则精神不振，睡眠偏多；阳气不能蒸腾、气化水液，则见舌淡胖嫩；阳虚鼓动无力，则脉象沉迟；阳虚不能温化和蒸腾津液上承，则喜热饮食。阳虚阴盛，故性格沉静、内向，发病多为寒证，或易寒化，不耐受风、寒邪，耐夏不耐冬；阳虚失于温化故易感湿邪，易病痰饮、肿胀、泄泻。

（四）阴虚质

1. 定义

由于体内津液、精血等阴液亏少，以阴虚内热等表现为主要特征的体质类型。

2. 体质特征

（1）形体特征　体形偏瘦。

（2）心理特征　性情急躁，外向好动，活泼。

（3）常见表现　手足心热，口燥咽干，鼻微干，喜冷饮，大便干燥，舌红少津，脉细数。

（4）发病倾向　易患虚劳、失精、不寐等病；感邪易从热化。

（5）对外界环境适应能力　耐冬不耐夏；不耐受暑、热、燥邪。

3. 成因

先天不足。如孕育时父母体弱，或年长受孕、早产等，或后天失养、纵欲耗精、积劳阴亏，或曾患出血性疾病等。

4. 体质分析

阴液亏少，机体失却濡润滋养，故体形偏瘦，平素易口燥咽干，鼻微干，大便干燥，舌少津，脉细；同时由于阴不制阳，阳热之气相对偏旺而生内热，故表现出手足心热、喜冷饮、舌红脉数等。阴亏燥热内盛，故性情急躁、外向好动、活泼。阴虚失于滋润，故平素易患有阴亏燥热的病变，或感邪易从热化，平素耐冬不耐夏，不耐受暑、热、燥邪。

（五）痰湿质

1. 定义

由于水液内停而痰湿凝聚，以黏滞重浊为主要特征的体质类型。

2. 体质特征

（1）形体特征　体形肥胖，腹部肥满松软。

（2）心理特征　性格偏温和，稳重，多善于忍耐。

（3）常见表现　面部皮肤油脂较多，多汗且黏，胸闷，痰多，口黏腻或甜，喜食肥甘甜黏，苔腻，脉滑。

（4）发病倾向　易患消渴、中风、胸痹等病。

（5）对外界环境适应能力　对梅雨季节及湿重环境适应能力差。

3. 成因

先天遗传，或后天过食肥甘。

4. 体质分析

痰湿泛于肌肤，则见体形肥胖、腹部肥满松软、面部皮肤油脂较多、多汗且黏；痰浊停肺，则胸闷、痰多；痰浊上泛于口，则口黏腻或甜；苔腻、脉滑为痰湿内阻之象。

痰湿内盛，阳气内困，不易升发，故性格偏温和、稳重，多善于忍耐。痰湿内阻易患消渴、中风、胸痹等病。痰湿内盛，同气相求，对梅雨季节及湿环境适应能力差。

（六）湿热质

1. 定义

以湿热内蕴为主要特征的体质类型。

2. 体质特征

（1）形体特征　形体中等或偏瘦。

（2）心理特征　容易心烦急躁。

（3）常见表现　面垢油光，易生痤疮，口苦口干，身重困倦，大便黏滞不畅或燥结，小便短黄，男性易阴囊潮湿，女性易带下增多，舌质偏红，苔黄腻，脉滑数。

（4）发病倾向　易患疮疖、黄疸、热淋等病证。

（5）对外界环境适应能力　对夏末秋初湿热气候、湿重或气温偏高环境较难适应。

3. 成因

先天禀赋，或久居湿地，喜食肥甘，或长期饮酒，湿热内蕴。

4. 体质分析

湿热泛于肌肤，则见形体中等或偏瘦，平素面垢油光，易生痤疮；湿热上蒸，则口苦口干；湿热内阻，阳气被遏，则身重困倦；热重于湿，则大便燥结；湿重于热，则大便黏滞；湿热下注，则阴囊潮湿，或带下量多；小便短赤，舌质偏红苔黄腻，脉象滑数为湿热内蕴之象。湿热内郁则心烦急躁，易患黄疸、热淋等湿热病证；湿热郁于肌肤则易患疮疖。湿热内盛之体，对湿环境或气温偏高，尤其夏末秋初，湿热交蒸气候较难适应。

（七）血瘀质

1. 定义

体内有血液运行不畅的潜在倾向或瘀血内阻的病理基础，以血瘀表现为主要特征的体质类型。

2. 体质特征

（1）形体特征　胖瘦均见。

（2）心理特征　易烦，健忘。

（3）常见表现　肤色晦暗，色素沉着，容易出现瘀斑，口唇暗淡，舌暗或有瘀点，舌下络脉紫暗或增粗，脉涩。

（4）发病倾向　易患癥瘕、痛证和血证等病。

（5）对外界环境适应能力　不耐受寒邪。

3. 成因

先天禀赋，或后天损伤，忧郁气滞，久病入络。

4. 体质分析

血行瘀滞，则血色变紫变黑，故见肤色晦暗、口唇暗淡；脉络瘀阻，则见皮肤色素沉着，容易出现瘀斑，舌质暗、有瘀点，舌下络脉紫暗或增粗，脉涩；瘀血内阻，气血不畅，故易烦、健忘、不耐受寒邪；瘀血内阻，血不循经外溢，易患血证；瘀血内阻，不通则痛，则易患癥瘕、痛证等病。

（八）气郁质

1. 定义

由于长期情志不畅、气机郁滞而形成的以性格内向不稳定、忧郁脆弱、敏感多疑为主要表现的体质类型。

2. 体质特征

（1）形体特征　形体瘦者为多。

（2）心理特征　性格内向不稳定，敏感多疑。

（3）常见表现　神情抑郁，情感脆弱，烦闷不乐，舌淡红，苔薄白，脉弦。

（4）发病倾向　易患郁证、脏躁、百合病、梅核气等病证。

（5）对外界环境适应能力　对精神刺激适应能力较差，不适应阴雨天气。

3. 成因

先天遗传，或因精神刺激、暴受惊恐、所欲不遂、忧郁思虑等。

4. 体质分析

长期情志不畅，气机郁滞，故平素忧郁面貌，神情多烦闷不乐；气郁化火，耗伤气阴，则形体消瘦；舌淡红、苔薄白、脉弦，为气郁之象。情志内郁不畅，故性格内向不稳定，忧郁脆弱，敏感多疑，易患郁证、脏躁、百合病、梅核气等病证，对精神刺激适应能力较差，不适应阴雨天气。

（九）特禀质

1. 定义

由于先天禀赋不足和禀赋遗传等因素造成的一种特殊体质，包括先天性、遗传性的生理缺陷与疾病，过敏反应等。

2. 体质特征

（1）形体特征　过敏体质者一般无特殊；先天禀赋异常者或有畸形，或有生理缺陷。

（2）心理特征　随禀赋不同而情况各异。

（3）常见表现　过敏体质者常见哮喘、风团、咽痒、鼻塞、喷嚏等；患遗传性疾病者有垂直遗传、先天性、家族性特征；患胎传性疾病者具有母体影响胎儿个体生长发育及相关疾病特征。

（4）发病倾向　过敏体质者易患哮喘、荨麻疹、花粉症及药物过敏等；遗传疾病如血友病、先天愚型等；胎传疾病如五迟（立迟、行迟、发迟、齿迟和语迟）、五软（头软、项软、手足软、肌肉软、口软）、解颅、胎惊、胎痫等。

（5）对外界环境适应能力　适应能力差，如过敏体质者对易致敏季节适应能力差，易引发宿疾。

3. 成因

先天禀赋不足、遗传等，或环境因素、药物因素等。

4. 体质分析

由于先天禀赋不足、遗传等因素，或环境、药物因素等的不同影响，故特禀质的形体特征、心理特征、常见表现、发病倾向等方面存在诸多差异，病机各异。

二、体质分类辨识方法和工具

（一）中医体质量表和《中医体质分类与判定》标准

1. 中医体质量表

编制中医体质量表的目的，是应用量表测评的方法，对中医体质类型进行科学评价和量化分类，对被测者做出体质分类或体质类型的倾向性评价。编制量表的原则是：

（1）量表按照中医体质理论和中医体质类型设计，量表内容力求符合中医体质类型的内涵。

（2）量表的条目代表性好，独立性强，敏感性高。

（3）量表适宜于自评（因文化程度等原因无法自评时，由测试者逐条定式询问记录），易于理解。

（4）采用标准化计分方式，易于操作。

（5）量表应具有一定的信度、效度等心理测量工具的特点。

在这一原则指导下，从充分体现中医体质类型内涵入手，以中医体质理论为指导，按照确定研究目的→体质类型概念框架的建立→条目的收集和条目库的形成→条目的精选→问题的形成→多次预调查及调查和测评的过程，严格按照量表编制的方法和程序，编制了由平和质、气虚质、阳虚质、阴虚质、痰湿质、湿热质、血瘀质、气郁质、特禀质9个亚量表（平和质之外的8种体质为偏颇体质）构成的60个条目的自我评价形式的中医体质量表。中医体质量表的编制过程见图4-1。

量表的性能直接影响测量质量。因此，在编制量表的时候，必须要在计量心理学方面对"量表把要测定的概念适当地测量了吗（效度）？""正确地测量了吗（信度）？"进行量表性能的评价。

信度是指量表或测验的可靠性和稳定性，用信度系数表示，系数越大说明一致性越高，量表测试结果越可靠。重测信度是指假定被测者状况不变，采用同一量表测试两次，结果间应该存在一致性。若再现性相关系数 >0.6，说明重测信度较好；若再现性相关系数 >0.75，则极好。内部一致性系数是指评定量表内部条目的一致性，可以提供同一领域各个条目之间的相似性信息，是检验量表跨指标的一致性。一般以 Cronbach's α 系数进行亚量表内部一致性的评价，若 α 系数为 0.7 以上，可判断亚量表内条目有充分的一致性。

体质研究课题组通过2387例中130例完成再调查的数据分析显示，9个亚量表重测信度为 0.77 ~ 0.90，表明中医体质量表重测信度良好。2387例调查数据分析表明，Cronbach's α 系数均为 0.7 以上，说明亚量表各条目所测内容具有同源性，可判断有充分的内部一致性。

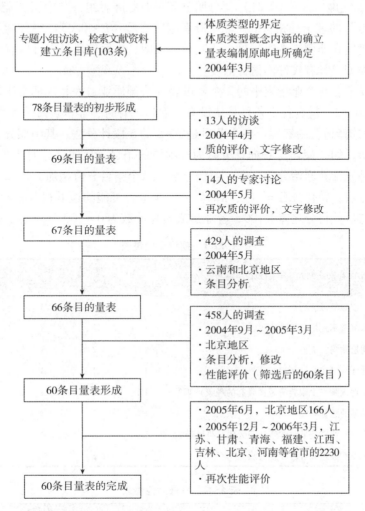

图 4 - 1 中医体质量表编制过程

效度指测量的正确性，即量表或测验能够测出其所要测量东西的程度。效标效度指一个量表对处于特定环境中的个体行为进行预测的有效性。检验效标效度一般是将量表评定结果与某一标准行为（即效标）进行相关检验，用反映测量量表得分与效标得分之间的相关系数来表示。考虑到体质是个体生命过程中在先天遗传和后天获得的基础上表现出的形态结构、生理功能和心理状态方面综合的相对稳定的特质，而生活质量的概念内涵主要包括生理、心理、社会、环境等方面的内容，与体质的概念有相通之处，而且体质类型的评价又无金标准，因此，体质研究课题组以简明健康状况调查问卷 SF - 36 作为效标，进行效标效度的考评。

2387 例中医体质量表与健康状况调查问卷 SF - 36 的效标效度研究结果为：平和质得分与 SF - 36 的总分为 0.58 的正相关，各偏颇体质类型得分与 SF - 36 的总分是 - 0.54 ～ - 0.38 的负相关。对于区分效度评价，将调查对象按体质指数（Body Mass Index，BMI）分为肥胖者组和非肥胖者组，中医体质量表各亚量表得分的比较分析结果显示：痰湿质、气虚质、阳虚质得分的均数差经统计检验有显著意义。肥胖者组痰湿质

（$P < 0.001$）、气虚质（$P < 0.01$）得分明显高于非肥胖者组，与中医"肥人多痰""人之肥者气必虚"的理论是相符的。非肥胖者组阳虚质（$P < 0.05$）得分明显高于肥胖者组，说明阳虚质在非肥胖者组多见。研究结果表明，中医体质量表可以有效地判别不同的中医体质类型，具有较好的区分效度。

中医体质量表 9 个亚量表中的 2 个亚量表（痰湿质亚量表和气郁质亚量表）显示于表 4 - 1 和表 4 - 2。量表各个条目是从没有、偶尔、有时、经常、总是 5 段（1~5）的 Likert 尺度中选择适合的答案，各个条目是 1~5 的 5 段计分法。其中部分条目分别属于两种体质类型，如"疲乏"正向计分时为气虚质的条目，反向计分时为平和质的条目。各个亚量表是先计算原始分数，即：原始分数 = 每个条目分值相加；计算原始分数后再换算为转化分数，转化分数 =（实际得分 - 该亚量表可能的最低得分）/该亚量表可能的最高得分与最低得分之差 ×100，各亚量表转化分数为 0~100 分。

表 4 - 1　痰湿质亚量表

请根据近一年的体验和感觉回答以下问题	没有 （根本不）	很少 （有一点）	有时 （有些）	经常 （相当）	总是 （非常）
（1）您感到胸闷或腹部胀满吗？	1	2	3	4	5
（2）您感到身体沉重不轻松或不爽快吗？	1	2	3	4	5
（3）您腹部肥满松软吗？	1	2	3	4	5
（4）您容易出黏汗（汗出黏腻不爽）吗？	1	2	3	4	5
（5）您上眼睑比别人肿（上眼睑有轻微隆起的现象）吗？	1	2	3	4	5
（6）您嘴里有黏黏的感觉吗？	1	2	3	4	5
（7）您平素痰多吗？特别是平时常感到咽喉部有痰块吗？	1	2	3	4	5
（8）您舌苔厚腻吗？或您有舌苔厚腻的感觉吗？	1	2	3	4	5

表 4 - 2　气郁质亚量表

请根据近一年的体验和感觉回答以下问题	没有 （根本不）	很少 （有一点）	有时 （有些）	经常 （相当）	总是 （非常）
（1）您感到闷闷不乐、情绪低沉吗？	1	2	3	4	5
（2）您容易精神紧张、焦虑不安吗？	1	2	3	4	5
（3）您多愁善感、感情脆弱吗？	1	2	3	4	5
（4）您容易感到害怕或受到惊吓吗？	1	2	3	4	5
（5）您胁肋部或乳房胀痛吗？	1	2	3	4	5
（6）您无缘无故叹气吗？	1	2	3	4	5
（7）您有咽喉部异物堵塞感吗？	1	2	3	4	5

总体来说，中医体质量表突出了如下特点：

（1）量表从充分体现中医体质类型内涵入手，在中医体质理论指导下，从体质内涵包括的形体特征、心理特征、病理反应状态、发病倾向、适应能力等方面，提取出易于自评的有代表性的条目形成，保证了量表结构的合理性、内容的完整性、条目的代表性，可以说是一个有充分依据的体质量表。

（2）在填写方式上以自评为主，避免了医生判断的主观性。因文化程度较低等原因无法自评时，可由测试者逐条询问，由被测者按自己的主观感受和标准进行评价。

（3）量表采用标准化计分方式，将被测者的主观信息进行量化评分，易于操作，便于比较，既能对个体的体质倾向性进行判定，又能对人群的体质分布情况做出评价。而且，量表对评价指标的理论假设具有一定的全面性、科学性，研究的步骤和构想比较客观、合理，量表的实用性、再现性、亚量表内部一致性的性能评价获得了良好的结果。另外，与简明健康状况调查问卷比较也呈示了效标效度。因此可认为，中医体质量表作为中医体质分类的一个指标应用是可行的，是一个适宜的测量工具，能够在一定程度上对人群及个体的体质进行量化评价。

此外，课题组还编制了日文、英文版量表，信效度评价良好。

2. 中医体质分类与判定标准

基于中医体质量表科学评价结果，经专家多次论证、大样本流行病学调查和统计分析，王琦教授带领课题组制定了《中医体质分类与判定》标准，将平和质的判定结果分为"是""基本是"和"否"，将偏颇体质的判定结果分为"是""倾向是"和"否"。具体来说，各体质类型是依据中医体质量表计分结果的转化分数进行判定的。平和质的判定标准：8 种偏颇体质转化分均 < 30 分，且平和质转化分 ≥ 60 分时，判定为"是"；8 种偏颇体质转化分均 < 40 分，且平和质转化分 ≥ 60 分时，判定为"基本是"；否则判定为"否"。8 种偏颇体质的判定标准：偏颇体质转化分 ≥ 40 分，判定为"是"；偏颇体质转化分为 30 ~ 39 分，判定为"倾向是"；偏颇体质转化分 < 30 分，判定为"否"。

（二）兼夹体质判定的雷达图

兼夹体质是指同一机体同时具有两种以上体质特征的体质状态。在实际生活与医疗实践中，虽然可以发现较为典型的某种体质，但多数人的体质特征是不典型的。现实中平和质人数并不太多，而同时具备两种或两种以上体质特征——兼夹体质者为多，即多数情况下人们所显现出的是兼夹体质。而在众多的体质问题中，有关兼夹体质一直未能有较好的综合判定方法。因此，建立科学而可行的方法判定兼夹体质具有重要意义。

雷达图（Radar Chart）是一种能对多变量资料进行综合分析的图形，是一种数据表征的技术，适合在二维平面上直观形象地反映多个指标的变动规律。

雷达图的具体制作方法为：若有 N 个维度的评价指标，则将整个圆（360°）作 N 等分，每个等分位置划一条半径，构造成 N 个数轴。然后，在每一单向轴（每个评价指标）上根据水平级数进行等分（如五分制、百分制等）。对每个样本来说，分别将 N 个观察值点映射到相应轴的位置上去，连接起来就成了这个样本的雷达图。在兼夹体质判断中，需要对多种信息进行综合分析，做出体质的辨析。雷达图可用作多指标的数量比较和描述，故雷达图的使用对兼夹体质的判定具有重要价值。

兼夹体质判定的雷达图分析方法：

（1）应用体质研究课题组开发的中医体质量表对个体进行调查，计算出平和质、气虚质、阳虚质、阴虚质、痰湿质、湿热质、血瘀质、气郁质、特禀质 9 种体质类型的得分。

（2）根据中医体质分类判定标准判定个体体质类型是属于平和体质还是偏颇体质。

（3）如判定为偏颇体质，进一步应用雷达图帮助我们直观地表征其气虚质、阳虚质、阴虚质、痰湿质、湿热质、血瘀质、气郁质、特禀质8个亚量表指标和相应的得分水平。在雷达图轴向上，偏颇体质倾向较强者具有较长的射线段。图4-2就是描述了两个不同个体在8种偏颇体质的分析中表现出来的总体情况。

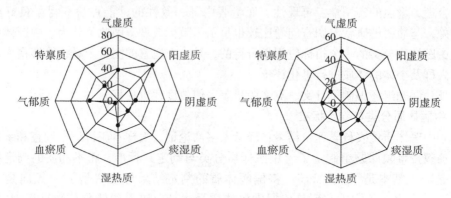

图4-2   中医体质类型得分雷达图

（三）三维中医体质模型

中医体质辨识所面临的不仅仅是专家、学者，如何让更广泛的人群了解体质概念，自觉运用体质理念进行体质养生、预防，是一项工程性课题。因此，运用现代信息技术、多媒体技术、计算机图形学等可视化手段建立直观、准确、细致的表现人体体质综合外部特征的人体模型，将每一种体质的所有典型外部特征在唯一模型上进行集中展示，并且运用交互手段实现用户与模型的演示对话功能具有重要意义。为此，研究人员基于9种体质类型，利用多媒体技术、计算机图形学等，研制了三维中医体质模型，实现了对体质外部细节特征的视觉描述与动态展现，为体质特征模型化及体质健康推广的普及化提供了视觉手段。

综上，中医体质辨识，是以人的体质为认知对象，从体质状态及不同体质分类的特性，把握其健康与疾病的整体要素与个体差异，制定防治原则，选择相应的治疗、预防、养生方法，从而进行"因人制宜"的干预措施。体质辨识需要科学评价体质和能对其进行科学分类的辨识方法和技术。中医体质量表、《中医体质分类与判定》标准、兼夹体质判定的雷达图、三维中医体质模型等，对于个体体质类型的辨识具有较强的可操作性。其中，《中医体质分类与判定》标准获得2007年度国家科技进步二等奖，2009年由中华中医药学会颁布为行业标准。国家中医药管理局在开展中医"治未病"试点工作座谈会上指出："北京中医药大学王琦教授带领的课题组，历经30余年的研究，以《黄帝内经》和历代医家的体质理论为依据，建立了《中医体质分类判定标准》，为中医"治未病"工作的开展提供了有效的方法和工具。"中医体质辨识已成为实施"治未病"健康工程的普适性技术。

第二节 治未病的依据——体病相关

不同个体的体质特征分别具有各自不同的遗传背景，它与许多特定疾病的产生有密切关系。体质状态反映正气强弱，决定发病与否，由于受先天因素或后天因素的影响，个体体质的差异性对某些致病因素有着易感性，或对某些疾病有着易罹性、倾向性，形成某些（类）疾病发生的背景或基础。辨别疾病易感人群，改善体质状态，有助于对有发病倾向的主要体质类型人群早发现并及时进行干预治疗，降低发病率，提高人们的健康水平。

一、气虚体质与疾病的相关性

（一）易患感冒、自汗

气有护卫肌肤，抗御邪气的作用。素体气虚，不能固外，易感邪气而患外感，腠理不密，汗液易泄而自汗。清代医家吴德汉《医理辑要》云："易风为病者，表气素虚……易劳伤者，中气必损"。可见，气虚之人容易感受外邪而致病。

（二）易患内脏下垂

气虚体质由于素体虚弱，升举无力，造成脏腑组织位置下移，产生胃下垂、肾下垂、子宫脱垂、脱肛等病证。如唐容川《血证论》云："凡气实者则上干，气虚者则下陷。"

二、阳虚体质与疾病的相关性

（一）易患水肿、痰饮

人体内的各种物质均有赖阳气的气化功能。如水液代谢有赖脾阳的转输、肺阳的通调、肾阳的蒸化及三焦的通调。其中，肾阳的蒸腾气化起主导作用。如素体阳虚，肾的气化功能减弱，则可引起关门不利，津液代谢障碍而出现水肿；若由于饮食不节，或思虑劳倦，或久病失治，耗伤脾阳，不能运湿，土虚不能制水，水湿停聚，则为痰为饮。

（二）易患痹证、泄泻

阳虚体质由于阴相对偏盛，机体温煦功能不足，易感受寒邪，患病多表现为寒证。故《医理辑要》云："易寒为病者，阳气素弱。"《素问·痹论》提出痹证是由于"风寒湿三气杂至，合而为痹也"；"其寒者，阳气少，阴气多，与病相益，故寒也"。说明阳虚之人，卫外不固，复感风寒湿三邪而为痹证，表现为寒痹。《景岳全书·杂证谟·泄泻》曰："凡脾气稍弱，阳气素不强者，一有所伤，未免即致泄泻。"《景岳全书·杂证谟·痢疾》亦谓："脾肾虚弱之辈，但犯生冷，极易作痢。"可见，阴寒之邪易犯阳虚之体而致泄泻。

（三）易患咳喘、遗尿

阳气对人体的津液、精血均有固摄作用，防止其无故流失。阳虚体质，阳气不摄津，则可出现遗尿、小便失禁；气不固精，则可见遗精、早泄。而如果元气不足，肾失纳气，则出多人少，逆气上奔而喘。正所谓"虚喘者无邪，元气虚也"。

三、阴虚体质与疾病的相关性

（一）易患便秘、咳嗽

《素问·阴阳应象大论》云："阳化气，阴成形。"人体之阴乃阴精、营血、津液的统称，是生命活动的物质基础，具有滋润、濡养五官九窍、四肢百骸的作用，也是生长发育、生殖的物质基础，故曰"阴精所奉其人寿"（《素问·五常政大论》）。阴虚体质者，阴津亏乏，濡润功能不足，则易患便秘、咳嗽等病。东垣在《兰室秘藏·大便燥结门》中说："若饥饱失节，劳役过度，损伤胃气，及食辛热味厚之物而助火邪，伏于血中，耗散真阴，津液亏少，故大便燥结。"若肺失濡润，其气上逆而咳。正所谓"内伤之咳，必起于阴分"（《景岳全书·杂证谟·咳嗽》）。

（二）易患血证、消渴

阴虚体质者，体内长期处于阴精不足、阳相对亢盛的状态，发病后多见热证。如清代吴德汉《医理辑要·锦囊觉后篇》曰："易热为病者，阴气素衰。"若热迫血行，则易患出血性疾病，如便血、衄血、咳血等。《景岳全书·杂证谟·血证》云："故凡病血者，虽有五脏之辨，然无不由于水亏，水亏则火盛……"若阴虚日久，阴虚火旺之极，则易患消渴、肺痨等病。明代孙文胤《丹台玉案·三消门》对消渴病的成因进行了解释："惟肾水一虚，则无以制余火，火旺不能扑灭，煎熬脏腑，火因水竭而益烈，水因火烈而益干，阳盛阴衰，构成此证，而三消之患始剧矣。"对肺痨一病，《丹溪治法心要·卷四·劳瘵》认为总不离"阴虚之极，痰与血病，多有虫者"。

四、痰湿体质与疾病的相关性

（一）易患消渴

《素问·奇病论》谓："帝曰：有病口甘者，病名为何？何以得之？岐伯曰：此五气之溢也，名曰脾瘅。夫五味入口，藏于胃，脾为之行其精气，津液在脾，故令人口甘也。此肥美之所发也，此人必数食甘美而多肥也，肥者令人内热，甘者令人中满，故其气上溢，转为消渴。"可见，过食肥甘，体态肥胖，是消渴病发生的重要因素。

（二）易患中风

痰湿体质易患中风的观点始于《素问·通评虚实论》："消瘅、仆击、偏枯、痿厥、气满发逆，肥贵人，则高梁之疾也。"说明肥贵之人，过食膏粱厚味，损伤脾胃，以致湿聚生痰，或流窜经络发为偏枯等病。

刘完素在《素问玄机原病式·火类》中说："或言肥人多中风由气虚,非也。所谓腠理致密而多郁滞,气血难以通利,若阳热又甚而郁结,故卒中也。"认识到肥胖之人发生中风的病机是因为气机郁滞、痰热蕴阻,从而阐明了肥人中风因于郁热,即后世所说的河间论中风主火的观点,同时阐述了痰湿体质易患中风的发病倾向及其机理。李东垣在《医学发明·中风有三》中说:"中风者,非外来风邪,乃本气病也。凡人年逾四旬,气衰者,多有此疾。壮岁之际,无有也。若肥盛,则间有之,亦形盛气衰如此。"对中风机理及肥人中风的原因提出了自己的理论,即后人所谓东垣论中风主虚的观点。

明代医家张景岳在《景岳全书·杂证谟·非风》中说:"肥人多有非风之证,以肥人多气虚也……然肥人多湿多滞,故气道多有不利。"表明痰湿体质发为中风的原因是气虚,或湿滞气道所致,因此肥人易患中风。

对于痰湿质中风的治疗,历代医家也强调采用化痰利湿法治疗。宋代医家陈师文在《太平惠民和剂局方·治诸风》中"牛黄金虎丹"方后语中说:"肥盛体虚,多涎有风之人,宜常以此药随身备急。"认为痰湿之人表现为形体虚胖,多涎有风,宜备牛黄金虎丹(药用天雄、枯矾、天竺黄、天南星、牛黄、雄黄、生龙脑、金箔、腻粉制成)作为中风发作时急救之用。王怀隐在《太平圣惠方》中载有以利湿化痰药物为主治疗肥人中风的方剂天星散、竹沥饮子等。元代朱丹溪在《丹溪心法·卷一·中风一》提出"中风大率主血虚有痰……肥白人多湿,少用附子、乌头行经"。清代医家林佩琴在其著作《类证治裁》中也明确提出肥胖中风之人"肥人舌本强,作湿痰治"。

(三)易患眩晕

痰湿体质者因其身体脂膏偏多,痰湿内蕴,阻碍气血的正常运行,日久夹瘀,清阳不升,浊阴上逆;或气虚不运,津血不能上承,以致脑失濡养;或痰郁化热,上扰清窍;或因情志不遂,肝风夹痰,上扰清窍等皆可产生眩晕。无论血瘀、气虚、夹风、夹热都是以痰湿内蕴为基础。朱丹溪所谓"无痰不作眩",即痰湿体质是眩晕产生的基础。因而,痰湿体质者易患眩晕。张璐在《张氏医通》中指出:"肥盛多湿热人,痰湿胶固于中外,动则喘满眩晕者,运痰丸(治之)。"

(四)易患妇人不孕

《脉经·平带下绝产无子亡血居经证》曰:"肥人脉细,胞有寒,故令少子。其色黄者,胸上有寒。"最早认识到肥胖与女子不孕的相关性,拓宽了对痰湿体质发病倾向的认识范围。

元代医家朱丹溪在《丹溪心法·卷五·子嗣》中指出:"若是肥盛妇人,禀受甚厚,恣于酒食之人,经水不调。不能成胎,谓之躯脂满溢,闭塞子宫。宜行湿燥痰,用星、夏、苍术、川芎……"

万全在《万氏女科·种子章》中论述:"肥盛妇人,禀受甚厚,及恣于酒食之人,经水不调,不能成胎,谓之躯脂满溢,闭塞子宫。宜行湿燥痰,用前苍莎导痰丸、四制香附丸。"

《傅青主女科》也指出,肥胖不孕是由于"痰涎甚多……肥胎竟变成汪洋之水窟矣,且胖肥之妇内肉必满,遮隔子宫不能受精",用加味补中益气汤和二陈汤以治痰。

古代医家对于痰湿体质导致妇人不孕的病因、病机、治法、方药的认识与经验，对导致不孕症的现代常见疾病如多囊卵巢综合征等具有借鉴意义。

（五）易患鼾眠

《诸病源候论·卷三十一·鼾眠候》中说："鼾眠者，眠里喉咽间有声也。人喉咙，气上下也，气血若调，虽寤寐不妨宣畅；气有不和，则冲击喉咽而作声也。其有肥人眠作声者，但肥人气血沉厚，迫隘喉间，涩而不利，亦作声。"最早提出痰湿质易鼾眠。

五、湿热体质与疾病的相关性

（一）易患汗证

明代医家张璐《张氏医通·卷九·杂门·汗》："酒客睡中多汗，此湿热外蒸也，二妙散加白术、防风、牡蛎。"

清代医家汪琥《伤寒论辨证广注·卷之三·辨太阳病脉证并治法上·桂枝加葛根汤方》："酒客内热，其于无病时，热气熏蒸肤腠间，固多汗矣。"

（二）易患黄疸

《素问·六元正纪大论》："四之气，溽暑湿热相薄……民病黄疸而为胕肿。"

明代医家张璐《伤寒缵论·正方·麻黄杏仁甘草石膏汤》："因其人素有湿热汗出不尽，则肌腠之里为瘀热所凝而遍身发黄，故宜此汤以取微汗也。"

（三）易患疔疮痈疽

常食膏粱厚味，以至湿热内蕴，从而易患疔疮、痈疽之病。《素问·生气通天论》："高粱之变，足生大疔。"唐代医家王焘《外台秘要·卷第十一·消渴方一十七首》："消渴之人，必于大骨节间，忽发痈疽而卒，所以戒在大痈也。"

六、血瘀体质与疾病的相关性

（一）易患中风、胸痹

刘完素在《素问玄机原病式》中说："盖人之肥瘦，由血气虚实使之然也……故血实气虚则肥……或言肥人多中风，由气虚非也。所谓腠理致密，而多郁滞，气血难以通利，若阳热又甚而郁结，故卒中也。"《古今医鉴》曰："心痹痛者……素有顽痰瘀血。"言血瘀质为中风、胸痹的发病基础。

（二）易患血证、健忘

血瘀质多病出血，常逢季节而发。唐容川在《血证论》中说："乃人身气血先有偏盛，故感天气之偏盛而病遂作焉"；"凡物有根者，逢时必发，失血何根？瘀血即其根也"。血瘀质易患健忘症。如《伤寒论》237条所言："所以然者，本有久瘀血，故令喜忘。"

七、气郁体质与疾病的相关性

（一）易患郁病

郁病多由情志不舒，气机郁结所致。《素问·举痛论》中说："思则心有所存，神有所归，正气留而不行，故气结矣。"强调情志致病因素在郁证发病中的重要性。一旦情志不遂，太过与不及，皆可引起五脏气机壅滞，升降失常。《黄帝内经》中对情志因素直接损伤五脏亦有论述。《灵枢·寿夭刚柔》说："忧恐忿怒伤气。气伤脏，乃病脏。"又如《灵枢·口问》曰："悲哀愁忧则心动，心动则五脏六腑皆摇。"《黄帝内经》中亦认为，人受七情内伤时，会引起脏腑气血功能失调，而致病脏腑气血的病变，也会引起情志的异常。如《素问·举痛论》中明确指出："余知百病生于气也，怒则气上……恐则气下，惊则气乱……思则气结。"说明气郁为诸郁之初始，而诸郁相因为患，最终亦是导致气郁。

元代医家朱丹溪对气郁及其相关病证论治的贡献尤为突出。在郁病证治方面创立"六郁学说"；认为"气血冲和，万病不生，一有怫郁，诸病生焉。故人身诸病，多生于郁"；强调了气血郁滞在疾病发病中的作用，尤以气郁为先，与其他郁证相因为病，气、血的郁滞是导致发病的重要因素。

（二）易患脏躁

脏躁首见于《金匮要略·妇人杂病脉证并治第二十二》："妇人脏躁，喜悲伤欲哭，象如神灵所作，数欠伸，甘麦大枣汤主之。"本证由于长期情志不舒，思考过度，致心肝阴血不足，进而累及脾肺肾致五脏阴液俱亏，虚火妄动，脏不藏神，故表现出精神失常、无故悲伤想哭、神疲乏力等症。此与抑郁症有诸多相似，这些是气郁体质者的表现，亦是气郁体质的特征之一。

（三）易患百合病

张仲景在《金匮要略·百合狐惑阴阳毒病证治第三》中说："百合病者，百脉一宗，悉致其病也。意欲食，复不能食，常默默，欲卧不能卧，欲行不能行，欲饮食或有美时，或有不用闻食臭时，如寒无寒，如热无热，口苦，小便赤，诸药不能治，得药则剧吐利，如有神灵者，身形如和，其脉微数……各随证治之。"以上详言百合病的证脉，"此证多见于伤寒大病前后，或为汗吐下失法而变，或平素多思不断，情志不遂，或偶触惊疑，卒临异遇，以致行、住、坐、卧、饮食等，皆若不能自主之势"（陈修园《金匮要略浅注》）。在其症状表述中有"意欲食，复不能食，常默默，欲卧不能卧，欲行不能行，欲饮食或有美时，或有不用闻食臭时"都与气郁体质相关，且与西医学抑郁症的主要症状有相似之处。

从病因上看，《医宗金鉴》认为百合病除因"伤寒大病之后，余热未解，百脉未和"之外，还有"平素多思不断，情志不遂，或偶触惊疑，卒临景遇"等情志因素诱发，这与抑郁症的病因学研究相似。它认为性格因素及负性情感体验都是抑郁症发病的重要原因。

（四）易患梅核气

《金匮要略·妇人杂病脉证并治第二十二》中有"妇人咽中如有炙脔"的描述，这里的"炙脔"俗谓之梅核气，病多得于七情气郁，痰凝气阻。说明妇人心境逼窄，烦忧思虑，则气郁于胸分而不散，实质上亦即是气郁体质的表现。

（五）易患阳痿

《素问·痿论》曰："思想无穷，所愿不得，意淫于外，入房太甚，宗筋弛纵，发为筋痿，乃为白淫。"故《下经》曰："筋痿者，生于肝，使内也。"《杂病源流犀烛·前阴后阴源流》曰："又有失志之人，抑郁伤肝，肝木不能舒达，亦致阴痿不起。"《景岳全书·卷三十·阳痿》说："凡思虑、焦劳、忧郁太过者，多致阳痿。"症见阳痿不举，性欲淡漠，情绪抑郁或烦躁易怒，胸胁不舒。乃情志不遂，郁怒伤肝，肝失疏泄；又肝主筋，阴器为宗筋所聚，条达失司，阳气不舒，宗筋所聚无能。

八、特禀体质与疾病的相关性

特禀质是由于先天因素或遗传因素所形成的一种特殊体质类型。体质特征常有先天缺陷，或有和遗传相关疾病的表现。如先天性、遗传性的生理缺陷，先天性、遗传性疾病，过敏性疾病，原发性免疫缺陷等。其中，过敏体质是在禀赋遗传基础上形成的一种特异体质，此处主要讨论过敏体质与疾病的相关性。

（一）易患过敏性鼻炎

对古代文献的分析研究可以看出，过敏性鼻炎相当于中医的"鼻鼽"病。国家中医药管理局组织编写的《中医药常用名词术语辞典》对其解释是："鼻鼽，疾病。出自《素问·脉解》。又名鼽嚏。以突然和反复的鼻痒、鼻塞、喷嚏、流清涕、鼻腔黏膜苍白肿胀为特征。相当于西医学的变态反应性鼻炎。多因肺脾肾虚损，感受风寒或异气，以及异物外袭而诱发。"

（二）易患荨麻疹

对于荨麻疹，中医古代文献中将其称为"瘾疹""风团"等。清代吴谦《医宗金鉴》称："此证俗名鬼饭疙瘩，由汗出受风，或露卧乘凉，风邪多中表虚之人。初起皮肤作痒，次发扁疙瘩，形如豆瓣，堆累成片。"明确阐明禀赋不耐是本病较为重要的病因。

（三）易患过敏性哮喘

对于过敏性哮喘，中医认为，"宿痰内伏，遇感而发"是其主要致病因素。当机体遭受外邪侵袭，或饮食不当，或体虚病后，肺气不足，可致体内津液不归正化，凝聚成痰，伏藏于肺，成为哮喘发病的潜在"夙根"。因此，"痰"为过敏性哮喘的主要病理因素，如朱丹溪所说"哮喘专主以痰"，体内之"痰"因各种诱因如气候、饮食、情绪、劳累等激发，引起哮喘发作。对于过敏性哮喘的治疗，主要是根据中医文献对哮喘证治的论述。中医认为，哮喘总属本虚标实，朱丹溪认为其"未发以扶正为主，既发以攻邪为急"，以"发时治标，平时治本"为调治基本大法。这充分体现了中医对过敏性哮喘的认识是从"宿疾"的角度出发，体现了中医体质的思想。

（四）易患接触性皮炎

《诸病源候论》对"漆"过敏的病源、证候与体质的相关性问题有明确的阐述，认为有一类人是"禀性畏漆"者，而另有许多人终日烧煮漆，却反而不为之所害。对此，巢元方认为这种接触"漆"而发生的病症，是由于先天禀赋的差异造成的，"人无论男女大小，皆有耐漆不耐漆者"，说明了过敏性疾病的发生有过敏体质存在的前提基础。

（五）易患过敏性紫癜

中医古典医籍中虽然没有"过敏性紫癜"病名，但对于皮肤出现紫色斑点的描述却很多，如"发斑""斑毒""葡萄疫""肌衄""血溢""紫癜风""紫斑"等病症，此类病症与本病有相似之处。

明代陈实功《外科正宗》将小儿紫癜命名为"葡萄疫"，称："葡萄疫，其患多生于小儿，感受四时不正之气，郁于皮肤不散，结成大小青紫斑点，色若葡萄，发在遍身头面，乃为腑证，自无表里。邪毒传胃，牙根出血，久则虚人，斑渐方退，初起宜服羚羊散清热凉血，久则胃脾汤，滋益其内。"

南宋《小儿卫生总微论方》认为："小儿诸血溢者，由热乘于血气也。血得热则流溢，随气而上……又有血从耳目牙缝龈舌诸窍等出者，是血随经络虚处著溢，自皮孔中出也。"其中"自皮孔中出"的血溢即是指"紫癜"。

隋代巢元方《诸病源候论》对发斑之症有较为详细的论述，所述内容涉及内科及儿科常见的紫癜。如"斑毒之病，是热气入胃，而胃主肌肉，其热夹毒蕴积于胃，毒气熏发于肌肉，状如蚊蚤所啮，赤斑起，周匝遍体"是对皮肤出现紫色斑点的描述，与过敏性紫癜类似；"热毒乘虚出于皮肤，所以发斑疮隐疹如锦纹，重者身体喉口皆成疮也"指出其主要临床症状为皮肤发斑，口腔黏膜出血而发斑成疮。

上述内容可以看出，古人对过敏性疾病的认识，大多认为是因为禀性不耐或有宿疾。

综上所述，体质的差异性决定着个体对疾病的易感性，许多相关疾病发生的"共同土壤"在于其体质基础；体质因素关系到人体是否发病、发病倾向和既病之后疾病的发展、变化、转归。上述体病相关研究提示，辨别各种疾病的易感人群，调整改善体质状态，有助于对有发病倾向的主要体质类型人群早发现并及时进行干预治疗，降低发病率，提高人们的健康水平。

第三节 体质可调是治未病的手段

体质的稳定性是相对的。由于每一个体在生长壮老的生命过程中，受环境、精神、营养、锻炼、疾病等内外环境中诸多因素的影响，而使体质发生变化，从而使得体质既具有相对的稳定性，同时具有动态可变性。这种特征是体质可调的理论基础。通过药物或生活方式干预，调整体质偏颇状态，预防相关疾病的发生，是实施"治未病"的重要手段。

一、气虚体质调理方法

气虚体质者多元气虚弱，调体法则为培补元气、补气健脾。

（一）饮食调养

气虚体质者饮食调养宜选择性平偏温、健脾益气的食物，如小米、糯米、红薯、南瓜、土豆、山药、香菇、莲子、芡实、黄豆、豆腐、鸡肉、鹌鹑（蛋）、牛肉、黄鳝、大枣、樱桃、栗子等。

由于气虚者多有脾胃虚弱，因此饮食不宜过于滋腻，应选择营养丰富且易于消化的食品。

尽量少吃或不吃空心菜、槟榔、生萝卜等耗气的食物。不宜多食生冷苦寒、辛辣燥热的食物。

药膳举例：

1. 黄芪童子鸡

【原料】童子鸡1只，生黄芪9g。

【制作】取童子鸡洗净放入锅中；用纱布袋包好生黄芪，取一根细线，一端扎紧纱布袋口，置于锅内，另一端则绑在锅柄上；在锅中加姜、葱及适量水煮汤，待童子鸡煮熟后拿出黄芪包。加入盐、黄酒调味，即可食用。

【效用】益气补虚。适合气虚体质易发自汗者。

2. 山药粥

【原料】山药30g，粳米180g。

【制作】将山药和粳米一起入锅，加清水适量煮粥，煮熟即成。此粥可在每日晚饭时食用。

【效用】补中益气，益肺固精。适合气虚体质者，亦可用于肺、脾、肾偏虚的人辅助调养。

（二）起居调护

气虚体质者卫外不固，易于感受外邪，应注意保暖，防止劳汗当风、外邪侵袭。脾主四肢，故可微动四肢，以流通气血，促进脾胃运化。劳则气耗，气虚体质者尤当注意不可过于劳作，以免更伤正气。

（三）运动健身

气虚体质者可选用一些比较柔缓的传统健身功法，很适合采用太极拳、太极剑、八段锦等进行锻炼，还可练"六字诀"中的"吹"字功。经常自行按摩足三里穴可以健脾益气，调整气虚状态。

气虚体质者体能偏低，且过劳易于耗气，因此要注意"形劳而不倦"，不宜进行大负荷强体力运动，忌用猛力和做长久憋气的动作。锻炼宜采用低强度、多次数的运动方式，循序渐进，持之以恒。从现代运动生理角度分析，慢跑、健步走等也是有效的锻炼方法，可适当选用。

（四）精神调摄

气虚体质者多性格内向，情绪不稳定，胆小而不喜欢冒险。思则气结，过思伤脾；悲则气消，悲忧伤肺，所以气虚质者不宜过思过悲。应多参加有益的社会活动，多与别人交谈沟通，培养豁达乐观的生活态度。不可过度劳神，避免过度紧张，保持稳定平和的心态。

（五）经络穴位调理

人体之气的生成与肺、脾、肾三脏有着密切的关系。气虚体质者经络调理重在补肺调气，健脾益气，温肾纳气。宜针灸并用，施以补法。取手太阴肺经、足太阴脾经和足少阴肾经腧穴，常用太渊、关元、气海、百会、膻中、足三里、肺俞、脾俞、肾俞等。

二、阳虚体质调理方法

阳虚体质者多元阳不足，调体法则为补肾温阳、益火之源。

（一）饮食调养

阳虚体质者宜多食用甘温补脾阳、肾阳为主的食物，常用的有羊肉、猪肚、虾（龙虾、对虾、青虾、河虾等）、韭菜、茴香、香菜、荔枝、龙眼、榴莲、核桃、胡桃仁、生姜、辣椒、花椒等。

阳虚体质者宜少吃生冷、苦寒、黏腻食物，如田螺、螃蟹、苦瓜、西瓜、绿豆、绿茶、冷冻饮料等。即使在盛夏也不要过食寒凉之品。减少食盐的摄入，以避免肥胖、肿胀、小便不利、高血压。少用清热解毒类中药，以保护阳气。

药膳举例：

1. 当归生姜羊肉汤

【原料】当归 20g，生姜 30g，羊肉 500g。

【制作】当归、生姜冲洗干净，用清水浸软，切片备用。羊肉剔去筋膜，放入开水锅中略烫，除去血水后捞出，切片备用。当归、生姜、羊肉放入砂锅中，加清水、料酒、食盐，旺火烧沸后撇去浮沫，再改用小火炖至羊肉熟烂即成。

【效用】温中补血，祛寒止痛。适合阳虚体质者，尤其适用于妇女虚寒性痛经、月经不调者。

2. 韭菜炒胡桃仁

【原料】胡桃仁 50g，韭菜 200g。

【制作】胡桃仁开水浸泡去皮，沥干备用。韭菜择洗干净，切成寸段备用。麻油倒入炒锅，烧至七成热时加入胡桃仁，炸至焦黄，再加入韭菜、食盐，翻炒至熟。

【效用】补肾助阳。适合阳虚体质易发阳痿者。

（二）起居调护

阳虚体质者耐春夏不耐秋冬，秋冬季节要适当暖衣温食以养护阳气，尤其要注意腰部和下肢保暖。夏季暑热多汗也易导致阳气外泄，要尽量避免强力劳作、大汗伤阳，也不可恣意贪凉饮冷。在阳光充足的情况下适当进行户外活动，不可在阴暗潮湿寒冷的环境中长期工作和生活。

（三）运动健身

阳虚体质以振奋、提升阳气的锻炼方法为主。肾藏元阳，阳虚体质当培补肾阳。五禽戏中的虎戏具有益肾阳、强腰脊作用。督脉统领诸阳，古代道家养生长寿术中的核心功法是卧功，它以脊柱、腹部运动调节督脉、任脉为主，滋阴养阳。现代研究认为，卧功可以使脊神经得到锻炼和强化，调整自主神经系统，还可以促进性激素分泌。中国传统体育中的一些功法、适当的短距离跑和跳跃运动如跳绳等可以振奋阳气，促进阳气的升发和流通。阳虚体质者运动量不能过大，尤其注意不可大量出汗，以防汗出伤阳。

（四）精神调摄

阳虚体质者性格多沉静、内向，常常情绪不佳，肝阳虚者善恐，心阳虚者善悲。应多与别人交谈沟通，主动调整自己的情绪；要善于自我排遣或向人倾诉，消除不良情绪。平时可多听一些激扬、高亢、豪迈的音乐，以调动情绪。

（五）经络穴位调理

阳虚体质者经络调理重在温经散寒、调经理气，常取足少阴肾经及督脉的穴位。肾俞、关元、命门、足三里、气海、腰阳关、神阙、脾俞、百会、悬钟、涌泉等穴位可以补肾助阳，改善阳虚体质。

三、阴虚体质调理方法

阴虚体质者多真阴不足，调体法则为滋补肾阴、壮水制火。

（一）饮食调养

阴虚体质是由于体内津液精血等阴液亏少，以阴虚内热为主要体质状态，因此阴虚体质者宜多食滋阴潜阳食物。常见的有黑芝麻、鸭肉、猪肉、鸡蛋、龟、鳖、螃蟹、牡蛎、胡萝卜、苹果、梨、杏、银耳、百合等。

温燥、辛辣、香浓的食物易伤阴，如花椒、茴香、桂皮、辣椒、葱、姜、蒜、韭菜、羊肉等，不宜食用。

药膳举例：

1. 二冬膏

【原料】天冬 500g（去皮及根须），麦冬 500g。

【制作】天冬、麦冬（去心）捣碎，用洁净白细纱布绞取汁，滤净后放入瓷罐内，用文火熬成膏。

【效用】滋阴润肺，养阴生津。适合阴虚体质常感咽干口燥、皮肤干燥者。

2. 莲子百合煲瘦肉

【原料】莲子（去心）20g，百合20g，猪瘦肉100g。

【制作】用莲子、百合、猪瘦肉加水适量同煲，肉熟烂后用盐调味食用。

【效用】清心润肺，益气安神。适合阴虚体质常感咽干口燥、皮肤干燥者。

（二）起居调护

阴虚体质者应保证充足的睡眠时间，以藏养阴气；工作紧张、熬夜、剧烈运动、高温酷暑的工作生活环境等均应尽量避免；特别是冬季，更要注意保护阴精。肾阴是一身阴气之本，阴虚体质者要节制房事，惜阴保精。

（三）运动健身

阴虚体质者由于体内津液精血等阴液亏少，运动时易出现咽干口燥、面色潮红、小便少等，只适合做中小强度的间断性身体锻炼，可选择太极拳、太极剑、八段锦等动静结合的传统健身项目，也可习练"六字诀"中的"嘘"字功。锻炼时要及时补充水分。

阴虚体质的人多皮肤干燥，可多选择游泳，以滋润肌肤，减少皮肤瘙痒，但不宜桑拿。阴虚体质者不宜进行剧烈运动，避免大强度、大运动量的锻炼形式，避免在炎热的夏天或闷热的环境中运动，以防出汗过多而损伤阴液。

（四）精神调摄

阴虚体质者性情较急躁，外向好动，活泼，常常心烦易怒。平时宜克制情绪，遇事冷静，安神定志，舒缓情志，学会正确对待喜与忧、苦与乐、顺与逆，保持稳定的心态。可以用练书法、下棋来怡情悦性，用旅游来寄情山水、陶冶情操。平时多听一些曲调舒缓、轻柔、抒情的音乐。

（五）经络穴位调理

阴虚体质者经络调理重在滋阴降火、益气培元，补阴侧重于滋肾阴和养胃阴。取足少阴、足阳明经穴及相应背俞穴，如太溪、水泉、三阴交、肝俞、肾俞、肺俞、膏肓、横骨、照海、然谷。可自行按摩太溪、三阴交和照海三穴。

四、痰湿体质调理方法

痰湿体质者多脾虚失司，水谷精微运化障碍，调体法则为健脾祛湿、化痰泄浊。

（一）饮食调养

痰湿体质是由于水液内停而痰湿凝聚，以黏滞重浊为主要特征的体质类型。因此，痰湿体质者在饮食上宜清淡，多摄取能够宣肺、健脾、益肾、化湿、通利三焦的食物，如扁豆、鲫鱼、鲈鱼、白萝卜、冬瓜、紫菜、橘子、橙子等。

痰湿体质者要少吃肥甘、油腻、滋补、寒凉饮食，如猪肥肉、油炸食品、冰激凌及碳酸饮料等。

药膳举例：

1. 山药冬瓜汤

【原料】山药 50 克，冬瓜 150 克。

【制作】山药、冬瓜置锅中慢火煲 30 分钟，调味后即可食用。

【效用】健脾、益气、利湿。适合痰湿体质者及单纯性肥胖者。

2. 荷叶粥

【原料】干荷叶 30g，粳米 60g。

【制作】干荷叶揉碎，与粳米同放锅中，共熬成粥。

【效用】健脾、除湿、降脂。适合痰湿体质常伴血脂过高者食用。

（二）起居调护

痰湿体质之人以湿浊偏盛为特征。湿性重浊，易阻滞气机，遏伤阳气。平时应多进行户外活动，经常晒太阳或进行日光浴，以舒展阳气，通达气机；保持居室干燥；衣着应透湿散气；在湿冷的气候条件下要减少户外活动，避免受寒雨淋。

（三）运动健身

痰湿体质者形体多肥胖，身重易倦，故应长期坚持运动锻炼，如散步、慢跑、乒乓球、羽毛球、网球、游泳，以及适合自己的各种舞蹈。痰湿体质人要加强机体物质代谢过程，应做较长时间的有氧运动，运动时间应在下午 2 ~ 4 点阳气极盛之时。对于体重超重、陆地运动能力极差的人，应当进行游泳锻炼。

痰湿体质的人一般体重较大，运动负荷强度较高时要注意节奏，循序渐进。

（四）精神调摄

痰湿体质者性格温和，处事稳重，为人恭谦，多善于忍耐。遇事当保持心境平和，及时消除不良情绪，节制大喜大悲。平时多培养业余爱好。

（五）经络穴位调理

痰湿体质者经络调理重在宣肺降气、除湿化痰，取手足太阴、足阳明经穴和相应背俞穴，常用腧穴有太渊、中府、尺泽、列缺、太白、三阴交、丰隆、足三里、肺俞、脾俞、阴陵泉等。

五、湿热体质调理方法

湿热体质者多湿热蕴结不解，调体法则为分消湿浊、清泻伏火。

（一）饮食调养

湿热体质者是以湿热内蕴为主要特征的体质状态，宜食用清利化湿的食物，如红小豆、绿豆、豌豆、鲤鱼、泥鳅、丝瓜、黄瓜、芹菜、荠菜、莲藕、绿豆芽、西瓜、薏苡仁等。

体质内热较盛者，禁忌辛辣燥烈、大热大补的食物，如辣椒、生姜、大葱、大蒜、羊肉、牛肉、动物内脏、荔枝、芒果、菠萝、酒、奶油等。少吃肥甘厚腻的食物及温热食品和饮品。最忌食用经过油炸、煎炒、烧烤等高温加工烹制而成的食物。

药膳举例：

1. 赤豆鲤鱼汤

【原料】活鲤鱼1尾（约800g），赤小豆50g，陈皮10g，草果6g。

【制作】将活鲤鱼去鳞、鳃、内脏；将赤小豆、陈皮、草果填入鱼腹，放入盆内，加适量料酒、生姜及食盐少许，上笼蒸熟即成。

【效用】清热、利湿、化痰。适合湿热体质者。

2. 炒绿豆芽

【原料】绿豆芽250g，菜油、生姜、葱、食盐、味精各适量。

【制作】绿豆芽挑去杂质，洗净；菜油放入热锅内，加热至沸，然后下入绿豆芽，再放食盐、酱油，翻炒去生，加味精即成。

【效用】解热毒、利三焦。适合湿热体质易发热毒疮疡、小便赤热不利者食用。

（二）起居调护

湿热体质以湿热内蕴为主要特征。应避免长期熬夜或过度疲劳。要保持二便通畅。注意个人卫生，预防皮肤病变。

（三）运动健身

湿热体质者以湿浊内蕴、阳热偏盛为主要特征，适合做大强度、大运动量的锻炼，如中长跑、游泳、爬山、各种球类等，以消耗体内多余的热量，排泄多余的水分，达到清热除湿的目的。还可以将健身力量练习（如杠铃）和中长跑相结合。气功六字诀中的"呼""嘻"字诀也有健脾清热利湿的功效。湿热体质的人在运动时应避开暑热环境。

（四）精神调摄

湿热体质者多急躁易怒。要多参加各种活动，多听轻松音乐，克制过激的情绪。合理安排自己的工作、学习和生活，培养广泛的兴趣爱好。

（五）经络穴位调理

湿热体质者经络调理重在清热利湿，取足太阴、足厥阴经穴为主，取穴可选肺俞、膈俞、脾俞、肾俞、三阴交、太溪、阴陵泉、足三里、中脘。

六、血瘀体质调理方法

血瘀体质者多血脉瘀滞不畅，调体法则为活血祛瘀、疏利通络。

（一）饮食调养

血瘀体质者具有血行不畅甚或瘀血内阻之虞，因此在饮食上应选择具有活血化瘀功效的食物，如洋葱、生山楂、黑豆、茄子、木耳、红糖等。

不宜吃收涩、寒凉、冰冻之物，如乌梅、柿子、石榴、苦瓜等。

药膳举例：

1. 山楂红糖汤

【原料】生山楂 10 枚，红糖 30g。

【制作】生山楂冲洗干净，去核打碎，放入锅中，加清水煮约 20 分钟，调以红糖进食。

【效用】活血散瘀。适合血瘀体质兼见消化不良者。

2. 黑豆川芎粥

【原料】川芎 10g，黑豆 25g，粳米 50g。

【制作】川芎用纱布包裹，与黑豆、粳米一起加水煮熟，加适量红糖，分次温服。

【效用】活血祛瘀，行气止痛。适合血瘀体质者。

（二）起居调护

血瘀体质者具有血行不畅的倾向。血得温则行，得寒则凝。血瘀体质者要避免寒冷刺激；日常生活中应注意动静结合，不可贪图安逸而加重气血瘀滞。

（三）运动健身

血气贵在流通，通过运动可使全身经络气血通畅，五脏六腑调和。应选择一些有益于促进气血运行的运动项目，坚持经常性锻炼，如易筋经、保健功、导引、太极拳、太极剑、五禽戏、步行健身法、徒手健身操及各种舞蹈等。血瘀体质的人心血管机能较弱，不宜进行大强度、大负荷的体育锻炼，而应该采取中小负荷、多次数的锻炼，步行健身法值得提倡。

血瘀体质的人在运动时要特别注意自己的感觉，如有下列情况之一，应当停止运动，到医院进行检查：①胸闷或绞痛，呼吸困难；②恶心，眩晕，头痛；③特别疲劳；④四肢剧痛；⑤足关节、膝关节、髋关节等疼痛；⑥两腿无力，行走困难；⑦脉搏显著加快。

（四）精神调摄

血瘀体质者常心烦、急躁、健忘，或忧郁、苦闷、多疑。苦闷忧郁会加重血瘀。应保持心情愉快、乐观，及时消除不良情绪，防止郁闷不乐而致气机不畅、血行受阻。可多听一些抒情柔缓的音乐来调节情绪。

（五）经络穴位调理

血瘀体质者初期只针不灸，用泻法，或以三棱针点刺出血，并施行刺血拔罐术。后期针灸并用，平补平泻，促使瘀血消散。选足厥阴肝经及背俞穴，取穴可选择血海、膈俞、心俞、气海、膻中、肝俞、合谷、太冲、阿是穴。还可选择刮痧，自下往上刮脊柱两侧的膀胱经，以活血化瘀。

七、气郁体质调理方法

气郁体质者多气机郁滞，调体法则为疏肝行气、开其郁结。

（一）饮食调养

气郁体质是气机郁滞不畅的体质状态，因此宜选用具有理气解郁、调理脾胃功能的食物，如莴笋、茼蒿、黄花菜、麦芽、佛手、薄荷、玫瑰花、茉莉花等。

气郁体质者应少吃收敛酸涩的食物，如石榴、乌梅、酸枣、柠檬等，以免阻滞气机，因气滞而血凝；亦不可多食冰冷食物。

药膳举例：

1. 玫瑰花鸡肝汤

【原料】银耳 15g，玫瑰花 10g，茉莉花 24 朵，鸡肝 100g。

【制作】银耳洗净撕成小片，清水浸泡待用；玫瑰花、茉莉花温水洗净；鸡肝洗净切薄片备用。将水烧沸，先入料酒、姜汁、食盐，随即下入银耳及鸡肝，烧沸，打去浮沫，待鸡肝熟，调味。再入玫瑰花、茉莉花稍沸即可。

【效用】疏肝解郁，健脾宁心。适合气郁体质者食用，尤其适用于女性食用。

2. 疏肝粥

【原料】柴胡 6g，白芍、枳壳各 12g，香附、川芎、陈皮、甘草各 3g，粳米 50g，白糖适量。

【制作】将以上 7 味中药水煎，取汁去渣，加入粳米煮粥，待粥将成时加白糖调味。

【效用】疏肝解郁。适合气郁体质以神情抑郁、胸闷不舒为主要特征者。

（二）起居调护

气郁体质者有气机郁结倾向。要舒畅情志，宽松衣着，适当增加户外活动和社会交往，以放松身心，和畅气血，减少怫郁。

（三）运动健身

气郁体质是由于长期情志不畅、气机郁滞而形成，体育锻炼的目的是调理气机，舒畅情志。应尽量增加户外活动，可坚持较大量的运动锻炼。锻炼方法主要有大强度、大负荷练习法、专项兴趣爱好锻炼法和体娱游戏法。气郁体质者可练习"六字诀"中的"嘘"字功，以疏畅肝气。

（四）精神调摄

气郁体质者性格内向不稳定，忧郁脆弱，敏感多疑，对精神刺激适应能力差，不适应阴雨天。"喜则胜忧"，要常听轻松的音乐和相声，多参加有益的社会活动，培养开朗、豁达的性格。

（五）经络穴位调理

气郁体质者经络调理重在理气解郁、畅通气血，只针不灸，用泻法。常用腧穴可选膻中、期门、太冲、肝俞、合谷、三阴交等。

八、特禀体质调理方法

特禀体质多是由于先天性或遗传因素所形成的一种特殊体质类型。对于先天性、遗传性疾病或生理缺陷，一般无特殊调治方法；或从亲代调治，防止疾病遗传。过敏体质是特禀体质的一种特殊类型，主要因肺气不足、卫表不固、津亏血热而成，调理之法或益气固表，或凉血消风，总以纠正过敏体质为法。

（一）饮食调养

特禀体质者饮食调养应根据个体的实际情况制定不同的保健食谱。就过敏体质者而言，饮食宜清淡，忌生冷、辛辣、肥甘油腻及各种"发物"（致敏食物），如酒、鱼、虾、蟹、辣椒、浓茶、咖啡等。

药膳举例：

1. 固表粥

【原料】乌梅 15g，黄芪 20g，当归 12g，粳米 100g。

【制作】乌梅、黄芪、当归放砂锅中加水煎开，再用小火慢煎成浓汁。取出药渣后再加水煮粳米成粥，加冰糖趁热食用。

【效用】养血消风，扶正固表。适合过敏体质易发皮肤过敏者。

2. 葱白红枣鸡肉粥

【原料】粳米 100g，红枣 10 枚，连骨鸡肉 100g，葱白、香菜各少许。

【制作】粳米、红枣（去核）、连骨鸡肉分别洗净；姜切片；香菜、葱切末。锅内加水适量，放入鸡肉、姜片大火煮开。然后放入粳米、红枣熬 45 分钟左右。最后加入葱白、香菜，调味服用。

【效用】养血祛风。适合过敏体质易发过敏性鼻炎者。

（二）起居调护

特禀体质者应根据个体情况调护起居。其中过敏体质者由于容易出现水土不服，在陌生的环境中要注意减少户外活动，避免接触各种致敏的动植物，适当服用预防性药物，以减少发病机会。在季节更替之时要及时增减衣被，增强机体对环境的适应能力。

（三）运动健身

特禀体质的形成与先天禀赋有关，可练"六字诀"中的"吹"字功，以培补肾精肾气。同时可选择有针对性的运动锻炼项目，逐渐改善体质。但过敏体质者要避免春天或季节交替时长时间在野外锻炼，以防止过敏性疾病发作。

（四）精神调摄

特禀体质者应合理安排作息时间，正确处理工作、学习和生活的关系，避免情绪紧张。

（五）经络穴位调理

此型体质主要是因先天禀赋不足或禀赋遗传因素造成的，经络调理宜从手太阴肺经和手阳明大肠经入手，常选腧穴为太渊、肺俞、迎香、印堂、孔最、鱼际、足三里、上巨虚、血海等。

小　结

本章从体质可分、体病相关、体质可调3个方面论述了治未病与中医体质的关系。

体质可分为治未病提供了实用工具。通过将人群分为9种体质类型，把握每种体质的特征，能够使治未病工作的开展执简驭繁。目前，《中医体质量表》和《中医体质分类与判定》标准在体质辨识治未病中广泛应用。针对兼夹体质现象，中医体质课题组还提出了雷达图判断方法。为了使体质辨识更加直观，便于教学和科普，中医体质课题组研究建立了三维中医体质模型，为体质辨识治未病的实施提供了可视化工具。

体病相关为治未病提供了依据。体质作为疾病发生的"土壤"，决定了疾病的易感性与倾向性。通过对古代文献的整理总结，梳理了偏颇体质的易患疾病。能够有效指导调整体质偏颇状态，从而实现不发病、少发病、轻发病。

体质可调为治未病提供了手段。对每种偏颇体质的调理方法从饮食调养、起居调护、运动健身、精神调摄、经络穴位调理等5个方面进行了概括，是实施体质辨识治未病的实用方法。

参考文献

1. 王琦．中医体质学．北京：人民卫生出版社，2005．

2. 朱燕波，王琦，薛禾生，等．中医体质量表性能的初步评价．中国临床康复，2006，10（3）：15－17．

3. 朱燕波，王琦，折笠秀树．中医体质量表的信度和效度评价．中国行为医学科学．2007，16（7）：651－654．

4. 王吉耀．循证医学与临床实践．北京：科学出版社，2002：187－205．

5. 朱燕波，折笠秀樹，上馬場和夫，他．中医体質調査票日本語版の開発とその性能の検証．日本東洋医学雑誌，2006，57（別冊号）：271．

6. Zhu Yanbo, Hideki Origasa, Kazuo Uebaba, et al. Development and validation of the Japanese version of the Constitution in Chinese Medicine Questionnaire（CCMQ）. Kampo Medicine,2008,（11）：783－792.

7. 井慧如．英文版中医体质量表开发与美加人群中医体质流行病学调查研究．北京中医药大学博士学位论文，2012．

8. 朱燕波．中医体质分类判定与兼夹体质的综合评价．中华中医药杂志，2012，27（1）：37－39．

9. 刘歆颖．三维中医体质模型与中医体质评判计算机自修正系统．北京中医药大学博士学位论文，2007．

10. 李英帅．阳虚、阴虚体质理论及代谢组学比较研究．北京中医药大学博士学位论文，2009．

11. 董静．痰湿体质基础研究及其与代谢综合征相关性的探索．北京中医药大学博士学位论文，2007．

12. 熊玲．气郁体质及其台北地区分布情况研究．北京中医药大学博士学位论文，2007．

13. 王琦．宗筋论．中华中医药杂志，2006，（10）：579－581.

14. 万洁．社区高血压患者中医体质辨识及健康管理效果分析．湖北中医杂志，2013，35（1）：20－21.

15. 武琳，亓海萍，李晶．中医体质理论指导社区糖尿病患者饮食治疗效果评价．中华中华医药杂志，2009，24（8）：1103－1104.

16. 王玉霞，任翠梅，李润杰，等．中医体质辨识融入社区健康管理对代谢综合征的防治效果分析．中国全科医学，2012，15（2A）：459－461.

17. 饶新华．社区中老年原发性高血压患者的体质辨识及中医非药物疗法干预效果分析．新中医，2013，45（5）：22－24.

18. 伍俊锋，范平．中医体质干预对社区老年慢性支气管炎患者急性发作的影响．实用中医内科杂志，2012，26（12）：19－20.

19. 李秀娟．以中医体质辨识养生为特色的社区非药物干预对血压正常高值老年人群的影响．世界中医药，2012，7（4）：345－347.

20. 孙晓晶．中医辨体保健教育对社区老年人 OP 高危人群体质的影响．南华大学硕士学位论文，2012.

21. 叶黎黎．社区孕妇的中医体质辨识调查．中国医学创新，2013，10（2）：120－121.

22. 张馥绯．中医体质辨证调护对社区围绝经期妇女生存质量的影响．广州中医药大学硕士学位论文，2012.

23. 殷瑛．中医"辨体养子"儿童保健模式实施成效初步分析．江西中医药，2008，39（306）：32－33.

第五章　中医治未病与健康管理

疾病谱的变化、慢性病发病率和死亡率的持续上升、老龄化社会等问题所导致的医疗负担日益沉重，逐渐成为影响国家社会经济可持续发展的重要因素之一。如何在满足国民日益增长健康需求的同时有效控制医疗费用快速上涨，是世界各国所面临的共同难题。无论国家还是个人，对于医疗费用减少及个体健康的维护，前瞻性的健康管理方式均可起到积极的作用。因此，以中医治未病思想为指导，与西方健康管理模式有机结合，建立具有中国特色、符合中国国情的治未病健康管理服务体系具有重要意义，在充分满足公众预防保健需求的同时，也可实现以最少医疗费用投入达到最优健康管理的效果。

第一节　健康管理概述

一、健康管理的概念与基本步骤

（一）概念

健康管理是以现代健康概念为核心（生理、心理和社会适应能力），适应新的医学模式转变（生理－心理－社会医学模式），弘扬"治未病"传统思想，运用管理学的理论和方法，通过对个体或群体健康状况及影响健康的危险因素进行全面检测、评估和干预，实现以促进健康为目标的全人全程全方位的医学服务过程。

（二）基本步骤

一般来说，健康管理主要包括以下 3 个步骤：

1. 服务对象健康信息的检测与收集

健康信息主要包括个人一般情况（性别、年龄等）、目前健康状况、疾病家族史、生活方式（饮食、体力活动、吸烟、饮酒等）、体格检查（身高、体重、血压等）、理化检查（血尿便常规、物理检查结果）等。

2. 服务对象健康与疾病风险评估

根据所收集的个人健康信息，对个人健康状况及未来疾病或死亡危险性用数学模型进行量化评估。其目的是帮助个体综合认识健康风险，鼓励和帮助纠正不良生活行为与习惯，制订个性化健康干预措施，并对其效果进行评估。

患病危险性的评估也被称为疾病预测，一般包括以下两类方法：①第一类方法是建立在单一健康危险因素与发病概率的基础上，将这些单一因素与发病的关系以相对危险性来表示其强度，得出的各相关因素的加权分即为患病的危险性。此类方法简单实用，且不需要大量数据，是早期健康风险评价的主要方法。②第二类方法是建立在多因素数理分析的基础上，采用统计学概率理论的方法，获得患病危险性与危险因素之间的关系模型，能同时包括多种健康危险因素，典型代表为 Framingham 的冠心病模型。患病危险性评估的突出特点是其结果定量且可比较。

3. 服务对象健康风险干预与健康促进

在前两步的基础上，依据健康管理干预计划，有步骤地以多种形式来帮助个人采取行动纠正不良的生活方式和习惯，控制健康危险因素，实现个人健康管理计划的目标。它与一般健康教育和健康促进不同的是，健康管理过程中的健康干预是个性化的，即根据个体的健康危险因素，由健康管理师进行个体指导，设定个体目标，并动态追踪效果，如健康体重管理、糖尿病管理等，通过个人健康管理日记、参加专项健康维护课程及跟踪随访措施来达到健康改善效果（图5－1）。

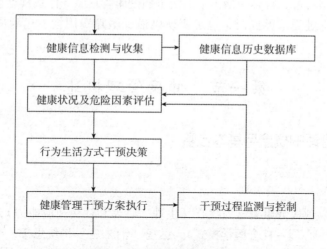

图 5 - 1　健康管理基本步骤

健康管理的 3 个基本步骤，均可协同互联网、物联网服务平台及相应的用户端计算机系统来实施，从而实现智能化健康管理。值得注意的是，健康管理是一个长期、动态与循环的过程，即在实施健康干预措施一定时间后，需对效果进行评价，进而调整管理计划与干预措施，才能达到最终的健康管理目标。

二、中国健康管理现状与发展需求

（一）健康管理现状

随着中国经济的快速发展，社会结构与生活方式均发生较大的变化。对于健康的消费需求已由简单、单一的医疗治疗型向疾病预防型、保健型和健康促进型转变，由此催生健康管理在中国的诞生。因其所具有的巨大市场需求和潜力，吸引了众多社会有效资源竞相加入。但健康管理是一门综合性的交叉学科，由于其专业性和复杂性，业内尚未形成统一公认模式，目前仍处于探索研究阶段。国家政府部门也对健康管理发展予以了关注与重视，2005 年起新增健康管理师职业，在一定程度缓解了专业人才的紧缺，促进和规范了健康管理行业的有序发展。

1. 健康管理服务形式单一

目前，我国多数健康管理机构多数停留于以体检为主的单一服务，健康管理工作的开展，主要集中在慢性病定向人群的认知、态度和行为调查、健康教育及效果评价等，主要以体检、养生宣传为主，对更大范围的亚健康状态干预尚显欠缺；此外，缺乏针对个体健康问题的细致指导和实际服务。在具体的健康管理实施中，现行的健康管理对于疾病分析、预防和干预，通常采用"病因假设"验证法，虽然作用靶点明确，效果明显，能有效切断一些疾病的因果链条，却存在重病轻人的缺点。由于人具有自然和社会的双重属性，决定了疾病的发生与发展必然由多因素、多状态构成，而且大多数异常或偏差的指标、症状、状态可能躲过现代高科技检查手段，从而成为真正意义上的健康隐患。因此，现行的健康管理服务形式难以满足时下的健康管理需求。

2. 健康管理面临严峻形势

相较于西方发达国家，我国国民健康问题复杂，在人口基数大、人均收入不高、社会保障体系不够健全等情况下提前进入老龄化社会，由此带来的养老、健康及与之相关的一系列问题凸显。因此，健康管理所需应对的形势更为严峻。

（1）人口健康状况复杂 ①疾病双重负担。20 世纪 80 年代以后，疾病构成总体水平中传染病比重下降，慢性疾病的发病率增加，但各种疾病的比重差异相对缩小和变化不大的现象，导致我国面临慢性病与急性病并存，非传染病与传染病共存的双重疾病负担。②老年健康状况差。无论城乡，随着年龄的升高，老年人失能率和慢性病患病率都处于上升趋势。依据 2010 年第六次人口普查，我国 60 岁及以上人口失能规模为 522万，总失能率为 2.95%。中国社会科学院发布的《中国老龄事业发展报告（2013）》蓝皮书指出，失能老年人口从 2012 年的 3600 万增长到 2013 年的 3750 万；慢性病老年人从 2012 年的 0.97 亿到 2013 年突破 1 亿大关。

（2）慢性病疾病负担重 ①慢性病行为危险因素流行。慢性病也称为生活方式相关疾病，随着居民饮食结构和生活方式的变化，导致吸烟、酗酒、饮食偏嗜、运动不足等慢性病行为危险因素流行日趋严重。②患病率迅速上升。2012 年卫生部发布的《中国慢性病防治工作规划（2012—2015 年）》中指出：现有确诊患者 2.6 亿人，慢性病导致的死亡已经占到我国总死亡的 85%，导致的疾病负担已占总疾病负担的 70%。③疾病经济负担重。2010 年全国慢性病防治费用筹资总额为 12910.77 亿元，占经常性卫生总费用的比重为 69.98%，占 GDP 比重为 3.22%。慢性病防治费用主要发生在心脑血管疾病、消化系统疾病、骨骼肌肉系统疾病、生殖泌尿系统疾病、内分泌代谢疾病和恶性肿瘤。

（二）健康管理发展需求

世界范围内生活方式相关疾病患病率的不断上升，医疗费用不堪重负，给社会与家庭带来沉重的负担。实现慢性病防治战略重心前移和下移，从医院的医生诊治病人转向社区与家庭对人群健康和疾病的自主自助式健康管理，是其迫切需要解决的问题。

1. 群体健康管理适宜技术的需求

健康管理需体现因人制宜的思想，考虑到中国人口基数大的问题，如何从大面积人群角度进行管理，开发适用于群体健康管理的技术是需要解决的问题。目前，健康管理的人群分类管理主要针对健康人群、亚健康人群和慢性病人群。①针对健康人群，主要是通过健康体检对其健康状态进行综合评估，鉴别疾病危险因素及发病倾向，根据评估结果采取相应的健康管理措施。②针对亚健康人群，由于其易向疾病状态发展，其健康管理应在健康评估的基础上，重点关注疾病危险因素，制定相应对策，并进行干预。③对于慢性病人群，应有针对性地进行院外医疗服务，延缓疾病进展和并发症的发生，促进疾病康复。

2. 个性化健康管理方案的需求

现行的健康管理仅依据健康与疾病对人群进行简单的分类管理，如健康人群、亚健康人群和慢性病人群，但同类人群中的个人特点各异，健康风险也存在个体差异，因此，需个性化的健康管理方案。个性化健康管理是基于个人健康档案基础上的个体健康管理服务，它建立在现代生物医学和信息化管理技术模式上，从社会、心理、生物的角度对每个人进行全面的健康保障服务。

治未病健康管理服务从体质辨识入手，基于个人生理、心理、生物学及社会适应等方面的个体差异和发病倾向，提供全面的、个性化的健康调护建议，包括饮食、起居、运动、情志、穴位等。

首先，建立合理妥善的饮食计划，指导合理膳食，调整饮食结构，科学搭配三餐，注意营养均衡，保持饮食规律，尽量少食用垃圾食品。

其次，倡导健康生活方式，克服不良生活习惯，如戒烟戒酒，坚持适度的体育活动，作息规律，根据个体情况制定每天的锻炼和休息时间，做到劳逸结合。

第三，注重心理调摄，保持健康良好的心理状态，不断提高心理素质，培养多方面兴趣，正确对待工作生活的压力，有效缓解紧张情绪。

第四，传统干预方案，根据健康状态评估结果，提供有针对性的干预方案，从而实现健康维护和促进。

3. 多元化健康管理服务模式的需求

当前，健康管理服务的机构主要是以二级及以上医院为主，面对庞大的服务主体市场和多样化需求，应以体检中心为辐射点，形成集医院服务－社区医疗－第三方医疗为服务主体的多元化健康管理模式，以满足日益增长的健康管理需求。

医院健康管理服务模式主要为公立医院开设的治未病中心、体检中心或体检科，提供体检服务为主，检后就医服务为辅，并开展健康风险评估与干预管理服务。专业体检中心，以体检为核心，检后咨询指导，并开展相应讲座，提高服务质量，收集客户信息，并开展专项健康管理活动。

社区医疗服务，具有"预防－保健－医疗－计划生育－健康教育－康复"六位一体的社会卫生服务功能，主要对常见病和慢性病进行疾病管理，并开展健康教育与宣传。

第三方医疗服务，包括的业务范围相对较广，涉及健康技术软件、健康咨询公司、养生会所、健康俱乐部、美容保健中心等，提供专业细致的健康管理服务，不断延伸健康管理的增值服务领域，拓展健康管理深度，满足不同层次的健康管理需求。

第二节　中医治未病在健康管理中的优势

中医治未病在人体健康与疾病认识方面已形成较为完整的系统认识论、方法学和干预手段，它体现了健康管理的核心理念，从整体状态把握个体或群体健康状况，更能通过丰富的养生方法给予必要的前瞻性干预。因此，发挥治未病在现代健康管理中的引领作用，吸收和融合各类有效措施和方法，避免不必要疾病的发生，减少个体的健康损失，从而实现全人全程全方位的健康管理目标。

一、先进的防重于治、预防为主理念

中医治未病源自《黄帝内经》。《素问·四气调神大论》曰："圣人不治已病治未病，不治已乱治未乱，此之谓也。夫病已成而后药之，乱已成而后治之，譬犹渴而穿井，斗而铸锥，不亦晚乎?"率先提出防重于治的治未病原则。清代名医叶天士称："先安未受邪之地。"《难经·七十七难》提出："所谓治未病者，见肝之病，则知肝当传之于脾，故先实其脾气，无令得受肝之邪，故曰治未病焉"。治未病主要针对以下4个阶段进行调治：①无病养生，防病于先，这是医学的最高目标，是健康无病态的治疗原则；②欲病早治，防微杜渐；③已病防变；④病后调摄、防其复发。健康管理主要通过控制人们生活方式中的健康危险因素和行为，有效降低疾病发病率，达到维护人们健康的目的。中医治未病以"防"作为核心，充分体现了预防为主的先进理念，强调疾病的早发现、早诊断及早治疗，其不但体现健康管理理念，也可为健康管理提供成熟的理论与应用技术支撑。

二、个性化的治未病方案

中医治未病在具体实施过程中，主要依据体质辨识技术与方法进行个性化健康管理，通过"体质辨识→健康评估→体质管理"3个基本步骤，运用传统中医疗法，制定相应体质健康管理方案，调体纠偏，实现"无病先防、欲病早治、既病防变、病后防复"的健康管理目标，体现个性化的健康管理。

三、丰富的防治手段与方法

中医养生学说是中医独特的理论体系，其是研究如何增强体质、预防疾病，以达到延年益寿、尽终其天年的理论和方法。《素问·上古天真论》中"夫上古圣人之教下也，皆谓之虚邪贼风，避之有时，恬淡虚无，真气从之，精神内守，病安从来"的论述，为养生学说的建立奠定了基础。经过反复探索实践，养生学说逐步形成并总结出丰

富的养生理论与方法，具有科学性和系统性。中医养生是涉及衣食住行和精神情绪的综合管理学科。其基本原则是道法自然，平衡阴阳；精神内守，饮食调理；调和脏腑，通调气血；强身健体，动静结合。英国专门研究中国科技史的李约瑟提出：在世界文化当中，唯有中国人的养生学是其他民族所没有的。

在健康管理干预方法上，治未病与西医学有本质的差异。中医学擅长对机体整体功能状态的调理，因此，除治疗器质性疾病外，对功能性和心因性病变的干预也有独到之处。针对健康管理中处于或即将有功能性或心因性的改变，结合治未病干预手段，可取得很好的效果。中医学中"因时、因地、因人制宜"的干预法则，是针对不同反应状态，建立相应的调护原则，运用综合调理的方法，消除异常的病理状态，使之恢复常态，提高机体整体抗病能力。因此，基于中医养生学说的治未病理念具有丰富的防治手段与方法，能够为现代健康管理提供理论依据与多元化的调护方案。

第三节　中医治未病健康管理的实施策略

中医治未病健康管理是通过不同人群不同管理方案策略的实施，对健康危险因素进行全面监测、分析、评估、预测、预防和干预，调动医疗、个人和群体的积极性，最大限度地利用各种有效资源，以达到养身于先、保健于前、防病于萌、管理于早的治未病健康管理目的。

一、四类目标人群

中医治未病健康管理主要包括四类目标人群，分别为无病人群、欲病人群、已病人群及病后人群。

（一）无病人群

这类人群虽然尚未产生病理信息，属于无病的健康人，但由于健康商数低、保健知识缺乏等因素，以致随时可能受到疾病危险因子的侵袭与干扰而进入欲病状态。对该类人群的管理重点在于提高健康商数，远离致病因素，保持良好的生活方式与习惯，主动学习与掌握健康技能和养生方法，不断提高自身的健康素质与水平。

（二）欲病人群

欲病态是中医治未病范畴中的关键环节，通过主动调护可向健康状转化，如不干预则可能发展为疾病。

欲病人群一般具有以下特征：①有一定的不健康或病理信息，但又不能确诊为何种疾病；②如能找到佐证信息，则疾病诊断即可成立；③有外部表现或主诉与内在潜在病理信息之间有一定联系。

欲病人群主要分为以下两类：

第一类人群是微量病理信息隐匿存在，但自觉无明显症状体征。这类人群属于轻度亚健康状态，管理重点是除去潜在病理信息，改善机体的功能状态，注重生活方式管理和改进，将各种致病危险因素降至低危险度，促使身心负荷状态向健康状态转化。

第二类人群是前者的进一步发展，由于潜在微量病理信息未得到及时消除而形成累积，使机体处于欲病萌芽状态。这部分人群属于中、重度亚健康状态，管理重点是对大量潜在病理信息的综合干预和养生调摄，最大限度地降低发病风险，促使欲病态向健康态转化，将疾病消灭于萌芽状态。

（三）已病人群

已病人群是指已患疾病人群，重点针对慢性病非发作期人群的健康管理。此类人群的健康管理一般以健康教育、健康促进和并发症预防为主要内容，侧重点是做好慢性病监控，尤其是对具有慢性病发病高风险度的疾病控制与并发症的控制。

（四）病后人群

对于病后人群，其也是中医治未病关注人群的重点。这部分人经历过大病或危重病，机体功能尚未完全恢复，阴阳平衡未完全回复，若不注意调摄，不仅会使病情复发，甚者可危及生命。因此，此类人群健康管理的重点在病后调摄，防其复发，调理气血，平衡阴阳，促进康复。

二、四种管理方案

针对中医治未病四类目标人群，制定相应的健康管理方案，充分发挥治未病整体调摄的作用，实现增进健康、远离疾病、消病于未起、防患于未然的健康目的。治未病四类目标人群既有不同表现，又有内在联系。因此，在健康管理方案制定上，需注重整体性、系统性、连贯性与综合性。

（一）无病人群健康维护

针对健康人群，其重点在于摄生防病，通过提供健康计划，指导其进行健康维护。一般主张通过饮食、运动、精神调摄等个人养生保健方法和手段来维系机体平衡，达到"精神内守，真气从之"的健康状态和"正气存内，邪不可干"的疾病预防目的。

治未病健康管理的具体措施落实到健康计划的制定上，首先是运用中医治未病理论设计出科学、安全、有效的养生保健方案；其次是通过健康教育、预防和健康维护，帮助人们建立良好的生活方式（饮食、睡眠、嗜好等），从而使其在身体、精神、社交、生活等方面都能达到完美的状态。具体内容主要包括 4 个方面：①顺应四时，按照一年四季气候阴阳变化的规律和特点进行调养，从而达到养生和延年益寿的目的；②了解个人体质状态，及时调体纠偏，提高健康水平；③注重精神情志的调摄，要注意保存人体的正气，使精神安定；④重视保养正气，各种养生方法都应以保护强壮正气为基本原则，通过开展以中医为特色的食养、药养（药膳、药茶、膏方）、指导个体自我穴位按摩等丰富的养生指导，达到形神共养、协调阴阳、和调脏腑、动静适宜的健康状态。

（二）欲病人群早期诊治

欲病人群也就是处于健康与疾病之间的亚健康人群，亚健康也被称为"中间状态""第三状态"。近年来，随着社会竞争的日益加剧，人们承受的压力越来越重，亚健康状态在人群中普遍存在。处于亚健康状态的人群，往往身体有一些不适感觉，经现代医学体检，一般没有指标异常，或仅有轻微变化，但尚未达到临床疾病的诊断标准。对于这部分人群，现代医学常无法给出明确诊断和治疗。

针对欲病人群的治未病健康管理，重点是对疾病危险因素进行全面管理，采取有效措施逆转其向疾病进展。在管理具体操作的过程中，首先要求医生有防微杜渐的能力，帮助人群及早发现欲病，指导人群养护正气，趋避邪气，达到健康促进和疾病预防目的。落实到具体措施，应依据治未病思想，从体质偏颇辨别临床检查上难以发现、明确的病因及器质性病理变化，利用治未病干预方法与技术加以调整与纠正，恢复健康。一方面，重视偏颇体质的调整，提高健康水平和生存状态；另一方面，提倡饮食有节，忌冷食，勿贪食，保持精神愉悦，做到起居有常；第三，在此基础上通过导引、吐纳等方式锻炼身体，服用药食膳、膏方等提高机体免疫能力，穴位按摩促进机体功能恢复。

（三）已病人群防病传变

慢性病发生、发展过程缓慢，是个体在环境及遗传等因素的综合作用下，体内生物指标逐步发生改变的结果。在早期阶段并没有明显的可诊断症状出现，这个阶段是疾病预防收益最大的时期，但由于缺乏主动预防措施，往往使得疾病不断地发展和加重，并产生一系列并发症。如心脑血管疾病的基本病因是动脉粥样硬化，而发病的直接原因是高脂血症，而从高脂血症到中风或者冠心病是一个渐进漫长的过程［高脂血症→血管硬化→血压增高→心脑供血不足→心脑血管事件（中风或冠心病）］。在此期间，虽然高脂血症会对人体造成全身性损害，但因其感觉不明显，大多数人群对其关注度不够，日常生活行为不规范，由此导致后期严重并发症的出现。实践证明，有效地控制"三高"能显著地减少脑中风与冠心病发生。由此可见，已病早治、防其传变对于慢性病人群动态监测具有重要的指导意义。

人体是一个有机的整体，疾病是动态的过程，外感疾病可有由浅入深的变化，内伤疾病更有由脏及脏或由脏及腑的互相影响。一般来说，疾病发生后是否传变需要一定的条件，这些条件包括正气之强弱、病邪之轻重、治疗措施是否得当、脏腑之间的相互关系等。具体落实到健康管理方案中，根据治未病的理念，当疾病发生时，医者通过对病情的细心观察、详细收集资料和综合分析，掌握具体病势，预测疾病发展的趋势，采用果断有效的方法，截断病势的去路，防止疾病的传变，具体措施包括针灸、中药等传统疗法。针对慢性病高危人群的特点，建立高血压、糖尿病、脑中风、冠心病、慢性阻塞性肺病及恶性肿瘤等常见慢性病防控方案，形成长期监控档案，跟踪治疗的顺从性，指导病人改善不良的生活方式，监测与疾病相关的理化指标，从而有效控制并发症发生。

（四）病后人群防病复发

针对病后康复人群，依据治未病病后防复的理念，要求医生通过对病情的细心观察和详细收集资料，综合分析，掌握具体病势，调治过程中重视脏腑功能，强调"保胃气，存津液"的原则，处以药膳、汤药、药茶或指导穴位按摩，平衡阴阳互损，补益正气，促进早日康复。

三、四项推进措施

随着治未病健康工程实施方案的形成与推广，治未病健康管理理念逐步为社会认同并接受。但由于各种因素的限制，仍存在应用范围不广、推广受限等问题。因此，应通过系列推进措施的实施，进一步完善以中医体质辨识为主线，相应调体方案为干预手段的健康管理运行机制，有效推动治未病健康管理工作的进一步深入开展与应用，切实发挥其在养生、保健、预防、医疗及康复等方面的优势。

（一）扩展治未病健康教育传播网络

加强传播与科普宣传工作，构建政府、医院、社区和媒体协作互动的教育传播网络，向社会广泛传播治未病健康管理理念与知识。定期举办相关健康管理论坛和讲坛，就治未病健康管理最新理论成果与应用范式，如治未病理论学术研究与转化、应用研究、中医预防保健服务体系构建与产业发展、广告传播、新媒体与治未病等主题进行全面探讨和深入交流。政府与媒体合作，在健康频道开设"治未病健康管理"相关节目，传播治未病理念。利用现有的微博、微信等新媒体手段开设治未病平台，定期邀请专家开讲。中医院积极构建教育传播网络，在原有治未病中心的医务人员和民众认同度的基础上，创新宣传普及的内容与方式；编写面向群众的科普手册，包括简介治未病对专科疾病的认识、治未病在防治专科疾病及日常保健方面的优势等内容，要求通俗易懂、宣传性强，介绍治未病特色优势的同时，介绍本专科特色与专家，并追踪反馈重点专科中医特色疗法宣传册的宣传效果。

（二）构建治未病健康管理信息化平台

将中医体质辨识与现代医学及科技中各种检查手段相融合，对体质健康状态辨识与干预过程中采集到的各项数据进行记录，构建治未病健康管理信息化平台。报告不仅给出受检者的体质类型、易患疾病、健康状态，还根据体质辨识、亚健康状态评估等提供个体化疾病预防方案和因时、因地的个体化健康调养干预方案，通过起居调养、药膳食疗、情志调摄、针灸推拿、中药养生等系列健康干预措施，促进不同体质个体接受和主动进行自我健康干预，达到改善体质、增进健康，防治疾病的健康管理目的。对于发现疾病者，提供专科诊疗建议，通过专科专家门诊，直接服务于民众。

借助医院信息管理系统，形成辨识体检报告文档，存储于个人健康信息数据库。由治未病健康管理专家组成的工作站对健康辨识信息数据库进行管理与维护，根据受检者的辨识体检报告数据，制定个性化健康调护方案，并将相关结论与方案通过短信或微信系统、健康服务中心、网站、输出打印系统等方式直接反馈于受检者。

（三）加快治未病科研与创新技术研究

中医治未病健康管理工作的开展离不开科学研究的支持，必须在工作的同时开展相关研究工作，积极探索以中医体质为基础的中医健康辨识方法与技术，研究各偏颇体质易患疾病，制定"辨体施护、辨体施养、辨体施膳、辨体施治"的疾病防治指南。

根据治未病健康管理研究方法的特点与规律，构建科研方法学体系。从文献整理及理论研究的角度，进行治未病相关文献的系统整理，完善治未病理论框架。并在理论框架指导下，整理历代中医及当代名医治未病经验和方法，形成治未病理论体系。以健康辨识、干预和效果评价为核心，面向体质偏颇人群、常见慢性病的高危人群和稳定期人群，研究相关理论、方法、技术和产品，形成标准、流程和规范，提高预防保健能力。结合现代科技手段，改进、完善和创新各种药物和非药物产品，研发便携式、家庭用的养生保健仪器和用品，丰富中医治未病健康管理服务手段。

（四）加强治未病人才队伍的培养和建设

中医药高校作为培养中医药才人的阵地，应当充分发挥自身办学优势，在培养治未病健康管理方向专业技术人才和管理人才方面发挥作用。整合中医药高校的人才资源和教育资源，开设治未病预防保健专业，制定预防保健专业人才的培养模式。充分利用医院多层次人才培养平台，设立各级人才培训计划，沿用"传、帮、带"中医人才培养特色的模式，提高治未病健康管理专业技能水平。通过开展治未病相关国家与省级继续教育项目，构建治未病培训基地。根据中医医疗机构治未病中心、健康咨询调理门诊和传统疗法中心三个环节的不同特点，进行系列培训。其中，治未病中心要加强中医体质辨识的培训，健康咨询调理门诊要加强心理评估方法培训，传统疗法中心需加强中医传统特色技术如针灸、熏蒸等培训。

第四节　中医治未病健康管理的实践

一些社会学家和经济学家把治未病称为"供得起和可持续的医学"，提出将其理念思想引入到公共卫生事业实践中。由此，首届治未病高峰论坛暨治未病健康工程启动仪式中提出结合中医治未病理念，构建治未病健康管理服务体系，真正实现以人的健康为中心的个性化预防、诊疗和保健的健康管理，从而减少疾病的发生，促进人民的健康，提高生活的质量，延长健康的寿命。

一、治未病健康管理服务体系的实施流程

治未病健康管理服务以中医体检作为起点，运用中医整体理念进行健康辨识，形成评估报告，设计出个性化中医特色健康指导和健康干预方案，建立个人健康信息档案。其主要由体质辨识中心、健康调养咨询门诊和健康干预中心三部分组成的治未病中心或服务站来实现，形成以"健康辨识－健康咨询－健康干预"为主线，集无病先防、欲病早治、已病防变、病后防复于一体的健康管理运行机制。

1. 健康状态辨识

利用各种技术方法，开展中医体质辨识，以了解包括体质、脏腑及健康水平等状况。

2. 健康状态信息采集

适时、实时地采集服务对象各种健康状态相关信息，包括中医体质辨识、中医经络检测、常规健康体检、各种功能检测及生活方式调查等。

3. 健康状态评估

根据所采集到的服务对象健康状态信息，从宏观整体到局部微观，从躯体功能、心

理状态到病理改变等，全面多维度地进行健康状态评估，形成综合报告，使服务对象充分了解自身的健康状况及疾病风险，并为下一步的体质调养指引方向。

4. 健康状态信息管理

建立管理对象的健康状态信息数据库，包括一般信息、辨识、检测、评估、干预信息、专科诊疗信息、随访追踪信息等。同时，开发随访功能及各种管理、分析功能，建立及完善健康状态信息库。

5. 健康干预方案制定与实施

根据9种体质调养方案，对不同体质非药物疗法方案进行不断优化。针对重点病种，建立诊疗规范，内容涉及无病先防、欲病早治、已病防变、病后防复4个方面内容。根据个体不同体质、不同健康状况、不同节气，提供个性化药膳食疗咨询指导。同时，提供营养治疗方案的制订与实施、重症病人营养治疗指导、各类慢性病的营养咨询与调理。医院治未病中心应充分利用传统疗法，全面挖掘整理并引进中医药行之有效的特色疗法，依据各类人群的不同特征及各种特色疗法的不同优势，以体质分类理论为指导，制定中医干预治疗和健康调养方案，采用针灸、火罐、砭石、中药熏蒸等技术，达到增强体质、防病抗衰的目的。同时，还应与各专科结合，制定专科疾病的中医非药物疗法干预措施和方案，为中医治未病工作提供有效的手段。

6. 干预效果评估

除了对病人自身状态指标（如症状与生存质量、理化指标、功能检测指标等）进行效果评估，还从生活方式改变度、健康文化理念的认识度、满意度、依从性等进行评估，在积累一定数据之后，采用卫生经济学等指标进行分析和评价，从多角度体现干预效果。在流程管理方面，通过整合资源，理顺专科病人与未病、欲病人群的流程，对体检人群按照体质辨识及体检结果进行分流。未病、欲病状态人群在治未病中心的健康调养咨询门诊调治；已病人群在专科门诊接受治疗；属于慢病门诊管理病种者则在慢病门诊接受终身管理。

二、治未病健康管理服务体系的实践价值

（一）有利于实现医疗低成本

自2007年国家中医药管理局实施中医治未病健康工程以来，各省市逐步通过国家中医药管理局的验收，开展了治未病试点工作，并依托省级中医医院成立治未病中心，开展了"体质辨识－健康咨询－传统疗法"三位一体的治未病健康管理服务模式，实现疾病的早发现、早诊断、早干预。特别是对亚健康状态的及早干预，防止疾病的发生或降低发病率，实现常见慢性病的诊疗重心前移，从而减轻政府、单位的卫生经费成本投入和个人的医疗费用负担。

随着疾病防治重心的下移，中医治未病健康管理服务逐步走进社区。治未病思想的重要体现在于"防患于未然"，运用健康管理"预防为主"的理念，将中医治未病健康管理服务引入并实施，通过广泛的普及中医养生观与健康观，提高人群科学养生、御病强身的意识和能力，提高生活质量。中医药经济适用和疗效明显的特点，使得社区居民得到有效、经济、方便和实惠的医疗服务。传统医学常用的特色干预方法和手段，如针

灸、艾灸、推拿、拔罐、正骨、刮痧、熨法和中药熏蒸等，无需昂贵的设备、精密的仪器或其他严格的诊疗条件，具备操作简单易懂、使用方便等特点，从而使社区成为疾病预防和保健的主要服务场所，减轻了大医院的负担。

（二）有利于推进公共卫生服务均等化

公共卫生服务包括为城乡居民提供健康教育、居民健康档案管理、慢性病管理和传染病防治等，其服务均等化是现代社会公平的核心要义，是社会和谐稳定的基本保证。由于我国地区经济发展不均衡，城乡贫困人口基数差距大，农村发展滞后，造成公共卫生资源配置相对不均。落后的地区和低收入人群日益增长的公共卫生服务需求与公共卫生资源供给矛盾突出，必将会给社会稳定发展带来负向影响。鉴于治未病健康管理体系服务的全面性、及时性、便于操作性、互动性、成本低等特点，基本上可以普及到社区、乡镇及农村的低收入群体，使每个居民均可建立自己的中医健康档案，有利于促进公共卫生的公平与效率统一。通过治未病健康管理服务体系在社区、学校、企事业单位的定期开展，对社会所有人群开展有中医特色诊疗技术的健康教育，举行社区大型户外中医药科普教育活动及卫生义诊等，使普通群众能够接受到治未病健康教育和预防疾病的适宜技术与手段。通过治未病健康管理在慢性病管理中的应用，可使患者以更低的医疗成本获得整体、持续、主动的健康管理方法与措施。同时，对于贫困和低收入居民，也可通过以上方式，接受到系统性、低成本、有中医特色的健康维护和慢性病管理服务，以达到健康维护、延缓慢性病发展、减少并发症、降低后遗症发生率、提高生活质量、延长寿命等成效。

（三）有利于树立全过程健康管理的理念

治未病是中医整体观的重要体现，重视全过程的健康管理，主要表现形式为"无病先防、欲病早治、已病防变、病后防复"，即人体健康时，疾病预防；疾病萌芽时，及早干预；疾病发生过程中，运用中医药的手段，延缓疾病的发展，防止疾病的恶化；疾病消亡后的康复阶段，发挥中医药的优势，调理身体，促进康复，并防止复发及后遗症。基于这种理念所衍生的治未病健康管理体系，实际上就是全过程的健康管理。通过治未病健康管理服务体系，对无病、欲病与已病人群的管理既可实现有效区分，又能形成良好地对接，实现全程管理。推广治未病健康管理服务不仅有利于扩大中医药的社会影响，也可使治未病理念深入人心，提高群众的认知度和认同度，树立全过程对健康危险因素进行干预的健康意识。

（四）有利于完善疾病预防医学体系

由于环境和生活方式等多方面因素的变化，慢性病发生率、死亡率迅速上升，这些问题对我国的预防医学提出了新的要求。如何在慢性疾病发生的初期，通过有效的干预手段延缓其进程，有效地防止和控制慢性病发展，这些难题是预防医学目前面临的新任务和课题。治未病健康管理服务体系以其全过程管理的理念与重点突出的优势，为慢性病的预防、控制和管理带来了新的方向和动力。其通过疾病预防控制运行机制，健全分类管理及全面全过程的监测和治疗，预防疾病和促进健康，是预防医学的重要补充和完善。

（五）有利于推动中医药卫生事业的发展

目前，治未病已成为备受推崇的卫生观和健康观。自治未病健康工程启动与实践应用以来，为中医药学发展带来了全新的拓展领域，丰富了中医药学的内涵，发展和延伸了中医药的服务领域和空间。治未病健康管理服务是传统医学与现代健康理念的一种双赢结合，也是中医药事业的一个重要组成部分，其良好的发展必定为中医药的发展增加助力。通过不断扩大中医药的社会影响，显著提高群众的认知度和认同度。对于中医药自身发展来说，治未病体现了我国中医药的特色，同时也促进了中医药的服务领域由医疗领域延伸到预防、保健、养生、康复等各个领域，为中医药卫生事业注入可持续发展的动力和新的活力。

小　结

本章对健康管理的基本概念和服务步骤进行了简要介绍，并分析了中国健康管理现状与发展需求，重点阐述中医治未病在健康管理中的优势、中医治未病健康管理的实施策略，以及中医治未病健康管理的实践。

中医治未病在健康管理中的优势包括先进的防重于治、预防为主理念，个性化的治未病方案，以及丰富的防治手段与方法。

中医治未病健康管理的实施策略有：针对四类目标人群即无病人群、欲病人群、已病人群及康复人群，建立四种管理方案，即无病人群的健康维护、欲病人群的早期诊治、已病人群的防病传变、病后人群的防病复发；并完善四项推进措施，即扩展治未病健康教育传播网络、构建治未病健康管理信息化平台、加快治未病科研与创新技术研究、加强治未病人才队伍的培养和建设。

中医治未病健康管理的实践部分重点阐述治未病健康管理服务体系的提出和实施流程等，包括健康状态辨识、健康状态信息采集、评估、信息管理、健康干预方案制定与实施及干预效果评估。

治未病健康管理服务体系的实践价值包括：有利于实现医疗低成本，有利于推进公共卫生服务均等化，有利于树立全过程健康管理的理念，有利于完善疾病预防医学体系，以及有利于推动中医药卫生事业的发展。

参考文献

1. 郭清. 健康管理学概论. 北京：人民卫生出版社，2011.
2. 孙涛，王天芳，武留信. 亚健康学. 北京：中国中医药出版社，2007.
3. 张开金，夏俊杰. 健康管理理论与实践（第 2 版）. 南京：东南大学出版社，2013.
4. 郑晓瑛，陈功. 中国人口健康：现状和趋势. 北大人口研究所课题报告，2006.
5. 翟铁民，柴培培，魏强，等. 我国慢性非传染性疾病卫生费用与筹资分析. 中国卫生经济，2014，33（2）：14 - 17.
6. 白书忠. 中国健康管理的现状分析. 第三届健康产业论坛，2006.

7. 陈宪泽．基于治未病理论的健康管理模式研究．广西中医药大学学报，2012，15（3）：121－123.

8. 王琦．中医治未病解读．北京：中国中医药出版社，2007.

9. 孙涛．亚健康学基础．北京：中国中医药出版社，2009.

10. 黄守文．治未病健康管理服务的推广对策研究．华南理工大学硕士学位论文，2012.

11. 唐莉．中医治未病理念的重大现实意义．亚太传统医药，2010，6（8）：1－2.

第六章　中医治未病与慢性病防控

进入 21 世纪以后，由于环境污染、人口老龄化及疾病谱变化，心脑血管病、癌症、糖尿病、慢性阻塞性肺病等慢性病成为困扰人类健康的主要问题。据世界卫生组织报道，慢性病已成为全球致死和致残的首位原因，直接导致全球经济负担加重。

《中国慢性病防治工作规划（2012—2015）》中明确指出："慢性病已成为中国人民健康的头号威胁，防治慢性病已刻不容缓……国内外经验表明，慢性病是可以有效预防和控制的疾病……在慢性病防治工作中，坚持中西医并重，充分发挥中医药'简、便、验、廉'和治未病的特点。"说明我国的慢性病防控工作迫在眉睫，而中医药因其独特的优势及治未病的先进理念，在慢性病防控中具有重要的意义和应用前景。

第一节　慢性病概述

慢性病，全称为慢性非传染性疾病（non-infectious chronic disease，NCD），是由一系列疾病构成，包括糖尿病、心血管疾病、慢性呼吸系统疾病、恶性肿瘤、视力丧失、听力问题、口腔问题、遗传疾病和精神障碍等。《中国慢性病防治工作规划（2012—2015）》确认，影响我国人民群众身心健康的常见慢性病为心脑血管疾病、糖尿病、恶性肿瘤、慢性呼吸系统疾病等 4 大类。慢性病不同于传染性疾病，是工业化发展带来的新的疾病谱转变，具有病机复杂、潜伏期长、病程长、高发病率、高致残率、高死亡率、高医疗负担，以及可防、可控、难以治愈等特点，个体健康损害和社会危害严重。

一、慢性病的特点

（一）病情复杂，潜伏期长，病程长

多因素致病、一体多病、多器官损害等造成慢性病病情复杂。过去两个世纪以来，现代医学在认识疾病规律上基本遵循着下列模式：致病因子（外因）的作用性质特点－机体的反应表达－器官和组织的损伤－结局。这种模式适合以外因为主导的疾病，特别是感染性疾病。明确致病因子，通过拮抗治疗的方法，便可解决问题。然而简单的生物学模式不适用于 21 世纪的人类疾病。心脑血管疾病、糖尿病、恶性肿瘤、慢性呼吸

系统疾病等四大慢性病，没有简单明确的致病因子，也不是仅仅由生物学因素主导，生物学因素与生活方式、环境因素等多因素交互作用共同造成了目前的慢性病谱。多因素致病是慢性病病情复杂的重要原因。慢性病往往表现为一体多病，多器官损害。一体多病指一个人患多种慢性病，如高血压、糖尿病、高脂血症、高尿酸症等常常合并出现，这与慢性病常常有相类似的致病因素有关。多器官损害是指慢性病在发展到一定阶段后，会造成心、脑、肾等多器官损害，造成伤残，甚至死亡。一体多病和多器官损害加大了疾病的复杂程度，也加大了用药难度。因此慢性病提倡多靶点联合用药，但是多靶点用药其合理性较难把握，给合理用药带来了挑战。

慢性病潜伏期长。有别于急性传染病，慢性病的发病隐匿（无症状），潜伏期长（几年乃至几十年）。如心脑血管疾病的基本病因是动脉粥样硬化，而发病的直接原因是高脂血症。从高脂血症到发生中风或者冠心病的发展进程是：高脂血症 – 血管硬化 – 血压增高 – 心脑供血不足 – 心脑血管意外（即中风或冠心病）。这是一个很漫长的过程，如果将导致高血脂的不科学饮食和不良生活方式计算在内，这个发展过程会更长。因此"早发现"是慢性病防控的重要目标。

慢性病往往是终身性疾病，病程较长，且"带病延寿"更加延长了慢性病的病程。医疗手段的提高及生活水平的提高，明显地增加了人们的寿命，但是并没有提高人们的生存质量。中国老龄化社会的到来，逐年加大的医疗投入，换来的只是"带病增寿"，许多慢性病的病程随之延长，这些相对延长的阶段不仅是原疾病的延续，更因为合并一些老年性疾病，呈现出老年病特点而使现代临床较以往更加复杂。慢性病漫长的病程加之老年化状态，严重加大了慢性病的个人及社会损害。也因此进一步说明早防早控的重要性。

（二）发病率、致残率、死亡率高，医疗负担重

慢性病在我国的流行将不断加剧，呈现高发病率特点。依据《中国居民营养与慢性病状况报告（2015 年）》报道数据，2012 年全国 18 岁及以上成人高血压患病率为25.2%，糖尿病患病率为 9.7%，与 2002 年相比，患病率呈上升趋势。40 岁及以上人群慢性阻塞性肺病患病率为 9.9%。根据 2013 年全国肿瘤登记结果分析，我国癌症发病率为 235/10 万，肺癌和乳腺癌分别位居男、女性发病首位，10 年来我国癌症发病率呈上升趋势。世界银行关于《创建健康和谐生活，遏制中国慢病性流行》的报告（世界银行 2009 年至 2010 年间开展的一项关于中国慢性病的研究成果，简称世行慢病报告），利用我国居民营养与卫生调查及慢性非传染性疾病危险因素监测数据计算，在未来 20年中，40 岁以上的人群中慢性病患者人数将增长 2 倍甚至 3 倍，心梗、中风、慢性阻塞性肺病、糖尿病和肺癌 5 种慢性病的患者人数将从 2010 年的 8000 万左右增长到 1.8 亿左右。

慢性病常伴有一些严重的并发症，导致了慢性病的高致残率，如糖尿病足、糖尿病眼底病变、高血压致中风，严重影响了慢性病患者的生存质量。《我国成年人慢性病导致的残疾负担分析》一文，利用 2006 年第二次全国残疾人抽样调查数据，分析了我国18 岁及以上成年人慢性病致残状况。研究结果表明，慢性病已成为我国成年人首位致残原因，56% 的成年残疾由慢性病导致。

慢性病的致死率高。我国监测系统资料表明，20世纪90年代以来，我国慢性病死亡占总死亡的比例呈持续上升趋势。1991年慢性病死因构成比为73.8%，2000年上升为82.9%。2008年卫生部的统计数据显示，心脑血管疾病、糖尿病、慢性阻塞性肺疾病（chronicobstructivepulmonarydisease，COPD）、恶性肿瘤这4类慢性病造成的死亡占到我国城市和农村居民死因的80%左右。尤其是在中国这个人口大国，慢性病早防早治较难普及，慢性病的致死率尤其高。据统计，中国的中风死亡率是日本、美国和法国的4~6倍；慢阻肺死亡率为130.5/10万，为日本的30倍左右；中国的癌症死亡率也略高于其他可比国家；中国的糖尿病死亡率也高于日本和英国。

慢性病的发生不仅给个人、家庭带来沉重的压力，也会对社会和经济发展产生很大的影响。2011年世界银行估计，如果不采取有效的措施，预计在未来的20年里，慢性病中，仅由心肌梗死、脑卒中、糖尿病和慢阻肺（慢性阻塞性肺病）所导致的疾病负担就将超过50%。我国学者进行了由超重和肥胖所导致的相关慢性病经济负担的研究和中国居民高血压造成冠心病和脑卒中的经济负担研究。结果表明，2003年中国超重和肥胖所造成高血压、冠心病、糖尿病、脑卒中的直接经济负担分别为89.7亿元、22.6亿元、25.5亿元和73.3亿元，占4种疾病直接经济负担的25.5%；我国由高血压造成的冠心病和脑卒中的直接经济负担达190.3亿元，占两病合计直接经济负担的47.7%。因此，早防早控尤为重要。

（三）可防、可控，难以治愈

慢性病虽然病情复杂、病程长，并且发病率高、致残率高、死亡率高，但多数可以预防、控制。因为慢性病的影响因素多为不良生活方式有关的疾病。除遗传和环境因素外，长期不良的生活方式（包括高盐及高脂肪等不合理饮食、长期吸烟、过量饮酒、长期熬夜等）、久坐、缺乏体力活动及忽视自我保健是慢性病发生的重要危险因素。50%以上的慢性病负担可通过改变生活方式和控制行为风险预防。但是一旦疾病发生，就难以治愈，例如高血压、糖尿病需要终身服药，COPD呈现进行性加重等。这也更加说明早发现、早干预的重要性。

二、慢性病的防治需求

（一）慢性病防控关口前移

《中国慢性病防治工作规划（2012—2015年）》提出慢性病防治关口前移的理念。慢性病防治关口前移是指，针对慢性病潜伏期长、可防、可控、难以治愈及发病后致残率高、致死率高等特点，通过采取一定措施，将慢性病控制在疾病初期，甚至是在高危因素期。

哈佛公共卫生学院疾病预防中心的研究表明，70年代中期以来，美国开始注意行为和环境对人类健康的影响，开展以"合理膳食、适量运动、戒烟限酒、心理平衡"为基石的健康教育，使高血压发病率下降55%、脑卒中下降75%、糖尿病减少50%、肿瘤减少1/3，使美国人均预期寿命延长10年，而用于这方面的费用仅为同一时间医疗费用的1/10。

（二）慢性病防控重心下移

慢性病防控重心下移即指将慢性病防治重心转移至基层，将卫生防病保健工作的重点放在社区、农村和家庭。加强基层卫生机构建设，健全医疗卫生服务保障体系，扩大医疗保障覆盖面。

世行慢病报告指出，为应对慢性病，一些经济合作发展组织成员国逐渐将卫生支出重点转移到初级卫生保健服务。经济合作发展组织成员国平均将31%的总卫生支出用于门诊服务，而住院服务所占比例则低于40%。国务院发布了关于发展城市社区卫生服务的指导意见，即由政府提供政策与经济支持，以社区为基础，社会各方面参与，通过健康促进、健康教育和社区干预等方法，在社区全人群中开展控制慢性病主要危险因素的活动，以预防慢性病的发生，降低慢性病的发病率和死亡率。

（三）开发慢性病防控适宜技术

开发低成本、可推广的慢性病防控适宜技术是实现关口前移和重心下移的有效方法。从2009年起，在全国实施基本公共卫生服务均等化的过程中，始终将慢性病防控工作作为优先领域考虑。目前，重大公共卫生服务项目中已包含农村适龄妇女宫颈癌、乳腺癌筛查等项目。今后将继续开发和推广慢性病防控的适宜技术，科学编制慢性病防治重大项目，将可操作、可核查、可评估的慢性病项目继续列入重大公共卫生服务项目。

（四）慢性病防治手段多元化

慢性病是多因素、多损害、多病种合并出现的全身心问题，潜伏期长、病程长。因此，慢性病防控需要一种综合的干预模式，即以人群为基础，重视疾病发生发展的全过程（高危的管理，患病后的临床诊治，保健康复，并发症的预防与治疗等）连续监管和持续评估改进，强调多学科的合作为手段。目前关于慢病的防控逐渐意识到要从疾病治疗转向病前预防，要从单一病因病机治疗转向全身心的调节，因此养生预防方法不可缺少，治疗和康复方法不能仅限于药物，更不能是多种慢病药物的堆砌使用。除此之外，为了提高慢性病防治手段在民众中的接受度和依从性，形式多样的防控方法亦是有必要的。因此预防、保健、医疗等多学科的合作，身心调节、养生食疗、运动指导、补充替代疗法等多样化防治手段的综合模式迫切需要。

第二节 中医治未病防控慢性病的优势

中医治未病理念和技术方法，中医药丰富的医疗资源，以及"简、便、验、廉"的医疗特色，可实现慢性病防控的关口前移和重心下移，能体现慢性病防控广覆盖、低成本的优势，在慢性病防控中发挥重要作用。

一、先进的治未病三级预防理念

《国家中长期科学和技术发展规划纲要（2006—2020年）》将"人口与健康"作

为重点领域之一，明确提出疾病防治重心前移，坚持预防为主、促进健康和防治疾病结合；研究预防和早期诊断关键技术，显著提高重大疾病诊断和防治能力。中医学蕴含着丰富的预防医学思想，积累总结了大量的预防疾病的方法及手段，能够积极参与到预防为主、促进健康和防治疾病的过程中，并具有一定的优势和发展前景。因此，发展中医药对于解决未来 13 亿中国人的疾病预防控制和卫生保健问题具有战略意义。

自古至今，中医对养生、防病有其独特的优势，中医治未病通过丰富的测知手段和干预方法等，实现无病先防、欲病早治、既病防变、病后防复。中医体质学提出"体质三级预防"理论，针对不同人群制定相应的预防保健措施，为从人群角度预防疾病、实现治未病提供了可行的方法与途径。充分发挥中医早诊断、早治疗、早干预的优势，恰好应对了慢性病防治关口前移的理念。

二、多元化的治未病防控手段

针对慢性病复杂的特点，可以发展利用中医药丰富的治疗手段和医疗资源，综合运用包含精神调摄、饮食调摄、起居调护、运动锻炼、经络腧穴推拿、中药处方在内的多元化调理方案。同时，中医上述调理方法，便于操作，在基层易于推广实施，对实现慢性病防控重心下移和节约医疗投入具有明显的优势。

中医学在长期的临床实践中，总结了调摄情志、适度劳逸、合理饮食、谨慎起居等养生调摄之术，形成了食疗药膳、针灸推拿、气功导引、心理调摄、音乐调节、内服与外用药物治疗等多种调治方法，正所谓"杂合以治，各得其所宜"（《素问·异法方宜论》）。形式多样的手段，涉及医药、心理、环境多个方面，吻合了慢性病病因复杂、多基因病的特点。此外，中医药"在整体观指导下的辨体论治、辨证论治"以人为本，将人体看作一个有机整体，在处方用药时，时刻关注禀赋差异与疾病的发生与演变，以及旧病与新疾的关系、脏腑间的相互联系，对指导以"一体多病"为特点的慢性病多靶点用药意义重大。

三、可推广的个体化防控工具

如何实现慢性病防控在基层最大范围推广实施，让广大群众恰当使用，而不是滥用、乱用，适宜推广实施的个体化防控工具非常重要。西方国家基于全基因组测序技术，积极探寻疾病预测到早期诊断、预防、治疗的个体化方案。但是，全基因组测序需要较昂贵的高科技成本，并且对大多数多基因慢性疾病的预测仍缺乏肯定的判定方法，难以做到低成本、广覆盖。我国正在建设中的全民健康保障体系，将中医药纳入其中，中西医并重，把中医药作为不可或缺的医疗技术支撑，弥补西医的缺陷和不足。其中"中医体质辨识技术"被作为重要个体化防控工具在中医药治未病工作中推广实施。中医体质辨识技术所采用的方法为"问卷法"，可操作性强、好推广；中医体质辨识技术依托的理念为"个体化"，充分体现了中医因人制宜的特色，适应性强、宜推广。

第三节　中医治未病防控慢性病的实施策略

慢性病干预是通过实施全人群策略和高危人群策略相结合的综合干预措施，倡导健康生活方式，提高人群慢性病防控知识水平和健康理念，降低人群危险因素水平，营造促进健康的社会风气和支持环境，同时在个体水平通过预防性措施改善危险状况，以达到降低疾病负担，延长健康寿命，促进和改善人群健康水平的目标。我国经过多年慢性病防控工作的研究和实践，逐步提出适合中国国情的慢性病"3-3-3"防控策略和干预措施，即抓好3类人群（一般人群、高危人群、患病人群）、关注3个环节（危险因素环节、高危状态环节和患病状态环节）、采取3种手段（健康促进、欲病管理、疾病管理）。

一、面向三类人群

《中国慢性病防治工作规划（2012—2015年）》指出，慢性病防治需要"关口前移"，而"关口前移"需要"及时发现并管理高风险人群，加强慢性病高风险人群的检出和管理，及时了解慢性病流行状况和主要问题，提供常见慢性病健康咨询指导"。可见，实现慢性病关口前移的重要举措，是找出风险人群进行管理。按照慢性病管理划分，可划分为"一般人群、高危人群、患病人群"。

（一）一般人群

一般人群指一般健康人群，体检指标正常者。既包括一般无明显高危因素的健康人，也包括具备某些慢性病危险因素人群，如家族遗传者、中老年人、长期生活方式不良者等。

（二）高危人群

高危人群指有明显慢性病发病倾向的人群。主要是指体检指标处于疾病前期状态者，如糖耐量受损、高血压正常高值、癌前病变者等。

（三）患病人群

患病人群是指有明确诊断某种慢性病的患者。

二、关注三个环节

中医治未病防控慢性病，应该关注三个环节，即危险因素环节、高危状态环节和患病状态环节。三个环节分别对应三类人群，即一般人群、高危人群、患病人群。

（一）危险因素环节

危险因素环节指被判定为某种偏颇体质，但是尚无临床征兆的环节。该环节占据一般人群中的一定比例，由于没有任何临床征兆，往往容易被忽视。持续跟踪偏颇体质危险因素环节，做到早预防。

（二）高危状态环节

高危状态环节是指已经呈现慢性病的征兆，主要指临床前期征兆的环节，是早治疗、早干预的关键环节。所谓关键，是指该环节可逆转的概率大，一旦进一步发展为疾病状态，则很难治愈。

（三）患病状态环节

患病状态环节指可明确诊断为某慢性病的时期。该环节干预的目的是控制病情、防止或延缓进一步恶化。

三、运用三种手段

针对慢性病不同的环节、不同的状态，防控手段的侧重点不同。针对慢性病三个环节，提出中医治未病防控慢病的三种手段，即健康促进、欲病管理、疾病管理。

（一）健康促进

针对所有人群均要进行慢性病防控的健康教育和促进。健康促进主要包括倡导一般健康生活方式和进行中医体质个体化养生两个方面。

1. 倡导全民健康生活方式

《中国慢性病防治工作规划（2012—2015年）》提出，关口前移的重要策略是"深入推进全民健康生活方式，充分利用大众传媒，广泛宣传慢性病防治知识，寓慢性病预防于日常生活之中，促使人们自觉养成良好的健康行为和生活方式"。可利用国家慢性病知识和权威发布平台，也可利用新闻出版媒体等。这对减少慢性病主要的、可改变的共同危险因素（主要指不良生活方式）具有重要意义。

2. 倡导个体化养生

高危因素控制主要针对的是普遍性问题，并不能解决个体问题。因此，王琦教授提出"因人施膳、因人施保、因人施养"的健康促进理念。目前已经制定九种体质个体化健康养生方案，内容包括"情志调摄、饮食调养、起居调摄、运动保健、穴位保健"等多个方面，同时有《亚健康中医体质辨识与调理》教材、《首都市民中医健康指南》及体质养生科普类著作出版。

（二）欲病管理

欲病管理主要针对的是高危人群，通过辨体与辨病相结合的方法，将疾病控制在前期阶段。偏颇体质人群如若出现疾病前期征兆，仅采取健康促进方法并不能很好地解决问题，需要在健康促进的基础上，对疾病进行针对性地防控。

（三）疾病管理

疾病管理主要针对的是患病人群，通过"辨体－辨证－辨病"诊疗方法，控制疾病发生与发展，防止恶化。疾病管理以往主要在医院完成，但是鉴于慢性病病程长、医疗负担重的特点，融入中医特色医疗，国家中医药管理局拟定了部分慢性病的中医药健康管理技术规范，逐步形成"医院到社区"的重心下移。参考慢性病中医药健康管理规范化文件、慢性病防治指南等，以辨体－辨病－辨证为原则，综合运用包含精神调摄、饮食调摄、起居调护、运动锻炼、经络腧穴按摩在内的多元化调理方案，形成疾病管理方案。

第四节　中医治未病防控慢性病实践

中医治未病防控慢性病，是将人群按照体质类型分类，然后依据体质"三级预防"理念，对"无病""欲病""已病"三种状态实施体质干预，实现慢性病的早预测、早预防、早干预，达到慢性病防治关口前移的目的。

一、慢性病体质一级预防

慢性病的一级预防，是根据"体病相关"理论，通过判定中医体质类型，对慢性病的危险体质人群进行早预警，并通过健康促进法进行健康宣教和个体化养生干预，做到早干预。"体病相关"论认为，特定体质类型是易患疾病的土壤，因此研究特定体质可早期发现慢性病的危险人群，并通过调节体质，做到一级预防。

目前对慢性病的预警主要通过高危因素控制、临床指标检测，待出现临床指征再着手治疗已很被动，而慢性病的高危因素种类繁多，防控干预等缺少有效工具。中医治未病防控慢性病以体质辨识为主要工具，通过临床流行病学调查，获取慢性病的高危体质类型。

痰湿质是代谢性疾病的危险体质类型。痰湿质贯穿于 2 型糖尿病高危人群阶段、前期阶段、疾病期阶段和并发症阶段，是 2 型糖尿病的关键体质类型，在糖尿病高危人群中出现的概率是一般人群的 3.28 倍；高脂血症、高尿酸血症的危险体质为痰湿质、湿热质，其中痰湿质危险度最高。代谢综合征多元回归分析发现，痰湿体质是其主要危险因素，进一步证实了痰湿体质在代谢性疾病中的重要地位。

心脑血管疾病危险体质类型为痰湿质、血瘀质、阴虚质。高血压危险度最高的体质为痰湿质和阴虚质，其中痰湿质贯穿高血压发生、发展的始终，阴虚质出现在患病期；冠心病危险度最高的体质为血瘀质。

慢性呼吸系统疾病的危险体质类型是气虚质、特禀质、阴虚质、血瘀质。其中哮喘主要危险体质为特禀质，小儿慢性反复呼吸道感染危险体质为气虚质、阴虚质，血瘀体质与 COPD 的发展、愈后关系最密切。

通过中医体质综合调养法、体质食疗法等，结合一般健康教育，可以将慢性病控制在危险因素环节，或者改善居民健康状况、降低高危群体的整体风险，取得了一定的成效，尤其在代谢性疾病中效果更为明显。

【文献摘要】

2 型糖尿病患者非糖尿病一级亲属：有研究者采用自身前后对照方法，对 30 例非糖尿病一级亲属痰湿体质者进行调体干预，干预方法包括精神调摄、饮食养生、起居养生、运动锻炼等。干预 3 个月后，BMI、2 小时负荷血糖、空腹血清胰岛素及稳态模型胰岛素抵抗指数均较干预前明显下降，其前后间比较有统计学差异（均 $P < 0$.

05），说明中医辨体调质护理可有效改善 2 型糖尿病患者非糖尿病一级亲属痰湿体质人群的胰岛素抵抗，降低 2 型糖尿病高危人群的患病风险。[吕忠勤，王文锐．中医辨体调质护理对 2 型糖尿病患者非糖尿病一级亲属的影响．解放军护理杂志，2012，29（1A）：7 - 9.]

居民整体健康状况：青岛市选择黄岛、市南、李沧 3 个区开展"中医体质量化辨识与调养指导"公共卫生服务，为 7 万多名居民免费提供个性化养生指导，居民健康状况改善明显。对 3328 份有效问卷调查分析，结果显示，居民健康状况改善率达 58%。中医体质量化辨识与调养指导合格率近 90%；辨识指导真实率达 100%；服务满意率达97.22%；人均感冒发生次数与前一年同期相比减少了 0.74 次，降低率达 44.25%；身体状态改善率达 26.3%；失眠者减少了 24.34%；便秘者减少了 17.77%。（http：//www. jkb. com. cn/news/technology/2012/0206/106579. html）

二、慢性病体质二级预防

慢性病体质二级预防，是指针对呈现慢性病早期征兆的人群，采用欲病管理手段，密切关注体质和慢性病临床指标，给予有针对性的个体化干预，通过检测、评估、干预、再评估的持续管理，达到将疾病控制在临床前期的目的。欲病管理手段一般有综合体质调养、辨体药膳或辨体中成药等。

【文献摘要】

糖尿病前期：有研究者纳入 258 例糖尿病前期人群，随机分为试验组 129 例和对照组 129 例。试验组根据体质辨识结果给予饮食、起居、运动、情志方面的健康管理；对照组给予一般的糖尿病前期人群健康管理模式。干预周期为 1 年。结果发现，试验组和对照组的体重指数、腰臀比、空腹血糖、胆固醇、甘油三酯均有所下降。健康管理后试验组与对照组比较，试验组的体重指数、腰臀比、空腹血糖、胆固醇、甘油三酯比对照组下降明显，差别有统计学意义（$P < 0.05$）。说明通过调体干预，不仅可以降低血糖指数，还能够降低其他危险指标值，降低糖尿病前期人群患糖尿病的风险。[漆云良，钟文彬、陈晓清，等．中医体质学说指导糖尿病前期人群健康管理的临床研究．Clinical Journal of Chinese Medicine，2015. 7（7）：46 - 50.]

高血压前期：有研究者将社区内 240 例血压正常高值的老年人随机分为干预组和对照组。干预组进行基本膳食指导、健康教育、控制体重合辨体养生指导（养生指导、穴位按摩指导、推荐适宜的饮食），每两周对干预组患者进行回访指导；对照组不进行干预，每周随访 2 次并测血压。1 年后对两组人群进行比较。干预组在高血压防治知识知晓率及改善行为执行率方面显著高于对照组（$P < 0.01$）；干预组的收缩压（SBP）、体重指数（BMI）、血清胆固醇（TC）、餐后 2 小时血糖（2hPG）较对照组显著降低（$P < 0.05$）；干预组高血压发病率显著低于对照组（$P < 0.01$）。[李秀娟．以中医体质辨识养生为特色的社区非药物干预对血压正常高值老年人群的影响．世界中医药，2012，7（4）：345 - 347.]

三、慢性病体质三级预防

慢性病三级预防是针对慢性病疾病期患者，在常规慢性病治疗方法基础上，进行体质个体化干预，可以降低慢性病用药量、控制疾病进一步发展、降低并发症发病率，优于常规慢性病治疗方法。

【文献摘要】

Ⅰ、Ⅱ级高血压：文献报道，将228例Ⅰ、Ⅱ级高血压患者随机分为干预组116例和对照组112例。对照组采用口服降压药物治疗，同时进行常规控制体重、限盐、戒烟、限酒、改善生活方式的宣教和监督控制；干预组则在此基础上，根据不同中医体质类型增加中医药干预方法。随访1年。结果发现，痰湿质（26.32%）、阴虚质（21.05%）是低中危高血压患者的主要体质，干预后两组平和质均有增加。干预后两组收缩压及舒张压水平均有下降（$P < 0.05$），其中，干预组的收缩压水平明显低于对照组（$P < 0.05$）；干预后两组血压控制率均有提高（$P < 0.05$），干预组的血压控制率明显高于对照组（$P < 0.05$）。说明根据体质类型对低、中危高血压病患者进行中医药干预，在一定程度上能改善低、中危高血压病病人的中医体质状态，同时有助于控制血压。[张松兴，张聪，马新. 社区低、中危高血压病患者中医体质辨识及干预研究. 中华中医药学刊. 2015.22（1）：110 - 112.]

高血压病血栓前状态：有研究者对240例高血压病血栓前状态（pro - thrombotic state，PTS）患者进行调体干预研究，分为干预组与对照组各120例。干预组在基础西医治疗基础上发放体质养生手册、开具调体中医处方并进行定期健康讲座宣讲；对照组仅进行基础西医治疗。进行为期1年的干预观察，每3个月评估一次。结果显示，两组收缩压及舒张压均有所下降，干预3个月后体质干预组与对照组对比较，差异有统计学意义（$P < 0.05$）；体质干预组较对照组生活质量改善明显（$P < 0.05$）；体质干预组PTS分子标志物水平中vWF、GMP - 140、11 - DH - TXB2下降显著显，AT升高显著，与对照组比较差异有统计学意义（$P < 0.05$）；心肌梗死率及脑梗死率发病情况差异有统计学意义（$P < 0.05$）。说明中医体质防治方案在高血压病血栓前状态的干预效果显著，可以降低心肌梗死率及脑梗死率。[卢健棋，雷贻禄，李成林，等. 高血压血栓前状态的社区中医体质防治方案的研究. 赏析中医，2013，29（3）：37 - 39.]

2型糖尿病：研究者将社区89例2型糖尿病患者随机分为干预组和对照组。干预组给予食物交换份法联合辨体膳食指导，对照组仅给予食物交换份法指导。周期为1年。结果显示，与干预前相比，两组干预后的血糖、血脂、糖化血红蛋白都有明显下降（$P < 0.05$）。干预组的空腹血糖、餐后血糖、糖化血红蛋白、甘油三酯、低密度脂蛋白胆固醇、体重指数明显低于同期对照组（$P < 0.05$），表明食物交换份法联合中医辨体膳食指导法能够有效控制糖尿病患者的病情，且优于单纯的食物交换份法。[武琳，亓海萍，李晶. 中医体质理论指导社区糖尿病患者饮食治疗效果评价. 中华中华医药杂志，2009，24（8）：1103 - 1104.]

2型糖尿病并发冠心病：研究者将110例在郑州人民医院收治的2型糖尿病并发冠心病患者血瘀质作为研究对象，采用随机数字表法将所选患者分为研究组和对照组，各55例。研究组给予中医体质护理，对照组给予拜阿司匹林片治疗。周期为8周。综合比较两组患者治疗前后结果发现，研究组凝血酶原时间（PT）、活化部分凝血活酶时间（APTT）、凝血酶时间（TT）、D - 二聚体（DD）、纤维蛋白原（FBG）、B型尿钠肽（BNP）指标均较治疗前有明显改善，改善程度优于对照组（$P < 0.05$）。治疗后，研究

组 BNP 为（1120.6 ± 160.6）ng/L，优于对照组的（2002.5 ± 320.7）ng/L（*P* < 0.05）。调体护理方法为在常规糖尿病治疗基础上注意通过起居、饮食、运动、穴位疗法等促进血运，改善血瘀体质。说明通过调节体质可以改善血液高凝状态，降低心血管事件风险。[黄祖娟，高莉梅. 中医体质护理辅助治疗 2 型糖尿病合并冠心病血瘀质 80 例临床分析. 中国医学创新，2014，12（14）：103 – 105.]

第五节　常见慢性病防控参考方案

依据我国 4 大类慢性病，选择原发性高血压、2 型糖尿病、冠心病、支气管哮喘等 4 种优势病种，结合慢性病危险体质类型，进行慢性病防控调体方案拟定。

慢性病一级预防原则为辨识体质结合慢性病早期诊断指标监测做到早预测，并通过调节体质进行早预防；慢性病二级预防原则为慢性病常规防控方法和辨体养生相结合；慢性病三级预防原则为辨体 – 辨病 – 辨证相结合的方案，即在常规治疗基础上，结合调体养生和辨证论治。一级预防针对慢性病危险体质人群，二级预防针对慢性病早期人群，三级预防针对慢性病患病人群。

一、原发性高血压

原发性高血压（primaryhypertension）是以体循环动脉压升高为主要临床表现的心血管综合征，通常简称为高血压。中医学将其归属于"眩晕""头痛"范畴。我国自 20 世纪 50 年代以来进行了 3 次（1959 年、1979 年、1991 年）较大规模的成人血压普查，高血压患病率分别为 5.11%，7.73% 与 11.88%。《中国居民营养与慢性病状况报告（2015 年）》数据显示，2012 年全国 18 岁及以上成人高血压患病率为 25.2%，总体呈明显上升趋势。高血压常与其他心血管病危险因素共存，是重要的心脑血管疾病危险因素，可损伤重要脏器，如心、脑、肾的结构和功能，最终导致这些器官的功能衰竭。因此，本教材纳入原发性高血压进行治未病方案介绍，以期通过中医治未病达到早防早控目的，降低心脑血管疾病的发生率。

（一）一级预防

高血压一级预防，指针对高血压病的危险体质类型人群进行筛查和定期检测，并采取调节体质养生法做到病因预防。

1. 痰湿质、阴虚质人群血压监测

高血压的危险体质类型有两个，即阴虚质和痰湿质。其中，痰湿质贯穿于高血压高危因素期、前期、疾病期及并发症期等各阶段，阴虚质出现在患病期。因此判定为痰湿质和阴虚质的人群应关注血压值，定期进行血压监测。

（1）高血压新发诊断依据　在未使用降压药物的情况下，非同日 3 次测量血压，收缩压 ≥140mmHg 和/或舒张压 ≥90mmHg。收缩压 ≥140mmHg 且舒张压 <90mmHg 为单纯性收缩期高血压。详细分级见表 6 – 1。

表 6 – 1　血压水平分类和定义（单位：mmHg）

分类	收缩压		舒张压
正常血压	<120	和	<80
正常高值血压	120 ~ 139	和（或）	80 ~ 90
高血压	≥140	和（或）	≥90
Ⅰ级高血压	140 ~ 159	和（或）	90 ~ 99
Ⅱ级高血压	160 ~ 179	和（或）	100 ~ 109
Ⅲ级高血压	≥180	和（或）	≥110
单纯收缩压高	≥140	和	<90

注：当收缩压和舒张压分属于不同分级时，以较高的级别作为标准。以上标准适用于任何年龄的成年男性和女性。

（2）家庭自测血压　家庭血压是指受测者在诊室外的其他环境所测量的血压。家庭血压可获取日常生活状态下的血压信息，可帮助排除白大衣性高血压、检出隐蔽性高血压，对增强患者诊治的主动参与性、改善患者治疗依从性等方面具有优点。但对于精神焦虑或根据血压读数常自行改变治疗方案的患者，不建议进行家庭血压测量。家庭自测血压推荐使用符合国际标准的上臂式电子血压计。家庭血压一般低于诊室血压，正常上限参考值为 135/85mmHg。

（3）动态血压监测　如有条件者，推荐定期使用动态血压监测进行监测。动态血压监测是由仪器自动定时测量血压，每隔 15 ~ 30 分钟自动测压，连续 24 小时或更长时间。正常人血压呈明显的昼夜节律，表现为双峰一谷，在上午 6 ~ 10 时及下午 4 ~ 8 时各有一高峰，而夜间血压明显降低。目前认为动态血压的正常参考范围为：24 小时平均血压 < 130/80mmHg，白天血压均值 < 135/85mmHg，夜间血压均值 < 120/70mmHg。动态血压去除了偶测血压的偶然性，避免情绪、进食、白大衣等影响因素，可以获知更多的血压数据，对早期无症状的轻高血压或临界高血压，提高了检出率。

2. 痰湿质、阴虚质人群调体养生

此部分可参考第四章第三节"痰湿体质调理方法""阴虚体质调理方法"。

（二）二级预防

高血压二级预防是指，针对正常高值高血压人群，依据体质辨识结果，采用个体化干预方法进行欲病管理。干预方法为结合高血压常规防控方案拟定的调节痰湿体质或阴虚体质法。具体内容包括膳食指导、起居注意、运动指导、精神调摄、经穴推拿等，主要为非药物干预方案。

1. 膳食指导

膳食营养因素在高血压的发病中有重要的作用，如膳食偏咸。高血压患者食盐的摄入量应 <6g/d。具体措施包括：①改变烹饪方法，减少用盐量。利用酸、甜、辣、麻等其他佐料来调味。烹饪时后放食盐，增加咸味感但不增加盐用量。②少用含盐高的佐料。膳食结构中除了烹调中的食盐以外，更多地来自含盐高的添加佐料，如酱油、黄酱、辣酱、豆瓣酱、咸菜等，这些佐料中的含盐量比较高。③尽量少吃或不吃含盐多的食品。减少食用咸肉、腊肉、咸鱼、咸菜和罐头等传统腌制品。④在加用食盐时，最好

使用有计量单位的容器。⑤食用包装食品时，要注意食物标签，了解含盐量。⑥在外就餐时，要告知服务人员，制作食品时，尽量少加盐，不要口味太重。⑦多食用新鲜蔬菜。目前市场的新鲜蔬菜四季均有，不受时令限制，应尽可能多食用。此外，还应减少脂肪摄入（减少食用油摄入，少吃或不吃肥肉和动物内脏），戒烟戒酒。

依据调体膳食原则，饮食总体应以清淡为主，少食辛辣刺激、肥肉及甜、黏、油腻的食物。痰湿体质者，可多食用冬瓜、芹菜、茼蒿、丝瓜、白萝卜、紫菜、海蜇、海带、鲫鱼、薏米等祛湿化痰利水的食物，有助于血压的稳定，并稍佐黄豆、白扁豆、香菇等益气健脾化痰的食物。阴虚体质者，可多食用白菜、菠菜、莲藕、银耳、百合、绿豆、香蕉、蚌、鸭肉等甘凉滋润之品，以清火降压。

2. 起居注意

痰湿体质者之所以易出现血压升高的问题，主要是因为痰湿内蕴、清阳不升所致，多表现为浑身重着乏力、头昏沉不清，因此平日应注意多进行户外活动，以舒展阳气，通达气机，不要过于安逸。衣着应透湿散气，经常晒太阳或进行日光浴。在湿冷的气候下，应尽量减少户外活动，避免受寒淋雨。保持居室干燥。阴虚体质者，多是由于阴精不足、肝阳上亢导致血压升高，因此起居应有规律，居住环境宜安静，避免紧张工作、熬夜、剧烈运动等。

3. 运动指导

体力活动过少可引起中心性肥胖、胰岛素抵抗及自主神经调节功能下降，从而导致高血压发生。通过运动能降低交感神经张力，减少茶酚胺释放，使外周血管阻力下降；运动还能降低肾素－血管紧张素系统活性，从而使血管扩张利钠利水，降低血容量，使血压下降。因此，处于正常高值血压的人群就要开始遵守高血压的运动原则，坚持有氧运动。有氧运动是指中低强度、有节奏、可持续时间较长的运动形式，比高强度运动在降血压方面更有效、更安全。运动量要循序渐进，从轻度运动开始，逐渐加大运动量，但决不能勉强。

运动还应依据体质类型进行个体化调整。痰湿质容易血压升高，易于头晕、困倦，故应根据自己的具体情况循序渐进，宜坚持长期持久、舒缓的锻炼，如散步、慢跑、骑自行车、健身操等；阴虚体质者只适合做中小强度，间断性身体练习，可选择太极拳、太极剑、八段锦、气功等动静结合的传统健身项目。

4. 精神调摄

血压容易升高的人本身多表现为易紧张、易怒、情绪不稳，而这些又都是使血压升高的诱因。舒缓精神心理压力是高血压的重要防治手段。①首先要正视现实生活，正确对待自己和别人，大度为怀，处理好与家庭和同事间的关系；②避免负性情绪，保持乐观和积极向上的态度；③寻找适合自己的心理调适方法，旅行、运动、找朋友倾诉、养宠物等都是排遣压力的方法；④增强承受心理压力的抵抗力，培养应对心理压力的能力；⑤心理咨询是减轻精神压力的科学方法，必要时进行心理咨询；⑥避免和干预心理危机（是一种严重的病态心理，一旦发生必须及时求医）。

依据体质类型，痰湿体质者多性格温和，稳重恭谦，善于忍耐，但性格偏内向，经常压抑情绪。而往往精神压力和情绪抑郁会加剧血压的升高，因此痰湿质的人要学会释放压力。要适当增加社会活动，培养广泛的兴趣爱好，合理安排休假、度假，以舒畅情志，调畅气机，改善体质，增进健康。阴虚体质者性格偏于急躁，遇事不易冷静，是造成血压升高的重要原因。因此，阴虚体质者平常要注意加强性情修养，采用情景疗法（想象自己身处在一个紧张的环境下，然后透过把这种模拟的情景轻松化，来达到最终在真实的情景下也能同样的轻松面对），多参加文体活动，以陶冶情操。

5. 经穴推拿

痰湿质者宜化痰利水、清利头目。主要选择足太阴、足阳明经穴和相应背俞穴，结合头面、颈部穴位，常用穴位有太白、三阴交、阴陵泉、丰隆、足三里、解溪、肺俞、脾俞、印堂、神庭、太阳、风池等。足太阴、足阳明经穴采用一指禅推法，背部腧穴采用滚法或掌推法，头面部穴位采用一指禅推法或按揉法，肩颈穴位采用拿法。

阴虚质者宜滋阴降火、平肝潜阳。主要选择足少阴、足厥阴经穴及相应背俞穴，结合头面肩颈穴位，常用穴位有太溪、水泉、涌泉、三阴交、太冲、行间、肝俞、肾俞、印堂、神庭、太阳、风池等。足少阴、足厥阴经穴采用一指禅推法，足部穴位可采用掐法，背部腧穴采用滚法，头面部穴位采用一指禅推法或按揉法，肩颈穴位采用拿法。

（三）三级预防

高血压三级预防是指，针对高血压疾病期患者，依据体质辨识结果，采用个体化干预方法进行疾病管理，以延缓疾病进程，防治并发症发生。干预方法为辨体－辨病－辨证相结合的方法。辨体为实施二级预防方案，并加入药膳以增加调体力度；辨病为严格遵守高血压常规疾病治疗方案进行治疗，并可结合中医治疗；辨证为参考高血压常见证候，进行辨证论治。

1. 辨体论治

在二级预防方案的基础上，增加药膳治疗，以改善体质为本。

痰湿体质高血压药膳方：海带 30g，草决明 15g，山药 30g，冬瓜 150g。将海带洗净去盐，浸泡 2 小时，连汤放入砂锅，再加草决明、冬瓜煎 1 小时以上，饮汤，海带、冬瓜可吃。健脾化痰利水，适合痰湿体质高血压患者。

阴虚体质高血压药膳方（由《泉州本草》"清炖蚌肉"加味而成）：夏枯草 20g，鲜蚌肉 100g，生姜 15g，食盐适量。将夏枯草、鲜蚌肉洗净，与生姜片一起放入炖盅内，加开水适量，加盖，隔水炖煮 1～2 个小时后，以少量食盐调味出锅。蚌肉甘咸、性寒，入肝肾经，《随息居饮食谱》云此物有"清热滋阴、养肝凉血、息风解酒、明目定狂之功"。夏枯草清肝泻火。整体药膳滋阴凉血、清肝降压，适用于阴虚质高血压者食用。

2. 辨病论治

（1）**常规治疗方案** 高血压主要治疗方法为降压药物治疗。降压药物主要有 6 大类，即利尿剂、β 受体阻滞剂、血管紧张素转换酶抑制剂（ACEI）、钙拮抗剂（CCB）、血管紧张素 II 受体拮抗剂（ARB）和 α 受体阻滞剂。

药物治疗遵循以下原则：①强调治疗要达到目标血压，轻型高血压的药物治疗是必要和有益的；②小剂量开始，逐步增加以获得最低有效剂量；③合理联合用药，在单药治疗效果差时，采用两种或两种以上药物；④24 小时平稳降压，尽可能使用每日给药 1 次的长效制剂；⑤避免频繁换药，但患者耐受性差，或用药 4～6 周后疗效反应很差，可换药；⑥个体化治疗，在医生指导下进行；⑦长期用药。

（2）常用中药　高血压常用中药为补肝肾类、活血类、化痰利水类及平肝类等。可根据实际情况选用杜仲、桑寄生、枸杞子、丹参、川芎、葛根、当归、赤芍、半夏、竹茹、白术、陈皮、山楂、泽泻、茯苓、红花、牛膝、益母草、三七、地龙、桃仁、水蛭、柴胡、黄芩、钩藤、天麻、菊花、夏枯草、槐角、石决明、代赭石、生龙骨、生牡蛎、苦参、银杏叶、龙胆草、女贞子等。

3. 辨证论治

阴虚阳亢、痰瘀互结是高血压的主要证候表现，在辨体和辨病基础上，应进一步结合辨证论治。

处方推荐：阴虚阳亢证用天麻钩藤饮；痰瘀互结证用半夏白术天麻汤合通窍活血汤。

二、2型糖尿病

2型糖尿病是一种慢性进行性内分泌疾病，以胰岛素抵抗为主伴胰岛素分泌不足或以胰岛素分泌不足为主伴有胰岛素抵抗。2型糖尿病随着病程的延长，血糖达标率逐渐降低，且并发症发病率高。2010年慢性非传染性疾病监测结果显示，我国18岁及以上成年糖尿病的患病率为11.6%，糖尿病前期的患病率为50.1%，也就是说，我国有1.139亿糖尿病患者和4.934亿糖尿病前期人群。因此对2型糖尿病的防控工作十分重要。

（一）一级预防

2型糖尿病一级预防，是指针对2型糖尿病的危险体质类型人群进行筛查和定期检测，并采取调节体质养生法做到病因预防。

1. 痰湿质人群血糖监测

2型糖尿病的危险体质类型为痰湿体质，贯穿于糖尿病高危因素期、前期、疾病期及并发症期等各阶段，尤其是在公认的糖尿病高危人群中主要体质类型为痰湿质。因此判定为痰湿质的人群应重点关注血糖值，定期进行血糖监测。

糖尿病诊断依据：空腹血糖、任意时间或空腹糖耐量实验（OGTT）中2小时血糖值（2h PG）。空腹血糖（FPG）3.9~6.0mmol/L为正常；6.1~6.9mmol/L为空腹血糖受损（IFG）；≥7.0mmol/L应考虑为糖尿病。OGTT 2小时血糖值（2hPG）<7.7mmol/L为正常糖耐量；7.8~11.0mmol/L为糖调节受损（IGT）；≥11.1mmol/L应考虑为糖尿病。

空腹指至少8小时内无任何热量摄入；任意时间指一日内任何时间，无论上1次进食时间及食物摄入量。OGTT应在无摄入任何热量8小时后，清晨空腹进行，成人口服75g无水葡萄糖，溶于250~300mL水中，5~10分钟内饮完，空腹及开始饮葡萄糖水后2小时测静脉血浆葡萄糖。

2. 痰湿质人群调体养生

此部分可参考第四章第三节"痰湿体质调理方法"。

（二）二级预防

糖尿病二级预防是指，针对糖尿病早期人群，依据体质辨识结果，采用个体化干预方法进行健康管理。干预方法为结合 2 型糖尿病常规防控方案拟定的调节痰湿体质法。具体内容包括膳食建议、起居注意、运动指导、精神调摄、经穴推拿等，主要为非药物干预方案。

1. 膳食指导

依据糖尿病营养膳食原则，首先是计算总热量。按照性别、年龄和身高用简易公式计算理想体重 [理想体重（Kg）= 身高（cm）－ 105]，然后根据理想体重和工作性质，参照原来生活习惯等，计算每日所需总热量。成年人休息状态下每日每公斤理想体重给予热量 25 ~ 30Kcal，轻体力劳动 30 ~ 35 Kcal，中度体力劳动 35 ~ 40 Kcal，重体力劳动 40 Kcal 以上。其次，营养物质含量中，碳水化合物所提供的能量应占饮食总量的 50% ~ 60%。富含食用纤维的食品可延缓食物吸收，降低餐后血糖高峰，有利于改善糖、脂代谢紊乱。每日摄入食盐 6g 以下。戒烟酒。第三，合理分配。按照每克糖类、蛋白质产生 4kcal，每克脂肪产热 9kcal，将热量换算为食品后制定食谱，并根据生活习惯将每日三餐分配为 1/5、2/5、2/5 或 1/3、1/3、1/3。

依据痰湿质膳食原则，饮食总体应以清淡为主，宜多摄取能够健脾益肾、化湿通利的食物。如山药、薏米、赤小豆、扁豆、白萝卜、洋葱、芹菜、茼蒿、紫菜等，有助防止血糖升高。少吃酸性的、寒凉的、肥甘的、油腻的食物，防止助痰生湿。如若出现痰湿郁而化火的现象，加荞麦、荠菜、马齿苋、苦瓜、茭白、莲子等清热、消积之品。

2. 起居注意

痰湿体质的人多因贪图安逸，痰湿内生致气滞血瘀，而诱发或加重血糖升高。因此平时应多进行户外活动，以舒展阳气，通达气机。衣着应透湿散气，经常晒太阳或进行日光浴。在湿冷的气候条件下，要减少户外活动，避免受寒雨淋，保持居室干燥。

3. 运动指导

运动在 2 型糖尿病的防控中占重要地位。运动可增加胰岛素敏感性，有助于控制血糖，预防糖尿病。2 型糖尿病前期患者的运动原则：①运动频率和时间为每周至少 150 分钟，如 1 周运动 5 天，每次 30 分钟。研究发现即使进行少量的体育运动（如平均每天 10 分钟）也是有益的。如果患者觉得达到所推荐的运动时间有困难，应鼓励他们尽一切可能进行适当的体育运动。②中等强度的体育运动包括快走、打太极拳、骑车、打高尔夫球和园艺活动。③较强体育运动为舞蹈、有氧健身、慢跑、游泳、骑车上坡。④每周最好进行 2 次阻力性肌肉运动，训练时阻力为轻或中度。联合进行抗阻运动和有氧运动可获得更大程度的代谢改善。⑤运动项目要和患者的年龄、病情及身体承受能力相适应。⑥养成健康的生活习惯，将有益的体育运动融入日常生活中。⑦运动量大或激烈运动时应建议患者调整食物及药物，以免发生低血糖。

在参考糖尿病运动原则的基础上，考虑体质类型。痰湿质者形体多肥胖，应做较长时间的、较强的有氧运动。运动时间应选择下午 4 点左右，运动环境应选择温暖宜人之处。若已经出现耗气伤阴的现象，则不适合大运动量、出汗的运动，宜坚持长期持久、舒缓的锻炼，以舒筋活血通络。可选择的运动项目有散步、慢跑、游泳、舞蹈等。

4. 精神调摄

痰湿体质的人往往性格温和、谦和，但是也容易产生胡思乱想、情绪抑郁等负面情绪。中医认为"思虑伤脾"，思虑过度时造成脾的运化能力失司，造成血糖代谢异常。因此为防止痰湿质向糖尿病进一步进展，在精神调摄方面，提倡适当增加社会交往活动，多参加集体公益活动，培养广泛的兴趣爱好。合理安排休闲、度假，以舒畅情志、调畅气机、增进健康。

5. 经穴推拿

原则为化痰消脂、滋阴清热。主要选择任脉、足太阴、足阳明经穴及背俞穴，结合降糖经验穴，常用穴位有水分、关元、中脘、三阴交、丰隆、足三里、胃俞、脾俞、肾俞、承浆等。太阴、足阳明经穴采用一指禅推法，腹部穴位采用掌根揉法，背部腧穴采用滚法或掌推法，承浆采用指揉法。

（三）三级预防

2 型糖尿病三级预防是指，针对糖尿病疾病期患者，依据体质辨识结果采用个体化干预方法进行疾病管理。干预方法为辨体 – 辨病 – 辨证相结合的方法。辨体为实施二级预防方案，并加入药膳以增加调体力度；辨病为严格遵守 2 型糖尿病常规疾病治疗方案，并结合中医治疗；辨证为参考糖尿病常见证候，进行辨证论治。

1. 辨体论治

在二级预防方案的基础上，增加药膳治疗，以改善体质为本。

痰湿质糖尿病药膳推荐：带籽白萝卜 1 个，猪肉 40g。将带籽的萝卜洗净，切成薄片，晒干，碾为末，装瓶备用。将洗净的猪肉煎煮，取猪肉汤备用。每次取萝卜分 10g，肉汤送下，每日 2 次。白萝卜消食通腹、行气化痰、清热止渴；猪肉也有益气健胃、养阴润燥的作用。本药膳（《正类本草》消渴独圣散）适用于痰湿质糖尿病者食用，尤其是逐渐出现化热伤阴者更为适合。

2. 辨病论治

（1）常规糖尿病治疗　口服降糖药物是目前 2 型糖尿病的常规治疗方案。主要包括磺酰脲类、格列奈类、双胍类、噻唑烷二酮类、α – 葡萄糖苷酶抑制剂和二肽基态酶 – Ⅳ抑制剂。其次为注射制剂，有胰岛素及胰岛素类似物和胰高血糖素样肽 – 1 受体激动剂等。在二级预防方案不能将血糖控制达标时应及时应用降糖药物治疗，治疗方案应在医生指导下进行。

（2）常用中药　2 型糖尿病常用中药为补气类、滋阴类、清热生津类、消食类及活血类等，可根据实际情况选用黄芪、山药、人参、刺五加、西洋参、山茱萸、地黄、枸杞子、黄精、五味子、乌梅、麦冬、黄连、黄芩、黄柏、天花粉、地骨皮、桑叶、葛根、生山楂、鸡内金、丹参、地龙等。

3. 辨证论治

痰湿内蕴，郁久化热，导致阴虚燥热，是糖尿病的主要证候表现。《素问·奇病论》曰："此肥美之所发也，此人必数食甘美而多肥也，肥者令人内热，甘者令人中满，故其气上溢，转为消渴。"伤阴耗气、痰瘀互结、血脉瘀阻、阴损及阳亦是后续糖尿病的常见证候，因此在防控中应避免上述证候的出现。

处方推荐：玉液汤（《医学衷中参西录》）、消渴方（《丹溪心法》）、六味地黄丸（《小儿药证直诀》）或杞菊地黄丸（《麻疹全书》）。阴损及阳，选择金匮肾气丸（《金匮要略方论》）；瘀血严重者，可酌加活血化瘀的方药。

三、冠心病

冠状动脉粥样硬化性心脏病（coronary atherosclerosis heart disease，CHD）指冠状动脉（冠脉）发生粥样硬化引起管腔狭窄或闭塞，造成心肌缺血、缺氧或坏死而引起的心脏病，简称冠心病，也称缺血性心脏病（ischemic heart disease）。该病属于中医"胸痹"范畴。冠心病的主要临床表现是心肌缺血、缺氧而导致的心绞痛、心律失常，严重者可发生心肌梗死，危及生命。冠心病已成为当今危害我国人民健康和生命的主要疾病。冠心病有隐匿性冠心病、稳定型心绞痛、不稳定型心绞痛之分，不稳定型心绞痛心梗发生率大大增加，如果将冠心病控制在隐匿性、稳定型心绞痛，则可大大降低心梗发作，因此冠心病的早防早控尤为重要。

（一）一级预防

冠心病一级预防，是指针对冠心病的危险体质类型人群进行筛查和定期检测，并采取调节体质养生法做到病因预防。

1. 血瘀质、痰湿质、阴虚质人群心电图监测

冠心病的危险体质类型主要为血瘀质，但同时要结合高血压、糖尿病、高血脂高危体质类型筛查，因为高血压、高血脂和糖尿病本身也是动脉粥样硬化的重要危险因素。因此，血瘀质、痰湿质、阴虚质人群要依据情况定期进行血压、血糖、血脂检测，定期进行心电图检测，做到冠心病早诊断。

（1）心电图负荷试验　多数患者静息时心电图正常，只有在心绞痛发作时才可发现ST段移位。因此冠心病的早发现多采用心电图负荷试验。运动方式主要为分级活动平板或踏车，其运动强度可逐步分期升级，前者较为常用，让受检查者迎着转动的平板就地踏步。以达到按年龄预计可以达到的最大心率（HRmax）或亚计量心率（85% ~ 90%的最大心率）为负荷目标，前者称极量运动试验，后者称亚极量运动试验。运动中持续监测心电图改变，同时同步测定血压。运动中出现典型心绞痛，心电图改变主要以ST段水平型或下斜型压低≥0.1mV持续2分钟为运动试验阳性标准。运动中出现心绞痛、步态不稳，出现室性心动过速或血压下降时，应立即停止运动。心肌梗死急性期、不稳定型心绞痛、明显心力衰竭、严重心律失常或急性疾病者禁做此运动试验。

（2）心电图连续动态检测Holter　检查可连续记录并自动分析24小时（或更长时间）的心电图（双极胸导联或同步12导联），可发现心电图ST段、T波改变（ST‐T）和各种心律失常，将出现异常心电图表现的时间与患者的活动和症状相对照。胸痛发作时响应时间的缺血性ST‐T改变有助于确定心绞痛的诊断，也可检出无痛性心肌缺血。

2. 血瘀质、痰湿质、阴虚质人群调体养生

此部分可参考第四章第三节"血瘀体质调理方法""痰湿体质调理方法""阴虚体质调理方法"。

（二）二级预防

冠心病二级预防是指，针对冠心病早期人群，依据体质辨识结果采用个体化干预方法进行欲病管理。冠心病早期人群包括心电图有缺血证据、负荷试验异常而无相应症状者。干预方法为结合冠心病防控方案拟定的调节血瘀体质（或阴虚体质、痰湿体质）法。具体内容包括膳食建议、起居注意、运动指导、精神调摄、经穴推拿等，主要为非药物干预方案。

1. 膳食指导

摄入高脂肪和饱和脂肪酸、胆固醇、过量糖、过量盐和高热量的饮食易致冠心病，特别是长期食用饱和脂肪酸或动物脂肪者更易患冠心病。因此冠心病防控膳食，总体坚持口味清淡、"三多一少"原则，少吃糖、盐、动物脂肪及高胆固醇食物，多吃富含纤维素的食物如粗粮、芹菜、芦笋、胡萝卜、苹果、莴苣等，多吃些含糖分比较低的水果如黄瓜、西红柿、火龙果、榴莲、柠檬、樱桃、木瓜等。不可暴饮暴食，或饥饱失调，增加心脏的负担。

血瘀质者可酌情多食金橘、山楂、木耳、番木瓜、醋、黄酒、葡萄酒、玫瑰花等具有活血散结、行气解郁作用的食物，使血脉通畅。痰湿质者以化痰祛湿为主要对策，可多吃山药、薏米、赤小豆、芹菜、茼蒿、丝瓜、白萝卜、洋葱、鲫鱼、紫菜、海带、海蜇等健脾除湿、化痰利水的食物。阴虚质者可多食用荞麦、荠菜、马齿苋、苦瓜、茭白、白菜、菠菜、莲藕、银耳、百合、绿豆等甘凉滋润、清火之品。少吃酸性的、腻滞的和生涩的东西，少食肥甘厚腻。

2. 起居注意

作息时间应有规律，保持足够的睡眠，使心神得到安养。若睡眠减少，则容易耗气伤血，气血不足则导致心神不安。因此，睡眠是消除心脏疲劳、解除心情紧张的最好方法。

冠心病患者有血行不畅的潜在倾向。应早睡早起，多锻炼，注意动静结合，不可贪图安逸，加重气血瘀滞。血得温则行、得寒则凝，血瘀质者应尽量避免寒冷刺激，因此在冬季晨起较寒冷时则不宜起过早，锻炼宜在温暖向阳之处。此外，在冬季要注意保暖，寒冷的刺激也能诱发心绞痛。

3. 运动指导

冠心病防控运动原则为进行适当的体力运动，方法可选择散步、太极拳、气功、低速骑自行车等，但应量力而行，一旦有不适，如心痛、胸闷、头晕恶心等，应减少或停止活动，或卧床休息。

依据调体原则，无论是痰湿质、阴虚质还是血瘀质，最终引发冠心病，均为血脉瘀阻。因此均应坚持长期锻炼，减少心血管病的发作，宜选择有益于气血运行的运动项目，如易筋经、保健功、导引、按摩、太极拳、太极剑、五禽戏及各种舞蹈、步行健身法、徒手健身操等。一般要求活动后即测心律，脉搏保持在每分钟110次以内。不宜做大强度、大负荷的体育锻炼，应采用小负荷、多次数的锻炼，如果出现胸闷、恶心、眩晕等，应及时停止运动，不能缓解者及时就诊。

4. 精神调摄

阴虚质和血瘀质者多心烦、急躁、健忘，痰湿质者容易低落、郁闷。因此，在情志调摄上，应培养乐观情绪，精神愉悦则气血和畅，营卫流通。情绪不宜大起大落，忌大怒，不宜过度忧思。

5. 经穴推拿

血瘀质者宜活血通脉。主要选择足厥阴肝经及背俞穴，结合胸部穴位，常用穴位有血海、合谷、太冲、气海、膈俞、肝俞及膻中、心俞、厥阴俞、内关等。四肢经穴采用一指禅推法，背部腧穴采用滚法或掌推法，胸部穴位采用按揉法。

痰湿质者宜化痰宽胸通脉。主要选择足太阴、足阳明经穴和相应背俞穴，结合胸部穴位，常用穴位有三阴交、丰隆、足三里、脾俞、胃俞、膻中、心俞、厥阴俞、内关等。四肢经穴采用一指禅推法，背部腧穴采用滚法或掌推法，胸部穴位采用按揉法。

阴虚质者宜滋阴通脉。主要选择足少阴经穴及相应背俞穴，结合胸部穴位，常用穴位有太溪、水泉、涌泉、三阴交、肝俞、肾俞、心俞、厥阴俞、膻中、内关等。四肢经穴采用一指禅推法，背部腧穴采用滚法或掌推法，胸部穴位采用按揉法，足部穴位可采用掐法。

（三）三级预防

冠心病的三级预防主要是针对稳定型心绞痛和不稳定心绞痛人群，依据体质辨识结果采用个体化干预方法进行管理，防止或降低心肌梗死的发生率。干预方法为辨体－辨病－辨证相结合的方法。辨体为实施二级预防方案，并加入药膳干预以增加调体力度；辨病为严格遵守冠心病常规治疗方案，并可结合中医治疗；辨证为参考冠心病常见证候，进行辨证论治。

1. 辨体论治

在二级预防方案的基础上，增加药膳治疗，以改善体质为本。

血瘀质冠心病调体药膳：红果500g，冰糖适量。将红果洗净，去籽和蒂。将红果放入锅中，撒上适量冰糖，然后加入适量的清水煎煮，煮沸后改文火炖烂，起锅放凉后装入容器内储存。每次取数枚，餐后使用。方中红果即山楂，味酸、甘、微温，《本草纲目》记载其可治疗"痰饮痞满吞酸，滞血痛胀"，即言其消食开胃、化瘀散结之功效；冰糖味甘、性平，《本草纲目》记载其可"助脾气，缓肝气"。因此本方（《本草从新》炒红果，方名为后补）可以健脾消食、化瘀散结，适用于冠心病血瘀质者食用。

痰湿质冠心病药膳：薏苡仁30g，橘皮10g，绿茶3g。将洗净的薏苡仁置于锅内，用文火炒至微黄，取出放凉备用；橘皮亦炒至微黄，备用。将薏苡仁放入锅内，加入适量，用武火煮开后，改用文火继续煮至米熟时，加入橘皮和茶叶，继续煮10～15分钟，去渣取汁。代茶饮。本药膳（《营养与食疗学》薏陈茶）健脾化痰、理气祛湿，适用于冠心病属痰湿质者食用。

阴虚质冠心病药膳方：干银耳、干木耳各20g，冰糖适量。将干银耳、干木耳用温水泡发洗净，放入锅内，加水适量，文火炖至熟烂，再加入冰糖，搅拌即成。趁温热食用，每日2次。本药膳（《中医食疗全方录》双耳汤）方中银耳甘淡，性平，入肺、肾经，滋阴润燥；木耳甘平，凉血和血。合而具有滋阴养血和血的功效，适用于冠心病阴虚质者食用。

2. 辨病论治

（1）常规治疗方案　①发作时的治疗：立即休息，硝酸甘油0.5mg舌下含化；或硝酸异山梨酯5~10mg，舌下含化。②缓解期治疗：选用β受体拮抗剂、硝酸酯类药、钙通道阻滞剂等改善缺血、减轻症状；选用阿司匹林降低心梗风险。

（2）常用中药　冠心病常用中药主要为活血类、化痰类及益气温通类，如丹参、川芎、赤芍、红花、当归、炙甘草、瓜蒌、薤白、郁金、三七、桃仁、降香、葛根、枳壳、茯苓、山楂、半夏、水蛭、石菖蒲、黄芪、党参、桂枝等。

3. 辨证论治

由于体质基础及病程不同，冠心病常见证候类型有瘀血痹阻证、痰浊闭阻证、气滞心胸证、寒凝心脉证。

处方推荐：瘀血痹阻证用血府逐瘀汤（《医林改错》）；痰浊闭阻证用橘枳姜汤（《金匮要略方论》）；气滞心胸证用柴胡疏肝散（《景岳全书》）；寒凝心脉证用当归四逆汤（《伤寒论》）。

四、支气管哮喘

支气管哮喘（bronchial asthma），简称哮喘，是由多种细胞（如嗜酸性粒细胞、肥大细胞、T淋巴细胞等）和细胞组分参与的气道慢性炎症性疾病。主要特征包括气道慢性炎症，气道对多重刺激因素呈现的高反应性，广泛多变的可逆性气流受限及随病程延长而导致的一系列气道结构的改变，即气道重构。

哮喘是世界上最常见的慢性病之一，全球约有3亿哮喘患者。我国哮喘患病率为0.5%~5%，且呈逐年上升趋势。哮喘死亡率为1.6~36.7/10万，多与哮喘长期控制不佳有关。我国已成为全球哮喘病死率最高的国家之一。然而哮喘大多数是可以预防的，经过长期规范化治疗和管理，80%以上的患者可以做到临床控制。中医治未病从调节过敏体质入手防控哮喘，有突出的优势。

（一）一级预防

哮喘的危险体质类型为特禀质，也就是过敏体质。先天禀赋的过敏体质状态，可导致机体接触变应原、药物等后诱发哮喘，并可伴有过敏性鼻炎、荨麻疹、湿疹等其他过敏反应。过敏体质未发病时，无须进行相关诊断指标检测，只需进行体质调整，降低量表评分值。过敏体质调节方案参考第四章第三节"特禀体质调理方法"。

（二）二级预防

哮喘二级预防是指，针对有哮喘非急性发作期人群，依据体质类型，采用个体化干预方法进行健康管理，防止哮喘急性发作或降低发作率。非急性发作期指没有哮喘急性发作，但是在相当长的时间内仍有不同频度和不同程度的喘息、咳嗽、胸闷等症状，可伴有肺通气功能下降。干预方法为结合哮喘常规防控方案拟定的调节过敏体质法。具体内容包括膳食建议、起居注意、运动指导、精神调摄、经穴推拿等，主要为非药物干预方案。

1. 膳食指导

哮喘非急性发作期人群总体上适宜吃温热、清淡、松软的食物，少食辛辣、腥膻或含致敏物质的食物，并可采用少食多餐的方式。除了忌食肯定会引起过敏或哮喘的食物以外，应避免对其他食物忌口，以免失去应有的营养平衡。出现哮喘发作时，还应少吃胀气或难消化的食物，以避免腹胀压迫胸腔而加重呼吸困难。

依据调体食养原则，过敏体质者应少吃发物及其他可能诱发哮喘的食物，包括荞麦、蚕豆、牛肉、鹅肉、鱼类、虾、蟹、牛奶、花生、蛋类、核果类、甲壳类海鲜等。多食用补益气血、增强卫外功能的食物，如百合、山药、核桃仁、大枣、粳米、胡萝卜等。

2. 起居注意

熟悉哮喘急性发作的家庭急救措施。随身携带止喘激素喷剂，有条件者家中常备吸氧瓶。如遇到哮喘急性发作，取坐位或半卧位休息，或抱着枕头跪坐在床上，腰向前倾。喷剂按压 1～2 喷，如果症状没有缓解，20 分钟后可重复喷药，重复 3 次后仍不能缓解者（每天不得超过 6 喷），应及时去医院急诊。注意保暖、保持安静、保持通风，避免室内有煤油、烟雾、油漆等刺激性气体。如有条件者可使用吸氧瓶，以每分钟 3L 的高流量氧气通过鼻导管或面罩吸入。不能缓解者及时急诊就医。

考虑过敏体质问题，起居宜避免过敏原。居室宜通风良好。保持室内清洁，被褥、床单要经常洗晒，可防止对尘螨过敏。室内装修后不宜立即搬进居住，应打开窗户，让油漆、甲醛等化学物质气味挥发干净后再搬进新居。春季室外花粉较多时，要减少室外活动时间，可防止对花粉过敏。不宜养宠物，以免对动物皮毛过敏。起居应有规律，保持充足的睡眠时间。

3. 运动指导

防控哮喘，一方面需要运动以增强免疫力，一方面又要防止运动诱发哮喘。因此在运动方式、运动时间和强度、运动环境 3 方面要遵循如下原则：哮喘最好选择游泳、散步、慢跑、骑车等内容单一的有氧运动，尤其是游泳可以增强心肺功能；如果哮喘病情很重，做短时间的散步即可；时间控制在 60 分钟以内，并时刻关注呼吸的频率和节奏。

过敏体质者多身体较弱、适应能力差，因此需要增强运动。但由于运动本身也极易诱发哮喘，调体运动应采取低强度、多次数的运动方式，注意"形劳而不倦"，循序渐进，持之以恒。不宜做大负荷的活动及大出汗的活动。可选择每日散步、慢跑、打乒乓球等运动。应避免春天或季节交替时长时间在野外锻炼，防止哮喘的发作。

4. 精神调摄

保持乐观心态，避免低落、自我否定等不良情绪。避免暴怒。

同时，多数过敏体质者对外界环境的适应能力较差，并且反复发作者，会表现出不同程度的内向、敏感、多疑、焦虑等心理反应，这些不良情绪均可增加哮喘风险。因此，宜培养豁达乐观的生活态度，避免过劳、过度紧张，保持稳定平和的心态。

5. 经穴推拿

原则为调体脱敏，防治哮喘发作。主要选择督脉穴和膀胱经穴祛风固表、调体脱敏，选择手太阴、阳明经穴和部分定喘常用穴止咳平喘。常用腧穴有身柱、肺俞、大杼、风门、中府、云门、尺泽、鱼际、合谷、天突、膻中、定喘穴等。胸背部穴位采用一指禅推法，上肢穴位采用指揉法。

（三）三级预防

哮喘三级预防是指，针对哮喘反复急性发作患者，依据体质辨识结果，采用个体化干预方法进行疾病管理，以延缓疾病进程，防治并发症发生。干预方法为辨体－辨病－辨证相结合的方法。辨体为实施二级预防方案，并加入药膳干预以增加调体力度；辨病为严格遵守哮喘常规疾病治疗方案；辨证为参考哮喘常见证候，进行辨证论治。

1. 辨体论治

在二级预防方案的基础上，增加药膳治疗，以改善体质为本。

过敏苏叶灵芝粥：灵芝 6g，半夏 3g，紫苏叶 6g，厚朴 3g，茯苓 9g，粳米 100g。将灵芝、紫苏叶、半夏、厚朴放入锅中，用清水煎煮两次。每次加 1000mL 清水，用大火烧沸，再转小火煮 30 分钟。煎好后，弃渣取汁，将两次所煎药汁合并。将粳米洗净，放入锅中，加清水和药汁，用大火煮沸，转至小火煮 20 分钟，放入冰糖，待冰糖完全化开后即可关火。分为两等量分，早晚趁热服食。该药膳调体固本、化痰平喘，适用于过敏体质哮喘者日常食用。

2. 辨病论治

（1）常规治疗方案　药物治疗是哮喘的主要治疗方法。分为控制性药物和缓解性药物。前者需要长期使用，主要用于治疗气道慢性炎症，使哮喘维持临床控制，亦称抗炎药；后者指按需使用药物，通过迅速解除支气管痉挛从而缓解哮喘症状，亦称解痉平喘药。

控制性药物有吸入型糖皮质激素（ICS）、白三烯调节剂、长效 β_2 受体激动剂（LABA，不单独使用，多与 ICS 联合）缓释茶碱、色甘酸钠、抗 IgE 抗体等。急性发作必须采用控制性药物进行控制，以防危及生命。

缓解性药物有短效 β_2 受体激动剂（SABA）、短效吸入性抗胆碱能药物（SAMA）、短效茶碱、全身用糖皮质激素。一般选择吸入，目前吸入型糖皮质激素是哮喘长期治疗的首选药。应用原则为可以控制哮喘的最小用量长期吸入，配合中药调体、辨证治疗时，可根据症状减轻程度，逐渐、缓慢减少用量，直至全部停用。

（2）常用中药　哮喘常用中药主要为祛风解表类、止咳平喘类及化痰类，如麻黄、荆芥、防风、杏仁、紫苏、百部、款冬花、枇杷叶、桑白皮、葶苈子、陈皮、蝉蜕、地龙、黄芩、桔梗、半夏、全瓜蒌等。

3. 辨证治疗

寒哮和热哮是哮喘的两大证型。

处方推荐：寒哮用射干麻黄汤（《金匮要略方论》）；热哮用定喘汤（《摄生众妙方》）。

小　结

本章对中医治未病与常见慢性病防控进行了论述。慢性病具有病机复杂、潜伏期长、病程长、高发病率、高致残率、高死亡率、高医疗负担，以及可防、可控、难以治愈等特点，个体健康损害和社会危害严重。因此，开展慢性病防控工作迫在眉睫。

　　中医治未病在防控慢性病中的优势体现在先进的治未病三级预防理念、多元化的治未病防控手段，以及可推广的个体化防控工具。

　　中医治未病防控慢性病的"3 - 3 - 3"防控策略和干预措施，即抓好3类人群（一般人群、高危人群、患病人群）、关注3个环节（危险因素环节、高危状态环节和患病状态环节），采取3种手段（健康促进、欲病管理、疾病管理）。

　　中医治未病防控慢性病的实践表明，确认慢性病高危体质人群后，依据体质"三级预防"理念，对"无病""欲病""已病"三种状态实施体质干预，从而实现慢性病的早预测、早预防、早干预，达到慢性病防治关口前移的目的。

　　总结了常见慢性病（原发性高血压、2型糖尿病、冠心病、支气管哮喘）的治未病防控参考方案。其中，一级预防原则为辨识体质结合慢性病早期诊断指标监测做到早预测，并通过调节体质进行早预防；二级预防原则为慢性病常规防控方法和辨体养生相结合；三级预防原则为辨体 - 辨病 - 辨证相结合，即在常规治疗基础上，结合辨体调治和辨证论治。

参考文献

1. 王琦. 中医体质学 2008. 北京：人民卫生出版社，2008.

1. 葛均波，徐永健. 内科学. 第 8 版. 北京：人民卫生出版社，2013.

2. 田德禄. 21 世纪课程教材·中医内科学. 北京：人民卫生出版社，2010.

3. 周俭. 新世纪全国高等中医药规划教材·中医营养学. 北京：中国中医药出版社，2012.

4. 严隽陶. 新世纪全国高等中医药规划教材·推拿学. 北京：中国中医药出版社，2003.

5. 《中国高血压基层管理指南》修订委员会. 中国高血压基层管理指南（2014 年修订版）. 中华高血压杂志，2015，23（1）：24 - 43.

6. 中华医学会糖尿病分会. 中国 2 型糖尿病防治指南. 北京：北京大学医学出版社，2011.

7. 中华医学会糖尿病分会. 中国糖尿病运动治疗指南. 北京：中华医学电子音像出版社，2012.

第七章　中医治未病与积极老龄化

人口老龄化是全球性问题，伴随老年人口的数量快速增长与高龄化，人们的关注焦点已从以往人口寿命长度转向老年阶段的生命质量，我国政府也将促进积极老龄化作为长期应对战略。基于中医学的广泛群众基础与高度文化认同，结合中医治未病理念的养老服务体系在策应积极老龄化方面具有独特优势。

第一节　老龄化社会概述

目前全球 60 岁以上人口已达到 8.93 亿，其中 80 岁以上人口是增长最快的人群。据 WHO 最新统计，到 2050 年 60 岁以上人口将达到 20 亿，占世界总人口的 22%。面临人口老龄化挑战的新时期，如何解决人口老龄化所带来的人口、经济和社会问题，承担由此所带来的养老和疾病负担，是世界各国所面临的共同问题。

一、老龄化社会的概念与测量方法

（一）老龄化社会的概念

社会老龄化又称人口老龄化，是以老年人口在总人口中所占百分比（老年人口系数）为依据进行衡量的。根据 1956 年联合国《人口老龄化及其社会经济后果》确定的划分标准，当一个国家或地区 65 岁及以上老年人口数量占总人口比例超过 7% 时，则意味着这个国家或地区进入老龄化。1982 年的维也纳老龄问题世界大会，确定 60 岁及以上老年人口占总人口比例超过 10%，也意味着这个国家或地区进入老龄化。因此，目前国际上通常看法是：当一个国家或地区 60 岁以上老年人口占人口总数的 10%，或 65 岁以上老年人口占人口总数的 7%，即意味着这个国家或地区的人口处于老龄化社会。老龄化社会具体包括两个含义：一是老年人口相对增多，在总人口中所占比例不断上升的过程；二是指社会人口结构呈现老年状态，进入老龄化社会。

（二）老龄化社会的测量方法

老龄化社会常用测量方法主要包括人口金字塔、老年人口比例、年龄中位数、平均预期寿命及人口预测等方法。

　　人口金字塔主要是按人口年龄和性别表示人口分布的塔状条形图，不仅可反映过去人口的情况和如今人口的结构，还可呈现今后人口可能出现的趋势，图 7 - 1 为我国历次人口普查所形成的人口金字塔。

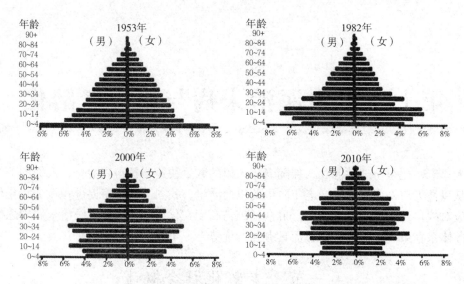

图 7 - 1　中国历次普查人口金字塔

　　老年人口比例是测量人口老龄化的最直接方法，年龄中位数是全体人中年龄位于中点的年龄，更为准确。平均预期寿命表明了新出生人口平均预期可存活的年数，是度量人口健康状况的一个重要指标。人口预测则是根据当前的人口年龄和性别结构对未来人口的年龄与性别比进行的预估。人口预测一般分高、中、低三种方法。图 7 - 2 为采用适中预测方法，对 2020 年、2035 年和 2050 年中国未来人口构成预测的金字塔。结果显示，随着过去婴儿潮一代年龄增长，中国老龄化社会进程步伐将越来越快。

二、老龄化社会的现状

（一）全球老龄化现状

　　世界范围内的老年人口近几个世纪一直在增加。目前，全球范围老龄化进程加快，通过对 2030 年全球老年人口的预估显示：将有超过 60 个国家拥有大于 200 万的 65 岁以上人口。

　　人口老龄化在欧美等工业发达国家已为公众所熟知，但发展中国家的老龄化速度往往超过发达国家，且对国家社会经济的发展与稳定影响更为明显。1999 年 7 月至 2000 年 7 月，全世界净增的老年人口中有 77% 来自于发展中国家。目前，发展中国家老龄人口的总体增长速度是发达国家的两倍多，是全世界人口增长速度的两倍。从 20 世纪 60 年代前期开始，发展中国家的老龄人口增长速度开始上升，之后基本保持增加趋势，直至近几年出现因战时低生育率导致的短暂人口老龄低速期。从 2015 年至 2030 年，甚至其后几十年，在增长速度出现下降之前，发展中国家的老龄人口增幅预期每年将超过并

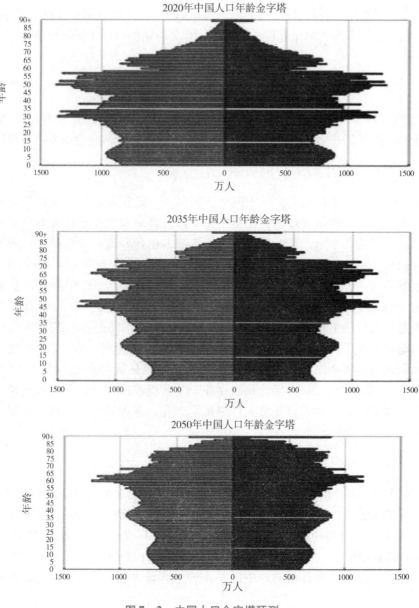

图 7-2　中国人口金字塔预测

保持在 3.5%。

（二）中国老龄化现状

　　第六次全国人口普查主要数据显示，以 2010 年 11 月 1 日零时为准，我国总人口为 13.4 亿人，其中 60 岁及以上人口比例为 13.26%。在今后 50 年内，老年人口数量及其在总人口中的占比将不断增加。根据数据预测，到 2020 年，60 岁以上人口将达到 2.3 亿，占总人口的 15.3%；到 2050 年人口老龄化高峰时，将增加到 4 亿人左右，占总人口比将上升到约 27.8%。在今后 50 年，中国老年人口将增加约 2.7 亿，平均每年净增约540万人。

我国人口老龄化主要具有以下特点：①快速增长，人数众多；②区域发展不平衡，农村老年人口多，东部老龄化进程快于西部；③女性比例高；④平均预期寿命长；⑤家庭养老为主。

三、老龄化社会所产生的问题

从全球范围来看，中国老年人口占亚洲老年人口的1/2，占世界的1/5。数量众多的老龄群体，势必会引发一些社会问题。一般来说，人口老龄化会引发三方面的问题。

（一）加重劳动年龄人口的负担

始于20世纪70年代到当前的中国经济繁荣，一定程度上与工作年龄人群数量庞大有关。但老龄人口的持续增加，使得工作年龄人群对非工作年龄人群比率当前处于顶点，而接下来的几十年，这一比率将迅速下降，由此导致劳动年龄人口所要负担的老年社会福利等相关支出增加。统计显示，目前9.1个劳动年龄人口（15～64岁）负担一个老年人（65岁以上），至2025年将下降到5.4个劳动年龄人口负担一个老年人，到2050年将成为每2.4个劳动年龄人口负担一个老年人。2050年，我国劳动人口抚养老年人口的负担将是2000年的3.8倍，而这一问题在一些城市化和老龄化程度高的地区更为严重。如全国最先进入老龄化地区的上海，在1997年底，全市离退休和退职人员人数增加到210万，在职职工与离退休人员的比例为2.1：1。统计认为，在未来50年中，前20年，我国存在一个低抚养比时期，这期间儿童人口在总人口中的比重下降，老年人口在总人口中比重上升，总抚养比处在从下降到上升的低谷，呈V字形。

（二）加大国家社会福利的支出

在应对人口老龄化时，需面对全民医疗支出快速增长和个人花费增加的问题。中国老年人口数量的增加，使得老年保险福利方面的支出持续增加，财政负担日益加重。20世纪60～70年代生育高峰出生的约3亿人口将在2020～2040年间迈入老年阶段，届时会使老年人口数量激增，对社会和经济造成沉重的压力，尤其是社会保障及服务体系面临严峻的挑战。据世界银行预测，中国基本养老保险基金有可能在2032年左右开始亏空。

（三）老年健康管理服务面临挑战

目前，我国健康管理形式单一，主要停留在对疾病和生活行为方式的管理上。医疗服务重视疾病急性期的诊治，急性期前后的健康管理服务缺乏，老年人有病不知和有病不治的现象较为普遍。考虑到老年人是一组生理功能日趋下降、逐步走向衰退的人群，其疾病的发生、发展和转归有着自身独特的规律。

因此，老年健康管理具有特殊性与挑战性，具体体现在：①老年人群常伴有多系统、多脏器病变，通常可能一个系统有多个疾病，或因免疫功能低下，先后或同时患几种恶性肿瘤也较为常见。②老年人常同时服用多种药物，药物之间的相互作用或药物副作用可能会引起肝肾功能、电解质等生化指标异常，由此会导致体检的误诊。③老年人群感觉功能弱化、起病隐匿、临床表现不典型，如无任何症状查体时，心电图可能会发现心肌梗死，老年肺炎以精神症状为首发表现等。④主述症状不完整，为正确收集个人信息带来一定困难，易造成健康评估中的误诊和漏诊。⑤老年人常多种健康危险因素并存，一般多为高危人群或极高危人群，易发生并发症及脏器衰竭，慢性病一旦急性化易危及生命。⑥老年慢性病多属退行性病变，在疾病诊断与治疗、预防时，重视老年人与年轻人生理、病理的差异，区别是生理性还是病理性病变。

第二节　中医治未病与积极老龄化的关系

老年人口问题关系国家经济发展和社会稳定，实施切实可行的措施以应对老龄化社会的挑战至关重要。社会的多元化发展必然会导致养老服务需求的多样性，需求多样性促使多元化养老之路的出现。结合治未病思想，形成多维养老体系与方法，促进老龄化社会问题的解决，有助于实现积极老龄化。

一、积极老龄化

1987 年由美国学者 Rowe 和 Kahn 在对老年医学和老化过程研究后，从个体老化角度提出第一个系统性老龄观——成功老龄化。1990 年第 40 届 WHO 哥本哈根会议"开辟地解决人口老龄化的通道"，站在全球性高度提出第二个系统性老龄观——健康老龄化。1996 年 WHO 在《健康与老龄化宣言》中提出实现"积极老龄化"的工作目标，2002 年该报告提交联合国第二届世界老龄大会，被大会接受并写进《政治宣言》，由此，积极老龄化作为应对 21 世纪人口老龄化的"政策框架"正式提出。

积极老龄化是指老年时为了提高生活质量，使健康、参与和保障的机会尽可能获得最佳的过程。积极老龄化既适用于个体又适用于人群，表达了比"健康老龄化"更为广泛的内涵。"积极"一词不仅仅指身体活动能力或参加体力劳动，而且包含了不断参与社会、经济、文化、精神和公民事务。"积极老龄化"的目的在于使所有年龄组的人们，包括那些体弱者、残疾和需要照料者，延长健康预期寿命和提高生活质量。WHO 强调以生命全程观点看待老龄化，老年人不是一个均一的群体，而且随着增龄，个体差异有加大趋势。因此，在老年期各个阶段进行干预，创建支持性的优良环境和促进健康的选择是很重要的。积极老龄化取决于围绕个人、家庭和国家周围的种种"决定"因素的影响。在理解积极老龄化框架方面，文化和性别是外围的决定因素，它们影响积极老龄化的其他决定因素，文化价值和传统在很大程度上决定一个社会如何看待老年人和老龄化过程。积极老龄化的其他决定因素包括：经济（收入、社会保护和工作）、卫生与社会服务（促进健康和预防疾病、医疗服务、照料和社区服务、精神卫生服务）、社会（和平、平等、社会支持和学习机会等）、个人（遗传背景和心理因素）、行为（健康生活方式、自我保健）、环境因素（良好、安全的环境）等。

二、中医治未病在积极老龄化中的现实意义

（一）推动多样化社会养老服务体系的发展

2011 年，国务院发布《社会养老服务体系建设规划（2011—2015 年）》，提出加强社会养老服务体系建设。由此，养老服务已成为各级政府关心、社会广泛关注、群众迫切期待解决的重大民生问题，加强社会养老服务体系建设是解决失能、半失能老年群体的养老问题及促进社会和谐稳定的当务之急。2013 年 8 月 16 日，由国务院总理李克强主持召开的国务院常务会议提出"推动医养融合发展，探索医疗机构与养老机构合作新模式"等多项任务措施，到 2020 年全面建成以居家养老为基础、社区为依托、机构为支撑的覆盖城乡的多样化养老服务体系。2013 年国家卫生计生委在国家基本公共卫生服务项目中首次设立并实施了中医药健康管理服务，全面启动了中医药服务百姓健康行动。2014 年 2 月国家卫生计生委例行新闻发布会上进一步明确："中医药是中华文明的瑰宝，是我国医疗卫生工作的重要组成部分，在维护人民健康方面发挥不可替代的作用"；"2014 年中医药发展的重点是……开展中医药与养老服务结合试点等相关工作"。因此，建立多样化社会养老服务体系，中医治未病不可或缺。

中医治未病在养老服务尤其是老年慢性病防治、养生保健等方面，具有独到优势。从中医养生保健图书到各类养生电视节目，从"中医中药中国行"大型科普宣传活动到中医"治未病"健康工程，中医养生保健的理念和方法逐步渗透到人们的日常生活中，惠及众多老年人。尤其需要重视的是，发展养老服务业，推动医养融合发展，中医治未病理论与方法有很大空间。发展有中医特色的养老保健康复体系，形成包含中医养生保健、中医特色治疗、中医康复等内容的中医药养老产业链，开发中医保健、医疗和康复产品市场，将成为养老服务业的新发力点。基于推进治未病健康工程的基础和经验，中医养老相关机构可从特色诊疗、养生保健和健康管理等方面入手，形成中医药健康服务新模式，拓展中医养老机构服务于民众的新空间。

（二）突出个体化老年健康促进的理念

WHO 强调以生命全程观点看待老龄化，注重老年人个体差异，并针对不同阶段进行差异性干预。在防病治病时，中医治未病历来重视"因人制宜，以人为本"。通过体质辨识，从个体人出发，权衡干预措施，进一步明确老年人个体及其在不同年龄段的差异性，实现个性化健康维护与促进。中医体质关注人在生长、发育过程中所形成的与自然、社会环境相适应的人体个性特征，注重机体结构、功能、代谢及对外界刺激反应等方面存在的个体差异性，对某些病因和疾病的易感性，以及疾病传变转归中的倾向性。从不同体质状态及分类特性出发，把握健康与疾病的整体要素与个体差异，依据体质可分、体病相关和体质可调理论，实现因人施膳、因人施保、因人施养的个体化健康维护与促进，为解决积极老龄化的差异性健康管理提供工具。

（三）促进老龄化社会问题的解决

1. 解决老年人的慢性病防控问题

伴随老龄化进程的加快，老年人口数量急速增加。由于老年人带病生存率高，使得慢性病发病人数快速上升，迫使慢性病防控观点提上政府日程。中医体质学注重"不治已病治未病"，形成的"三级预防"理念为老年人慢性病防控提供可操作工具。一级预防为改善偏颇体质，阻止相关疾病的发生；二级预防为疾病临床前期，调整体质，早期治疗；三级预防为掌握体质差异，确定疾病的变化趋向，防止疾病加重与并发症发生。同时，对慢性病防控提出早预测、早预防、早干预的观点，依据中医体质三级预防理论，将疾病控制在前期甚至高危因素期。

2. 解决医疗成本高的问题

老龄化社会所导致的医疗负担沉重是全球性问题，由于我国人口基数大，使得此类问题表现得尤为突出。中医药服务曾被世界卫生组织和世界银行誉为"以最少的投入获得了最大的健康收益"的"中国模式"。发挥中医治未病的低成本优势，构建中医治未病健康服务模式，变以"疾病"为主到"人"为主，变以"治"为主到"防"为主，形成依托于家庭的自我健康管理方案，从而有效降低医疗成本。

3. 解决健康保障覆盖不足的问题

老年人口的增多，使得医疗保障体系覆盖不足、卫生资源紧张和配置不均等问题凸显。每千人医师数和病床数、人均医疗支出等指标，因当地经济社会发展水平不同而差异明显，在边远贫困地区，医疗保障缺乏更为明显。在有限的医疗资源下，"医生指导"的服务形式很难实现普及，中医治未病"社区－家庭自主自助式"养老服务模式有利于社会卫生服务均等化的实现。

第三节　中医治未病促进积极老龄化的实施策略

鉴于我国"居家养老"为主的特点，应充分依托社区，结合治未病理论与方法，形成"体质辨识－健康评估－传统干预"为一体的治未病老年健康管理与养老服务模式，建立居家－社区一体化的中医治未病养老服务体系，实现老年人个体化、分类分级、全过程的健康管理，全面提高生活质量。

一、三类目标人群

根据老年人群健康状况与生理特点，中医治未病主要关注三类老年人群，包括欲病人群、已病人群及生理性衰老人群。

（一）欲病人群

欲病人群主要是指老年慢性病高危人群，这部分人群虽有一定的症状或不健康病理信息，但却未达到疾病诊断标准，一般不在西医学诊疗的范畴，但却是中医治未病干预的关键环节。欲病态人群一般具有一定的特征（参考第五章内容），属于现代医学所说的亚健康状态，如不及时干预，则会进入已病状态。因此，此类人群的关注重点是通过健康教育，充分调动老年人的主观能动性，增强体质，颐养正气，提高机体抗病能力，防止疾病的发生。

（二）已病人群

已病人群主要是指已患疾病的老年人群，重点针对常见慢性病。此类人群在老年人群中占比较大，其重点关注两个阶段，一是疾病稳定期，二是病后恢复期。前者主要以健康促进和并发症预防为主，做好慢性病监控，及时发现与控制危险因素，减少疾病发作和并发症的发生；后者主要以防护调摄为主，促进康复，防止疾病复发。

（三）生理性衰老人群

生理性衰老人群主要指生理性退行性变的老年人群体，此类人群具有能量和代谢消耗下降、系统器官功能改变及感知能力下降等特点，其关注重点是预防疾病，延缓衰老。通过精神养生、起居养生、环境养生、劳动养生、睡眠养生、运动养生、情绪养生、浴身保健、针灸、按摩、导引、饮食养生等，达到颐养身心、增强体质、预防疾病、延缓衰老的目的。

二、三种管理方案

（一）欲病早治

针对欲病人群，需主动地适应客观环境，采取各种有效措施，做好预防工作，避免致病因素的侵害，防止疾病的发生。措施包括：①采取传统的养生方法，如针刺、气功、药膳等；②综合的预防措施，如环境卫生管理、除灭疾病等；③常见疾病的预防措施，如食疗、贴敷、中药等；④运用现代科学手段整合的中医预防措施。欲病早治应做到增强正气、调养精神、健身锻炼、调节生活、营养调配、忌食或少食不利于养生的饮食，也可采取药物预防的方法，从各方面防止病邪的侵入。

落实到具体操作上，在欲病阶段，首先，进行体质辨识，筛查各种危险因素，如年龄、性别、种族地区、遗传、偏颇体质、高血压、心脏疾病、糖尿病、高脂血症、无症状性颈动脉疾病、吸烟及酗酒、肥胖等。其次，结合治未病方法与技术，进行危险因素干预，降低慢性病发病率。可采取运动疗法，如八段锦等，通过运动功法以强健五脏，改善功能，起到调整人体不良情绪等作用。在饮食上，现代医学提倡低盐（每日4～6g）、低脂肪和低热量饮食；同时，结合药膳食疗方法，亦对欲病早治有重要意义；注重五运六气、地理因素、先天因素等对慢性病高危人群的影响，进行相应的中医养生指导，达到以养防病的目的。第三，生活行为危险因素干预在欲病早治中同样具有重要的意义。如吸烟、酗酒等，《景岳全书·虚损》记载："酒本狂药，大损真阴，惟少饮之未必无益，多饮之难免无伤，而耽饮之则受其害者十之八九矣。"《饮膳正要》谓酒"少饮为佳，多饮伤形损寿，易人本性，其毒甚也。饮酒过度，丧生之源"。因此，保持良好的生活方式，戒烟戒酒，自我调整心理，保持生活规律，结合高危因素管理，从而降低慢性病发病率。

（二）已病防变

针对老年慢性病已病人群，已病防变主要包括 3 个方面内容：①有病早治，防止传变的干预措施；②病后防复，即在疾病刚愈，正气尚未复元时，采取有效措施，防止因调养不当而导致的旧病复发或滋生其他疾病；③疾病症状虽已消失，因治疗不彻底，病根未除，潜伏于体内，受某种因素诱发，使旧病复发所采取的防治措施。此外，虽然目前传染性疾病发病率较以前有所下降，但也应特别注意传染性疾病的既病防变，防止其产生恶性或不良性变化，以及传播条件的产生。

已病防变的方法与技术，在临床上对于多种急慢性疾病均有积极作用，可有效阻止或减缓疾病向不良方面转化。在慢性病早期进行治未病干预手段与方法的介入，可有效降低疾病病死率及致残率，使老年人群最大限度地从身心障碍中恢复，重返社会，促进积极老龄化的实现。同时，慢性病发病急性期时的康复工作也不容忽视，既要重视急性期的治未病干预与护理，也要关注心理疏导、预防性和对症性康复指导等。针对病后防复，干预措施倡导及时、规范、标准、适当。同时给予患者及家属用药、饮食、防病指导，进而达到预防复发、巩固疗效的目的。由此，早期的治未病介入干预对老年人群慢性病的发展、预后及转归至关重要，在疾病发生早期实行治未病介入干预，同时联合药物、饮食等医疗与生活行为指导，可取得良好效果。

（三）延缓衰老

针对老年生理性退行性变人群，在中医治未病理论指导下，通过各类养生方法及浴身保健、针灸、按摩、导引等干预手段，以达到预防疾病和延缓衰老的目标。

1. 延缓衰老的原则

（1）无病先防，未老先养　衰老发源于成年期，开始于中年期。因此，延缓衰老强调防患于未然，无病先防，未老先养。《丹溪心法》提出："与其救疗于有疾之后，不若摄养于无疾之先。"《医学入门》也认为："与其病后善服药，莫若病前善自防。"

（2）补益脾胃，保精固肾　脾胃虚弱、运化失调是衰老的主要原因之一。脾胃为后天之本，气血生化之源，脾胃健运则气血足，气血足则健康长寿。《兰室秘藏》中提到："血不可不养，胃不可不温，血养胃温，营卫将行，常有天命。"此外，肾为先天之本，藏精，精气为生命延续的最基本物质，肾虚精亏则损寿。《素问·上古天真论》曰："以酒为浆，以妄为常，醉以入房，以欲竭其精，以耗散其真，不知持满，不时御神，务快其心，逆于生乐，起居无节，故半百而衰也。"因此，益寿延年也需保精固肾。

（3）调整阴阳，以平为期　阴阳失调、五脏虚损是导致衰老的重要原因。《素问·至真要大论》云："谨察阴阳所在而调之，以平为期。"因此，维持机体内外阴阳平和，达到"天人合一，天人相应"，以延缓衰老。

2. 延缓衰老的方法

目前，中医延缓衰老的方法除遵从《黄帝内经》谨和五味、饮食有节、起居有常、适量运动、调摄情志、房事有节、外避邪气等养生原则外，还主要通过服食药饵、食养食疗、针灸、按摩、导引、气功、拳术等方式抗衰延年。

（1）单味中药及中成药　在抗衰老方面，实验研究发现中药及中成药制剂可以通过基因修复、提高免疫力、改善能量代谢、调整神经内分泌、增强内脏功能、抗感染、补充微量元素等作用以延长机体寿命及细胞传代能力，从而达到抗衰老的目的。中药如人参、黄芪、枸杞子、蛤蚧、白术、熟地、肉苁蓉、太子参、三七、当归、黄精、刺五加、五味子、补骨脂、菟丝子、女贞子、山茱萸、决明子、徐长卿、红花、红景天等，中成药及相关制剂如龟龄集、六味地黄丸、金匮肾气丸等。

（2）食物方面　科学测试证明，蔬菜和水果不仅提供人体所需的维生素和矿物质，而且含有植物抗氧化物质，其抗衰老作用甚至强于人们所熟知的抗氧化剂维生素 C、维生素 E 等。因此，通过食疗实现抗衰老具有一定的科学依据。蔬菜类如山药、蘑菇、油菜、芋头、大蒜、菠菜、甜椒、豆角、西兰花、黄豆、大葱、香菜、胡萝卜、卷心菜、土豆、藕、姜、韭菜、洋葱、西红柿、茄子、黄瓜、大白菜、豌豆、冬瓜、蒜薹、绿豆芽、南瓜等都具有不同程度的抗衰老作用；水果类则包括冬枣、番石榴、猕猴桃、桑椹、草莓、橙子、柠檬、樱桃、龙眼、苹果、菠萝、香蕉、李子、荔枝、金橘、葡萄、柚子、芒果、杏、哈密瓜、水晶梨、白兰瓜、西瓜、柿子等。

（3）药膳方面　自古以来，中医就有"药食同源""药补不如食补"之说。由药物和食物共同制作而成的药膳，无论从食品和药品的安全上，还是从作用上均被大众所认可。药膳既具有食疗作用，又可养生防病，且无毒副作用。如松子核桃类药膳健脑益智强心，滋补肝肾之阴，可增强机体的免疫力，调节脏腑功能，具有抗衰延年的作用；芝麻、猪肝类药膳补肝益肾、强身健体、益寿延年；四君子粥、八珍糕等补气养血，抗衰延年；首乌、黑豆、荔枝、苁蓉类药粥均具有延缓衰老的作用。

（4）灸疗及运动方面　通过针灸抗衰老，历代文献对此均有记载。针灸通过经络－腧穴的整体作用，调节机体内环境，以达到延缓衰老的目的。《扁鹊心书》载："保命之法：灼艾第一，丹药第二，附子第三"；"人于无病时常灸关元、气海、命门、中脘，虽未得长生，亦可保百余年寿矣"；"人至三十，可三年一灸脐下三百壮；五十可二年一灸脐下三百壮，六十可一年一灸脐下三百壮，令人长生不老"。《针灸真髓》也提到："三里养先后天之气，灸三里可使元气不衰，故称长寿之灸。"在运动方面，现代研究表明，五禽戏、八段锦、太极拳等传统体育运动对预防疾病和改善衰老症状均有显著的效果。

三、三项推进措施

推进中医治未病管理措施，促进积极老龄化，除开展以社区为主的治未病健康管理服务外，还应完善健全老年人养老服务保障体系，分别从源头和终端提高基层医生医疗水平、普及老年人群治未病基本医学常识，最终达到无病先防、欲病早治、已病防变、延缓衰老的效果。

（一）建立"低投入高收益"的社区治未病老年保健服务体系

目前社区老年人以各类慢性病高发为主，对于慢性病防治，美国等西方国家曾一度强化专科技术，但结果是医疗费用上涨而收效甚微。社区卫生服务作为老年保健行之有效的服务模式，承担着老年疾病预防、治疗、康复等工作任务。通过实施老年人社区治未病保健服务，调查健康危险因素，进行一般体格检查，了解老年人个体情况、生活方式、既往疾病等，对健康状况进行包括认知、情感、生活质量等方面的全面评估，筛查常见肿瘤及心脑血管病和骨质疏松的危险因素，提供疾病预防、自我保健及伤害预防、自救等健康指导，减少主要健康危险因素，有效预防和控制慢性病和伤害，并进行有针对性的健康教育和危险因素干预，实现慢性病的早发现、早预测、早预防。同时，控制医疗过程中的某些间接医疗费用，打破单纯依靠医疗保险来控制医疗费用的制度设计，满足社区内不同层次居民的健康需求。治未病老年保健服务体系作为一种低投入高效益的卫生服务，是促进积极老龄化的重要内容。

（二）实施个体化、分类分级治未病健康管理

由于老年个体间存在差异，设定统一的服务标准不但不能满足服务群体的需求，还会造成部分卫生资源的浪费。因此，老年健康管理服务必须灵活开展，实施个体化、分类分级全面管理。

应用《中医体质量表（老年版）》，实施"体质辨识－健康评估－传统干预"为一体的治未病健康管理服务。首先，根据老年人体质、健康状况、疾病病种等划分为不同类别，实施分类管理，加强中西医学方法与技术的融合，形成优势互补。其次，根据服务人群的实际情况及需达到的工作目标实施分级管理；针对存在患病风险的人群实施一级管理，通过采取治未病预防措施切断危险因素和病因对人体侵害的途径，提高老年人群的健康水平；针对已有疾病或已产生伤害的人群，实施二级管理，采取早发现、早治疗等措施；针对疾病或伤害发生后期，实施三级管理，通过开展康复医疗，恢复其生活自理能力。

于 2009 年启动的全民健康档案计划，其中的健康档案是记录每个人从出生到死亡的所有生命体征的变化，以及自身所从事过的与健康相关的一切行为与事件的档案；具体的内容主要包括每个人的生活习惯、既往病史、诊治情况、家族病史、现病史、体检结果及疾病的发生、发展、治疗和转归的过程等。健康档案是自我保健不可缺少的医学资料，通过比较一段时间的检查资料和数据，可发现健康状况的变化，疾病发展趋向、治疗效果等情况，有利于下一步医疗保健的决策。目前，以社区为中心的健康档案建立虽已开展，但多数档案处于"死档"阶段，利用率普遍不高，健康档案并未真正发挥评估与监测老年人健康状况的作用。健康档案作为健康管理的主要表现形式，可以为社区医生提供完整系统的居民健康状况数据，是社区医生掌握居民健康状况并进行诊断的主要依据，也是进行社区卫生管理的重要前提。因此，应充分利用《老年人中医健康管理技术规范》，开展社区老年人健康档案管理工作，利用所提供的信息指导健康干预工作的开展，使健康档案真正发挥作用，有利于进一步推进个体化、分类分级治未病健康管理方案的实施。

（三）构建智能化治未病健康管理与养老服务平台

中国人口老龄化特征之一是空巢老人比例高，到2050年，临终无子女的老年人将达到7900万左右，失能老年人1亿左右，独居和空巢老年人将占54%以上。2012年，首届全国智能化养老战略研讨会上提出："智能化养老是积极应对人口老龄化的必然选择。政府应建立健全发展智能化养老的扶持政策，加强老龄信息化建设；突出智能管理

空巢老人服务，以老年人健康、发展为中心，实现智能养老的人性化，全面提升老年人幸福指数。"

智能化治未病健康管理与养老服务平台是运用智能控制技术提供健康管理和养老服务的过程，以互联网、物联网为依托，集合运用现代通信与信息技术、计算机网络技术、老年服务行业技术和智能控制技术，为老年人提供安全便捷健康舒适服务的现代健康管理和养老服务模式。将智能化治未病健康管理和养老服务列入老龄事业发展规划，对于低成本应对人口老龄化、引领老年健康管理和养老服务模式的变革具有重要意义和积极推动作用。目前，中国老龄办信息中心已在全国开展空巢老人"全国智能化养老实验基地"建设，目的是探索模式，总结经验，并逐步推广。

第四节　中医治未病促进积极老龄化的实践

随着老年人口的增加，如何促进积极老龄化的问题亟待解决。从全球范围来看，为老年人提供的有限医疗服务与昂贵的求医费用相比，老年人家庭自我健康管理和健康维护的需求增加。

一、老年人中医药健康管理服务的构建

基于中医老年体质辨识技术的《老年人中医健康管理技术规范（试行）》是由国家中医药管理局于 2011 年 9 月 21 日印发，是针对老年人综合状况制定的综合健康评估与管理方法。通过对老年人体质基本分类，针对性地提供个性化老年健康管理方案，其"三级预防"理念，覆盖健康、亚临床及疾病状态人群，可有效实现群体健康管理和降低慢性病发病率，并减低慢性病并发症发生率。其中由王琦教授主持编制的《中医体质量表（老年版）》含有 33 个条目，从生理、心理、适应能力等方面综合评价老年人体质特征和健康状态，根据老年人体质特点，从情志调摄、饮食调养、起居调摄、运动保健和穴位保健等方面进行相应的中医药保健指导。2013 年，政府为以体质辨识为主要技术的老年人中医药健康管理服务项目投入 7.2 亿元，在各省（区、市）中医药健康管理服务目标人群覆盖率达到 30%；2014 年，投入 9.6 亿元。据国家中医药管理局统计，截至 2014 年底，以此方式获益的老年人群为 5920 万。

二、老年人中医药健康管理服务的基本内容与服务流程

（一）服务对象

辖区内 65 岁及以上常住居民。

（二）服务内容

每年为老年人提供 1 次中医药健康管理服务，内容包括中医体质辨识和中医药保健指导。

1. 中医体质辨识

按照《中医体质量表（老年版）》33 项问题采集信息，根据体质判定标准进行体质

辨识，并将辨识结果告知服务对象。

2. 中医药保健指导

根据不同体质从情志调摄、饮食调养、起居调摄、运动保健、穴位保健等方面进行相应的中医药保健指导。

（三）服务流程

老年人中医药健康管理服务的流程见图7-3。

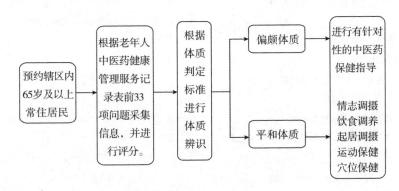

图7-3　老年人中医药健康管理服务流程

1. 中医体质信息采集

按照《中医体质量表（老年版）》33项问题（表7-1），逐项询问居民近一年的体验、感觉，查看舌苔和舌下静脉及皮肤情况等，将信息在相应分值内划"√"。

表7-1 中医体质量表（老年版）

姓名：　编号：□□□－□□□□□

请根据近1年的体验和感觉回答以下问题	没有（根本不/从来没有）	很少（有一点/偶尔）	有时（有些/少数时间）	经常（相当/多数时间）	总是（非常/每天）
（1）您精力充沛吗？（指精神头足，乐于做事）	1	2	3	4	5
（2）您容易疲乏吗？（指体力如何，是否稍微活动一下或做一点家务劳动就感到累）	1	2	3	4	5
（3）您容易气短，呼吸短促，接不上气吗？	1	2	3	4	5
（4）您说话声音低弱无力吗？（指说话没有力气）	1	2	3	4	5
（5）您感到闷闷不乐、情绪低沉吗？（指心情不愉快，情绪低落）	1	2	3	4	5
（6）您容易精神紧张、焦虑不安吗？（指遇事是否心情紧张）	1	2	3	4	5

续表

请根据近 1 年的体验和感觉回答以下问题	没有（根本不/从来没有）	很少（有一点/偶尔）	有时（有些/少数时间）	经常（相当/多数时间）	总是（非常/每天）
（7）您因为生活状态改变而感到孤独、失落吗？	1	2	3	4	5
（8）您容易感到害怕或受到惊吓吗？	1	2	3	4	5
（9）您感到身体超重不轻松吗？（感觉身体沉重）[BMI 指数 = 体重（kg）/身高（m）^{2}]	1（BMI<24）	2（24≤BMI<25）	3（25≤BMI<26）	4（26≤BMI<28）	5（BMI≥28）
（10）您眼睛干涩吗？	1	2	3	4	5
（11）您手脚发凉吗？（不包含因周围温度低或穿得少导致的手脚发冷）	1	2	3	4	5
（12）您胃脘部、背部或腰膝部怕冷吗？（指上腹部、背部、腰部或膝关节等，有一处或多处怕冷）	1	2	3	4	5
（13）您比一般人耐受不了寒冷吗？（指比别人容易害怕冬天或是夏天的冷空调、电扇等）	1	2	3	4	5
（14）您容易患感冒吗？（指每年感冒的次数）	1 1年<2次	2 1年感冒2~4次	3 1年感冒5~6次	4 1年8次以上	5 几乎每月都感冒
（15）您没有感冒时也会鼻塞、流鼻涕吗？	1	2	3	4	5
（16）您有口黏口腻，或睡眠打鼾吗？	1	2	3	4	5
（17）您容易过敏（对药物、食物、气味、花粉或在季节交替、气候变化时）吗？	1 从来没有	2 1年1~2次	3 1年3~4次	4 1年5~6次	5 每次遇到上述原因都过敏
（18）您的皮肤容易起荨麻疹吗？（包括风团、风疹块、风疙瘩）	1	2	3	4	5
（19）您的皮肤在不知不觉中会出现青紫瘀斑、皮下出血吗？（指皮肤在没有外伤的情况下出现青一块紫一块的情况）	1	2	3	4	5
（20）您的皮肤一抓就红，并出现抓痕吗？（指被指甲或钝物划过后皮肤的反应）	1	2	3	4	5
（21）您皮肤或口唇干吗？	1	2	3	4	5
（22）您有肢体麻木或固定部位疼痛的感觉吗？	1	2	3	4	5
（23）您面部或鼻部有油腻感或者油亮发光吗？（指脸上或鼻子）	1	2	3	4	5

续表

请根据近1年的体验和感觉回答以下问题	没有（根本不/从来没有）	很少（有一点/偶尔）	有时（有些/少数时间）	经常（相当/多数时间）	总是（非常/每天）
（24）您面色或目眶晦暗，或出现褐色斑块/斑点吗？	1	2	3	4	5
（25）您有皮肤湿疹、疮疖吗？	1	2	3	4	5
（26）您感到口干咽燥、总想喝水吗？	1	2	3	4	5
（27）您感到口苦或嘴里有异味吗？（指口苦或口臭）	1	2	3	4	5
（28）您腹部肥大吗？（指腹部脂肪肥厚）	1（腹围＜80cm，相当于2.4尺）	2（腹围80～85cm，2.4～2.55尺）	3（腹围86～90cm，2.56～2.7尺）	4（腹围91～105cm，2.71～3.15尺）	5（腹围＞105cm或3.15尺）
（29）您吃（喝）凉的东西会感到不舒服或者怕吃（喝）凉的东西吗？（指不喜欢吃凉的食物，或吃了凉的食物后会不舒服）	1	2	3	4	5
（30）您有大便黏滞不爽、解不尽的感觉吗？（大便容易粘在马桶或便坑壁上）	1	2	3	4	5
（31）您容易大便干燥吗？	1	2	3	4	5
（32）您舌苔厚腻或有舌苔厚厚的感觉吗？（如果自我感觉不清楚可由调查员观察后填写）	1	2	3	4	5
（33）您舌下静脉瘀紫或增粗吗？（可由调查员辅助观察后填写）	1	2	3	4	5

2. 中医体质辨识

按照体质判定标准表计算出该居民的具体得分（表7-2），将计算得分填写在老年人中医药健康管理服务记录表体质辨识栏内。根据得分，判断该居民的体质类型是平和体质或偏颇体质，并将体质辨识结果及时告知居民。

表7-2　体质判定标准表

体质类型及对应条目	条件	判定结果
气虚质（2）（3）（4）（14） 阳虚质（11）（12）（13）（29） 阴虚质（10）（21）（26）（31）	各条目得分相加≥11分	是
痰湿质（9）（16）（28）（32） 湿热质（23）（25）（27）（30） 血瘀质（19）（22）（24）（33）	各条目得分相加9～10分	倾向是
气郁质（5）（6）（7）（8） 特禀质（15）（17）（18）（20）	各条目得分相加≤8分	否

续表

体质类型及对应条目	条件	判定结果
平和质（1）（2）（4）（5）（13）其中（2）（4）（5）（13）反向计分，即 1→5，2→4，3→3，4→2，5→1	各条目得分相加≥17 分，同时其他 8 种体质得分都 <8 分	是
	各条目得分相加≥17 分，同时其他 8 种体质得分都 <10 分	基本是
	不满足上述条件者	否

3. 中医药保健指导

针对老年人不同体质特点，从情志调摄、饮食调养、起居调摄、运动保健、穴位保健等方面进行中医药保健指导（参考第四章）。

（四）服务要求

1. 开展老年人中医药健康管理服务可结合老年人健康体检和慢病管理及日常诊疗时间。

2. 开展老年人中医药健康管理服务的乡镇卫生院、村卫生室和社区卫生服务中心（站）应当具备相应的设备和条件，有条件的地区应利用信息化手段开展老年人中医药健康管理服务。

3. 开展老年人中医体质辨识工作的人员应当为接受过老年人中医药知识和技能培训的卫生技术人员，开展老年人中医药保健指导工作的人员应当为中医类别执业（助理）医师或接受过中医药知识和技能专门培训能够提供上述服务的其他类别医师（含乡村医生）。

4. 服务机构要加强与村（居）委会、派出所等相关部门的联系，掌握辖区内老年人口信息变化。

5. 服务机构要加强宣传，告知服务内容，使更多的老年人愿意接受服务。

6. 每次服务后要及时、完整记录相关信息，纳入老年人健康档案。

小　结

本章包括老龄化社会概况、中医治未病与积极老龄化的关系、中医治未病促进积极老龄化的实施策略，以及中医治未病促进积极老龄化的实践等内容。

中医治未病对促进积极老龄化具有重要的作用。其现实意义在于：推动多样化社会养老服务体系的发展；突出个体化老年健康促进的理念；通过防控慢病、降低医疗成本、实现健康保障的广覆盖促进积极老龄化的实现。

中医治未病促进积极老龄化的实施策略主要有：做好包括欲病人群、已病人群及生理性衰老人群等三类重点人群的管理；制定三种管理方案，分别是：针对老年慢性病高危人群的欲病早治方案、针对老年慢性病人群的已病防变方案、针对老年生理性退行性变人群的延缓衰老方案。推进老年治未病管理的三项措施，分别是：建立"低投入高收益"的社区治未病老年保健服务体系；实施个体化、分类分级治未病健康管理；构建智能化治未病健康管理与养老服务平台。

中医治未病促进积极老龄化的实践主要包括老年人中医药健康管理服务的构建及其相应的服务内容和服务流程。

参考文献

1. 汪耀．实用老年病学．北京：人民卫生出版社，2014.
2. 董维真．公共健康学．北京：中国人民大学出版社，2009.
3. 用"中式办法"破解医改这一世界难题．光明日报．2014 – 06 – 08.
4. 吴莉．中医"治未病"理论及其对衰老进程干预的研究．广州中医药大学，硕士学位论文，2009.
5. 施帆帆，李磊，刘志军，等．城市社区老年居民健康管理服务需求定性评估．预防医学情报杂志，2014，30（2）：101 – 104.
6. 黄建始．美国的健康管理：源自无法遏制的医疗费用增长．中华医学杂志，2006，86（15）：1011 – 1013.
7. 李星明，黄建始．健康管理和社区卫生整合对慢性病防治的意义与服务模式探讨．疾病控制杂志，2008，12（1）：53 – 57.

第八章　中医未病学与其他学科

　　学科的分化是学术研究深入和细化的必然结果，也有效地促进了科学的发展。当学科分化到一定程度，相关学科的交叉与融合又成为科学发展的必然趋势。关于学科的交叉与融合，涉及相关学科之间关系的梳理、内涵的界定等问题。

　　中医未病学属于中医学的学科范畴，是一门既古老又年轻的学科，具有多学科融合的特点，不仅与预防医学、健康管理学、公共卫生学、临床医学、康复医学等学科密切相关，并且随着人口老龄化等社会问题的出现，老年医学也成为中医未病学可借鉴和关注的相关学科。因此，本章从中医未病学与上述学科的联系、学科内涵界定、学科功能和发展趋势等方面阐述中医未病学与多学科之间的关系。

第一节　中医未病学与预防医学

　　中医未病学与预防医学有较为一致的思想理念和研究目的。但是，由于产生发展的历史起源、学科形成演变轨迹不同，二者在研究对象和范畴、服务对象和服务模式、研究方法和具体措施方面存在一定的差异。

一、预防医学概述

　　预防医学是以环境－人群－健康为模式，以人群为主要研究对象，用预防为主的思想，针对人群中疾病发生发展规律，运用基础科学、临床医学和环境卫生科学的理论和方法来探查自然和社会环境因素对人群健康和疾病作用的规律；应用卫生统计学和流行病学等原理和方法，分析环境中主要致病因素对人群健康的影响，以制定防治对策；并通过公共卫生措施，达到促进健康和预防疾病、防治伤残和夭折的目的。

　　预防医学的主要研究内容有：①从环境对人体健康影响出发，阐明各种环境因素与健康的关系，以及这些因素对健康和疾病的作用规律及其预防原则。②研究环境对人群健康的影响，进行社区诊断、社区健康计划的制定和评价及各种干预措施效果的评价等，借助于卫生统计学及流行病学的原理和方法，客观地、定量地描述、分析各种因素对健康的影响及与疾病联系的强度，了解其内在的联系与规律，并获得对健康与疾病本质的认识，进一步指导医疗预防的实践与社区卫生保健的实施。③研究对人群健康影响较大的疾病，如各种以环境为主要危险因素的传染病、地方病及职业病，以行为生活方式为主要危险因素的心、脑血管疾病、恶性肿瘤，以及由于卫生服务不当而造成的医源性疾病等的发生、发展规律、预防和控制对策。④社区保健，其核心是突出预防保健。医学模式的转变，越来越多地要求临床医生必须将医疗工作与预防保健工作相结合并实施临床预防；通过在社区、临床场所对病伤危险因素的评价和预防干预，通过纠正人们不良的生活习惯，推行与预防一体化的卫生服务。当前，这种服务越来越多地受到重视，已成为医学发展的一个趋势。

预防医学的特点有：①预防医学从研究人群健康和疾病与环境之间的关系出发。它着眼于群体的健康，从维护群体健康出发，研究环境中各种有害健康的因素，制定各种对策。②预防医学具有自然、社会、环境等多重属性。鉴于人类具有自然和社会两重属性，影响人类健康和疾病的因素，既有自然的，也有心理的、社会的和环境的因素。

二、中医未病学与预防医学的关系

1. 历史起源和发展

中医未病思想发端于公元前。《周易·既济》提出："君子以思患而豫（豫同预）防之。"《素问·四气调神大论》曰："圣人不治已病治未病，不治已乱治未乱，此之谓也。夫病已成而后药之，乱已成而后治之，譬犹渴而穿井，斗而铸锥，不亦晚乎？"这些都是预防医学的思想基础，较希腊的希波克拉底（前4世纪）的疾病预防思想还早。但是由于历史原因，中医未病学至今未能形成较为完善的理论体系。而现代预防医学起始于16世纪中叶，随着人体解剖学、生理学、微生物学、免疫学等相关学科的发展，19世纪末到20世纪初就形成了较为系统的学科体系，并逐渐从个体预防拓展到群体预防乃至全人类预防。

2. 研究对象与范畴

预防医学主要着眼于健康和无症状患者，强调无病状态时对疾病的预防；而中医未病学也以未病状态为着眼点，以防患于未然。二者都以预防的思路看待疾病，是疾病医学向健康医学发展的表现。然而中医未病学除"无病先防"之外，尚包括"欲病早治""既病防变""病后防复"等方面的内涵，除了预防还包括治疗的内容，贯穿疾病的整个病程，对疾病前后都有重要指导性，与预防医学的研究范畴既有交叉又有不同。

3. 服务对象和服务模式

由于学科形成、发展和演变的历史背景不同，既往中医治未病多强调个体预防，以个体自身的调摄来维持个人的健康状态。而预防医学随着历史的发展、社会的进步，经历了个体预防、群体预防、全人类预防等几个阶段，逐渐偏重于强调群体的预防，通过公共卫生的手段保障社会群体的健康；并形成了针对特殊群体预防的分支学科，如流行病、传染病、职业病等；并且，预防医学较早采取社区保健等卫生服务模式。当今，随着中医体质辨识等群体服务模式的推广，中医未病学也在逐渐探索适合自身学科特色的个体和群体服务模式。

4. 研究方法和具体措施

（1）研究方法　在研究方法上，中医未病学以宏观的方法为主，现代预防医学更加注重微观和宏观相结合的方法。

（2）具体措施　在对疾病预防的具体措施上，中医未病学多关注自身，以起居、饮食、运动等方法调理人体体质，达到无病先防、欲病早治、既病防变、病后防复的目的。预防医学强调外界环境，研究重点为人群健康与环境（工作、生活、社会环境）的关系，并强调通过公共措施以预防传染病、流行病等疾病。

第二节　中医未病学与健康管理学

健康管理学和中医未病学都是以研究人的健康与影响健康的因素及健康相关理论、方法和技术为目的，但二者的历史源流和理论基础不同。在服务目标和服务模式方面，健康管理和中医未病学可相互借鉴，互相补充完善。

一、健康管理学概述

健康管理学是研究人的健康与影响健康的因素及健康管理相关理论、方法和技术的新兴医学学科。是集医学科学、管理科学与信息科学于一体，重点研究健康的概念、内涵与评价标准、健康风险因素监测与控制、健康干预方法与手段、健康管理服务模式与实践路径、健康管理技术及与健康保险的结合等一系列理论和实践问题。

健康管理学是一门新兴的医学学科，依赖于基础医学、临床医学、预防医学的理论与技术。它研究的主要内容、服务对象、服务内容与服务模式，从理论到实践都具有很大的创新性。健康管理学科体系构架包括：①宏观健康管理学科与服务体系。主要研究国家政府和社会层面的宏观健康促进与健康管理问题，包括国家健康立法、公共健康促进与健康管理政策及策略、公共和公益性健康管理与卫生服务机构、机制与模式，以及相关法律法规及规范的研究制定等。②微观健康管理学科与服务体系。主要研究个体或群体（包括家庭）的健康促进与健康维护、改善与管理问题，主要包括健康行为与生活方式管理，健康素质与能力管理，健康体能监测与促进管理，健康与劳动力资源管理，营养、运动与健康管理，主动性整体心理、生理及社会适应性健康管理等。③健康风险控制管理学科与服务体系。主要研究引起慢性非传染性疾病的诸多风险因子的检测、评估与风险控制管理问题。④健康信息技术学科体系。主要研究现代信息技术在健康管理与健康保险服务中的实际应用，以及健康保险险种设立与应用问题。⑤健康教育培训学科体系。主要研究针对健康管理者的理论、技术与技能等方面的专业培训和面向广大健康管理需求者的健康教育与健康自我管理知识及技能培训等。⑥中医"治未病"特色养生保健学科与服务体系。主要研究如何将祖国传统医学"治未病"和养生保健的理论、技术及特色产品适时应用到现代健康管理学科与服务体系中，并在健康管理理论研究与实践中得到传承及发展。

二、中医未病学与健康管理学的关系

健康管理学和中医未病学的历史起源和理论基础不同，在诸多方面可以相互借鉴。如上所述，健康管理学已经将中医治未病与特色养生保健学科列入其服务体系之一。健康管理的理念与方法有助于中医未病学在服务模式方面实现规范化、群体化；而中医未病学的参与，可以使健康管理更加体现中医特色和个性化，并且丰富健康干预的手段。

1. 历史源流和理论基础

中医未病学思想起源于先秦文化，其理论形成于《黄帝内经》，随着时代发展，后世医家对中医未病学理论不断给予丰富和发展，中医未病学的实践即治未病的方法和手段也不断得到推广和应用。健康管理学则兴起于 20 世纪 80 年代初，其源于老龄化与疾病负担的双重加重及环境污染等所导致的医疗卫生需求增加，医疗费用的持续上涨与健康相关产业生产效率的不断下降并殃及国家经济稳定与发展。健康管理学的诞生改变了传统以疾病为中心的医学模式，推动了医学模式的转变。

2. 服务目标和服务模式

中医未病学和健康管理具有相同的服务目标，并且中医未病学和健康管理同样是一种前瞻性的卫生服务模式，它们均以较少的投入获得较大的健康效果，从而增加了医疗服务的效益。但既往的中医未病学实践偏重于传统个体养生保健，健康管理则注重人群养生保健和健康教育、健康信息、健康保险等社会服务体系的参与。因此，中医未病学应当在现有的基础上充分拓展服务领域，提高社会化程度，与现代健康管理学相结合，借鉴现代健康管理的理念和服务体系，并充分发挥中医"个体化"与传统养生保健手段的优势，将未病学服务从个体拓展到群体，重视其社会性，并逐渐实现标准化、规范化，完善评价体系。

第三节　中医未病学与公共卫生学

中医未病学与公共卫生学的历史源流和关注点有所不同，形成了不同的学科范畴和研究目的。中医体质辨识纳入《国家公共卫生服务规范》，为实现中医未病学在公共卫生中的应用提供了范例。

一、公共卫生学概述

美国公共卫生领袖人物、耶鲁大学公共卫生教授温思络（Charles – Edward A，Winslow）在 1920 年将公共卫生定义为：通过有组织的社区努力来预防疾病、延长寿命和促进健康和效益的科学和艺术。1952 年为 WHO 接受，一直沿用至今。

公共卫生是随着人类为求生存而适应环境及与大自然中各种危害因素做斗争的过程发展起来的。公共卫生学是一门发展迅速的学科，其研究内容主要包括劳动卫生与环境卫生的研究、流行病与卫生统计学、毒理学、营养与食品、社会医学与少儿卫生、全科医学、医学伦理与卫生法学等。包括对重大疾病尤其是传染病（如结核、艾滋病、SARS 等）的预防、监控和医治；对食品、药品、公共环境卫生的监督管制，以及相关的卫生宣传、健康教育、免疫接种等。

进入 20 世纪，公共卫生行动随着对传染病有效预防和控制，如疫苗的研制和计划免疫的实施，拯救了成千上万的人免于传染病的死亡威胁。同时逐渐完善的疾病预防控制体系，为预防和控制传染性疾病和慢性非传染性疾病提供了有效的系统。环境卫生行动减少了环境污染和生态破坏，消除或减少环境对人类健康的直接和间接影响。公共卫生干预策略的实施，是现代公共卫生的重要方面。社区卫生服务、循证公共卫生等正在得到加强。同时，认识到卫生需求测量和评价、社区诊断往往是公共卫生行动的第一步。

随着社会的发展，人们发现影响健康的因素除物质环境外，社会因素起着很大的作用。而要改变这些环境和行为因素，单靠卫生部门已难以胜任。因此，有学者提出了新公共卫生（new public health）的概念。其要素包括公平地获得有效的医疗保健、以社区参与为基础的伙伴式健康公共政策及部门间的合作。新公共卫生强调了把改善物质和社会环境、个体预防和适宜的治疗结合起来，通过多部门的合作和社区的参与，在多种场所开展健康促进，从而实现公共卫生所肩负的使命，使公共卫生成为社会可持续发展的坚强后盾。现代公共卫生学还关注到公共卫生问题的全球化和公共卫生政策的国际方面。

二、中医未病学与公共卫生学的关系

1. 学科历史源流

公共卫生和中医未病学都是随着人类为求生存而适应环境及与大自然中各种危害因素做斗争的过程中发展起来的，其内涵也处于不断发展之中。中国古代虽然没有形成公共卫生的概念，但从古籍记载可以看出，人们已经开始重视食品卫生、饮水卫生、环境卫生等公共卫生事件，并已构成中医未病学的重要组成部分。春秋时期《周礼》载有"食医"，指出周代官方卫生机构中已经有负责帝王饮食卫生的医生，并对各类饮食的寒热温凉及四季的五味所宜都有明确的规定，是关于饮食环境与养生保健的最早记载。孔子提出"十不食"的饮食卫生观，可以说也属于公共卫生的内容。古人也非常重视饮水卫生防疫、选择水源以预防地方病。

西方公共卫生起源于 16 世纪中叶对疾病和贫困的关注。现代公共卫生的先驱 Edwin Chadwick 于 1832 年推动了新济贫法（New Poor Law）实施，体察到要解决贫困问题必须改善工人的健康。1842 年，Chadwick 出版了著名的《劳动人口卫生状况报告》（Report on the Sanitary Condition of the Laboring Population），指出肮脏的生活环境、不良的污水排放和垃圾清运系统、清洁饮水缺乏、通风条件差和过度拥挤是妨碍健康的主要因素。基于这份报告，英国政府 1848 年成立卫生总署推动改善公共卫生。而 19 世纪工业革命时期，随着都市人口迅猛增长，传染性疾病、物理和化学因素所致的职业危害已经严重威胁人类健康，但是当时仍限于以个体为对象进行治疗和预防。19 世纪末 20 世纪初，人类在与天花、霍乱、鼠疫等烈性传染病斗争的过程中逐步认识到要以群体为对象进行预防，运用环境卫生和预防疾病的策略，如使用疫苗、隔离消毒、处理垃圾粪便、修建安全的给排水系统、改善居民营养状况等。从此，公共卫生的概念初步形成，即以环境、人群、健康为模式，针对人群中疾病发生和发展规律，运用各学科的理论、知识、技能研究社会和自然环境中影响健康和造成疾病的主要因素，探求病因和分析这些致病因素的作用规律给予评价，并通过公共措施实施预防和治疗，以达到保护健康和促进健康的目标。

2. 学科范畴和研究目的

中医未病学强调对健康的维护和疾病各个阶段的预防，公共卫生学则强调对疾病尤其是重大疾病和传染性疾病的预防和监控，强调对公共健康的保障。在现代社会，公共卫生学针对传染性疾病和重大疾病的监测和防控，对人群健康保障做出了巨大贡献。而中医未病学独特的方法与技术，也逐渐运用到公共卫生当中。从 2009 年起，中医体质辨识作为首个中医适宜技术被纳入《国家公共卫生服务规范》，以体质辨识为主要手段的中医体检使中医学走上了公共卫生的平台，为大众健康服务做出了贡献。

第四节　中医未病学与老年医学

我国已经迈入老龄化社会，老年医学也日渐受到关注。中医未病学思想可以贯穿于老年生活，并与现代老年养生保健相结合，"无病先防""已病防变"，会对老年人的养生保健起到重要作用。

一、老年医学概述

老年医学是临床医学中的一个新的分支学科。它研究人类衰老的原因、规律、特征与延缓衰老的对策；研究老年人常见病的病因、诊断、治疗和预防；研究各种疾病在老年人中的特点，以及老年人的心理、保健、康复等。它的发展旨在适应老年社会的需要，为老年人提供高质量的医疗保健服务，以促进老年人生命质量的全面提高。

老年医学是一门综合性的边缘学科，由以下 5 大部分组成：①老年基础医学；②老年临床医学；③老年流行病学；④老年康复医学；⑤老年保健医学。近年来，我国的老年医学在临床、科研、教学、预防和保健方面都得到了长足的发展。老年基础医学方面，从分子、基因水平研究衰老机制和老年病病因。老年临床医学方面，针对心脑血管病、肿瘤和糖尿病等老年人常见疾病不断有新的治疗药物和先进的治疗方法出现；外科手术、介入治疗、器官移植等也将逐渐放宽年龄限制，为老年疾病的治疗提供了更多的方法和手段。老年保健医学方面，对老年疾病早期发现、早期诊断、早期治疗，健全老年人常见病、多发病的防治网。老年医学与内科学、外科学、影像医学、精神医学等学科相互渗透，临床医学与基础医学、康复医学更好地结合。同时，老年医学也涉及建立健全老年病的防治机构，以及老年病防治研究专业队伍的建设、培训等内容。

二、中医未病学与老年医学的关系

1. 学科范畴和目的

中医未病学涵盖了人生命过程的各个阶段，包括老年阶段。未病学的目的是采取预防和治疗手段，防止疾病发生、发展的方法，这里的疾病，也包括老年阶段特有或常见的疾病。老年医学是研究人类衰老的原因、规律、特征与延缓衰老的对策，以及老年人常见病的病因、诊断、治疗和预防；研究各种疾病在老年人中的特点，以及老年人的心理、保健、康复等。因此，二者的学科范畴和研究目的有交叉之处。

2. 理论指导

中医未病学是在中医学"因时、因地、因人制宜"思想指导下，认为"人与天地相参也，与日月相应也"，"三因制宜"是中医养生保健的重要原则。其中，因人制宜是指根据个人年龄、性别、体质、生活习惯等不同特点，来考虑养生保健的原则。《内经》认为"生、长、壮、老、已"是人类生命的全过程，衰老是这一过程中不可避免的环节之一。衰老引起的各种变化是全身性的，是脏腑功能活动的普遍下降，进而引起全身性的功能减退。老年人的器官、组织、细胞在形态与功能上逐步下降，这是衰老的必然趋势。中医体质学的"生命过程论"也强调，不同生命阶段的人具有不同的体质特点。这就为老年医学提供了重要的思想指导，即老年养生未病学应根据老年人的体质特点进行。一般而言，老年人多为虚性体质，有的表现为本虚标实，饮食起居应节制有度、遵循一定的规律，运动应舒缓，情志保持畅达，在用药上药量也要比青壮年轻。

另一方面，老年医学关于衰老机制、老年流行病学、老年疾病防治的研究成果，也可以运用于中医未病学，二者相互结合，可以更好地做到对老年疾病"无病先防""已病防变"，以保障老年人的健康，提高老年生活质量，反过来促进老年医学的发展。

第五节　中医未病学与临床医学

临床医学研究人类疾病的诊断和治疗；中医未病学研究的则是采取预防和治疗手段，防止疾病发生、发展的方法。中医未病学和临床医学在学科范畴和研究目的、对疾病和健康的认知维度、理论指导和实践方法等方面都有各自的特点。但二者都属于实践医学，其服务对象和最终目标是一致的。随着中西医学的交融，二者可以在理论与实践方面相互补充和借鉴。

一、临床医学概述

临床的英文名"clinical"来源于希腊语，是床边的意思，所以临床医学研究的对象就是病人及其疾病。准确地讲，临床医学是研究疾病的发生发展规律，探讨诊断和治疗对策的学科，属于应用科学。

人类的疾病繁多，据世界卫生组织编写的《国际疾病分类》（第九版）中记载，已多达1万多种。临床医学以不同的方式将疾病归类，形成各种临床学科大体上有5种分类方式：①按治疗手段建立的学科。如以药物治疗为主的疾病归在内科学，而以手术治疗为主的疾病归在外科学。此外，按治疗手段建立的学科还有理疗学、放射治疗学、核医学、营养治疗学和心理治疗学等。②按治疗对象建立的学科。传统的妇产科学、儿科学都有特定的治疗对象及其治疗特点。此外，老年病学、围生医学、危重病医学、职业病学等，都属于按治疗对象建立的学科。③按人体的系统或解剖部位建立的学科。这类学科研究的目标十分清楚，如口腔医学、皮肤性病学、眼科学、神经病学、耳鼻喉科学等。不少以前作为内科和外科（二级学科）的专业，现在逐渐形成了独立的学科（三级学科），如心血管内科、呼吸内科、泌尿外科、胸外科等。④按病种建立的学科。这类学科的研究对象是具有相同病因或特点的一组疾病，如结核病学、肿瘤学、精神病学等，这些疾病累及多个系统，涉及内、外、妇、儿等多个学科。⑤按诊断手段建立的学科。有些疾病的诊断需要特殊设备与技术，按检查手段分类的有临床病理学、医学检验学、放射诊断学、超声诊断学。目前已提出将各种影像诊断技术（X射线、CT、MRI、超声、同位素等）统一，成立医学影像学，这样有利于各种诊断技术间的协调、补充和融合，从而提高诊断水平。

二、中医未病学与临床医学的关系

1. 学科范畴和研究目的

中医未病学的研究对象主要是"人"，相对于疾病来讲，更加偏重于如何把握人体健康状态，研究如何在"无病"状态维护人体健康、欲病状态如何早期治疗。一旦发生疾病，如何提前控制疾病进程，加速痊愈、防止复发，恢复人体健康状态。临床医学的研究对象主要是"病"，其着眼点是对疾病病程的了解、把握。因此，临床医学的整个发展演化、学科分化过程，就是借助解剖学、生理学、影像学、生物化学等学科的发展，不断加深对疾病机理的认识，相应地跟进治疗手段，提高治疗疾病的有效性，更加精确地达到治疗疾病的目的。

2. 疾病和健康认知维度

中医未病学很早就认识到人是与外界环境相互作用的有机体，防治疾病、维护健康应从生理、心理、社会环境等各方面综合考虑。譬如，中医学既强调在疾病未发生之前（无病和欲病阶段）顺应四时、精神调摄、起居调摄、合理运动、饮食调摄，以及运用针灸、推拿、药物调养等方法调节机体的生理状态，以达到保健和防病作用；疾病发生后，又根据人体阴阳失衡、脏腑功能失调的动态变化，把握疾病发生发展与传变规律，予以相应的治疗，以防止疾病的发展与传变。现代医学则是在医疗实践中中逐渐意识到疾病的形成不仅有生物的因素，还有心理、社会等因素，因此产生了从生物医学模式到生物－心理－社会医学模式的演变。

3. 理论指导和实践方法

中医未病学的理论体系是在阴阳五行、脏腑经络、精气血津液、体质、正邪等中医学基础理论指导下构建的，具有鲜明的中医学特色，其实践方法也更多借助于望闻问切等中医诊断方法，以及方药、针灸推拿等中医治疗手段。临床医学是在现代科学还原论的指导下，借助解剖、生理、影像、生化等手段，达到诊疗疾病的目的。随着中西医学的交融，二者可以在理论与实践方面相互补充和借鉴。中医未病学也可以吸纳现代医学的诊疗方法得到进一步发展和完善。

4. 学科应用性和服务对象

中医未病学和临床医学都来源于医疗实践，属于应用性很强的学科。不论其学科研究目的是人还是病，其服务对象都是人。其最终的目标都是最大限度地消除疾病给患者带来的危害，挽救和延长患者的生命。只是中医未病学更关注导致疾病的"未知"因素，而临床医学关注的是疾病发生后导致患者机体的受损情况。具体到某一疾病及其病程来讲，中医未病学的着眼点是疾病发生之前，而临床医学的着眼点是疾病发生之后。

第六节　中医未病学与康复医学

中医未病学的内涵之一是"病后防复"，康复医学的目的是"医后康复"，二者的范畴有交叉之处。随着社会的进步和医学的发展，"病后防复"和"医后康复"都成为医学的重要内容。而中医未病学与康复医学的手段和方法，可以相互补充，相互促进。

一、康复医学概述

康复医学是医学的一个重要分支，是促进病、伤、残者康复的医学。它研究有关功能障碍的预防、评定和处理（治疗、训练）等问题。康复医学的主要对象是损伤与急、慢性疾病和老龄带来的功能障碍者，先天发育障碍者。功能障碍是指身体、心理不能发挥正常的功能。这可以是潜在的或现存的，可逆的或不可逆的，部分的或完全的，可以与疾病并存或为后遗症。这些功能障碍问题，临床医学难以解决。

在康复医学发展的初期，是以骨科和神经系统的伤病为主，近年来心肺疾病的康复和癌症、慢性疼痛的康复也逐渐展开，精神病、感官（视、听）和智力障碍的康复也已列入工作日程。随着康复概念更新，全面康复思想的传播，康复医学范围逐渐扩大。21世纪的康复医学不仅注意功能恢复或重建的康复，还对引起功能改变的病理变化进行干预，使其逆转或终止。两方面的研究需要深入进行，从而创建一些新的理论和技术，提高康复医学的效果，提高投入/产出效率。

二、中医未病学与康复医学的关系

1. 中医未病学的"病后防复"和康复医学的"医后康复"是社会进步和医学发展的必然需求

在中国古代，由于疾病谱以急性感染性疾病为主，"病后防复"也主要针对感染性疾病治愈后正气的恢复和机体的康复。在现代社会，虽然医学取得巨大进展，但慢性病已成为医疗的重要问题，慢性疾病带来的残障和功能障碍也就成为重要的医学问题。目前，人类的死因主要是心肌梗死、脑卒中、癌症和创伤，这些患者除急性期死亡外，有很大部分可以存活一个长时期，对于疾病的复发和存活患者生存质量的提高，"病后防复"和"医后康复"成为医学的重要内容。

2. 中医未病学与康复医学的手段和方法可以相互补充，共同促进"病后防复"和"医后康复"

中医未病学的适宜技术和方法，可以运用于康复医学，使康复医学更加健全完善。我国古代已有使用针灸、导引、热、磁等治疗方法进行疾病后康复的记载。古代矫形外科也早就应用假肢和支具。中医学有许多行之有效的养生康复方法和适宜技术，如精神调摄，传统的运动方法气功、太极拳等，以及经络腧穴的针灸按摩、导引、药浴等，可以用于许多慢性疾病的康复和残障的功能纠正。

反过来，康复医学的方法和技术，也可以作为中医未病学"病后防复"的辅助手段。康复医学所倡导的医疗机构、社区、家庭、教育机构的共同参与，可以为中医未病学所借鉴，使患者医疗后的健康得到相应的保障。

第七节　中医未病学与其他相关学科

一、中医未病学与护理学

护理学在医疗实践中与临床学科相伴随发展，形成其特有的理论和实践体系。在我国古代，早期的中医药学与护理学密不可分。中医学将护理作为医疗过程的重要环节。因此，护理也是中医未病学的重要方面。

（一）护理学概述

护理学是以自然科学、社会科学与人文科学为理论基础，研究有关预防保健、治疗疾病及康复过程中护理理论、知识、技术及其发展规律的综合性应用科学。护理学的研究内容、范畴与任务涉及影响人类健康的生物、心理、社会等各个方面。护理学的范畴包括理论范畴和实践范畴。护理理论包括护理的基本概念、护理模式、护理的相关学科理论，如心理学、美学、伦理学、教育学等。护理实践包括临床护理（基础护理和专科护理）、社区护理、护理教育、护理管理和护理科研等。护理学的知识体系包括护理概念、护理理论和护理模式。

（二）中医未病学与护理学的关系

在我国古代，早期的中医药学与护理学密不可分，医学与护理学合二为一。"三分治，七分养"，是我国古代对医学与护理学的关系所作出的高度概括。中医把人体看成作是统一的有机体，并把人的健康与内在心理状态和外在生活环境紧密联系起来。中医药学为护理学的起源提供了丰富的理论和技术基础。

早在殷商时期的甲骨文记载了十几种疾病和处理方法。西周时期医学分科更细，除了诊疗活动，还提出观察体温、面色等护理活动。春秋战国时期医学发展迅速，名医扁鹊总结出望、闻、问、切的诊病方法和针灸、汤药、热敷的治病和护理方法。秦汉时期《黄帝内经》阐述了许多生理、病理现象，以及治疗和护理原则。东汉张仲景《伤寒杂病论》总结了药物灌肠术、舌下给药法及病后调摄等医护措施。古医书中记载了导尿术、灌肠术。隋唐孙思邈《千金药方》提出"凡衣服、巾、栉、枕、镜不宜与人同之"的预防、隔离观点。宋代记载了口腔护理的重要性。明清时期记载了蒸汽消毒衣物、焚烧艾叶、喷洒雄黄酒等方法消毒空气。

从以上记载可以看出，中医学往往将护理作为医疗过程的重要环节，并没有明确给出二者的区别；护理的理念和具体方法也往往是由医生直接教给患者；早期中医学也没有专门的护理人员。但是，护理无疑是中医"治未病"的重要环节，一些医疗的手段往往依赖于正确合理的护理措施才能达到应有的效果。

二、中医未病学与心理学

（一）心理学概述

心理学是一门研究人类的心理现象、精神功能和行为的科学，既是一门理论学科，也是一门应用学科。其包括基础心理学与应用心理学两大领域。心理学研究涉及知觉、认知、情绪、人格、行为、人际关系、社会关系等许多领域，也与日常生活的许多领域——家庭、教育、健康、社会等发生关联。心理学的主要研究领域包括发展心理学、学习心理学、人格心理学、感觉与知觉心理学、比较心理学、生理心理学、认知心理学、性别心理学、社会心理学、文化心理学、行为心理学等。

（二）中医未病学与心理学的关系

中医未病学对于心理健康保健和管理有着独特的认识。中医学认为，七情变化是致病因素的一大类。喜、怒、忧、思、悲、恐、惊等七种情志变化，在正常的精神活动范围并不致病。但人的精神状态时刻影响着脏腑气血功能活动，从而影响着正气的强弱。若情志不畅，则脏腑功能失调，气血阻滞，正气也相对虚弱，抗御能力减弱，邪气也就易于侵入机体而发病。《素问·举痛论》指出，情志变化主要是影响人体的气机，即"怒则气上，喜则气缓，悲则气消，恐则气下……惊则气乱……思则气结"。因此，中医学十分重视调神摄生在防病治病、保健延年方面的重要作用。通过怡养心神、调整情志等方法，保护和增强人的心理健康，达到形神高度统一，提高健康水平。

三、中医未病学与人体科学

（一）人体科学概述

人体科学是从人体的生物性和社会性两方面出发，集现代生命科学之核心内容并辐射其他多学科，研究人体的生命活动规律及保健、潜能开发、生态文化等方面的新兴边缘学科。其关注的焦点是如何在人体解剖学、生理学及其各分支学科的基础上进一步揭示人体的整体功能、开发人体的潜能和智能，并从人与自然和谐关系的探究中培育人类文明发展的新的生长点。这需要把多学科的知识和方法综合起来，在对人体的生物性与社会性的双重关照中对人体展开全方位的研究。

（二）中医未病学与人体科学的关系

人体科学致力于通过对人体的系统科学研究，揭示人体的生命活动规律，目的是进行保健、潜能开发、生态文化的保护，乃至揭示人类文明的起源。中医未病学的目的是围绕预防和减少疾病、维护和保持健康、延长自然寿命进行的。中医未病学理论与技术的发展，可以使人们更加深入地认识人体的功能，对于开发人体潜能、促进人类整体文明，促进人体科学发展也具有积极的作用。

四、中医未病学与运动医学

（一）运动医学概述

运动医学是一门多学科综合性基础和应用医学学科，研究运动、训练、体育和缺乏运动对健康人和病人身体功能的生理、病理影响，其成果用于伤病预防、治疗和康复。运动医学在狭义上包括5个大的学科：运动保健与医疗、运动创伤学与运动骨科学、运动营养学、运动治疗学、运动员兴奋剂检测学。运动医学的主要任务包括以下几个方面：①运动能力的评定；②防治运动性伤病和运动训练时经常发生的一些专业性伤病；③非运动性伤病后的训练安排与运动康复；④利用运动手段预防运动缺乏病，如心脑血管病、骨质疏松症、肥胖病等；⑤促进运动性疲劳的恢复并提高运动成绩。

（二）中医未病学与运动医学的关系

合理的运动是中医未病学的重要手段之一，我国古代的"导引""按跷""五禽戏"及明清以来的"八段锦""太极拳""气功"等传统运动养生的方法也都是现代医疗体育的重要内容。

运动医学较为强调通过合理的运动，提高机体素质，增强体育运动能力，预防伤病发生，促进伤病的治疗和康复。中医未病学更加强调通过运动调整体质偏颇、改善健康状态，从而达到预防和治疗疾病、益寿延年的目的。

五、中医未病学与营养学

（一）营养学概述

营养学是研究人体营养过程、需要和来源及营养与健康关系的科学。医学营养学是营养学的一个分支，它是在人类营养学基础知识上，以疾病营养和疾病的营养治疗及预防作为重点，根据各种疾病的生化代谢特点，通过营养素的补充，调整患者的生理功能，调节人体的免疫功能，使临床的手术治疗、药物治疗等能发挥最佳治疗效果，达到及早康复的目的；并通过日常营养的均衡调节达到疾病预防的效果。医学营养学主要包括基础营养、公共营养和临床营养三部分。

（二）中医未病学与营养学的关系

饮食养生历来就是中医治未病的主要方法之一，合理营养是维持人体正常发育和保持良好健康状态的物质基础。但中医未病学主要是根据中医药理论，利用食物的性味调整机体体质偏颇、脏腑功能失衡等，达到预防疾病的目的。现代营养学则主要是根据膳食营养成分的搭配，保证人体摄入足量的营养素，防止额外摄入有害于健康的膳食成分。因此，中医饮食养生和现代营养学的理念和方法可以相互借鉴，共同促进膳食健康，预防相关疾病。

小　结

中医未病学与多学科存在交叉关系，尤其与预防医学、健康管理学、公共卫生学、临床医学、康复医学等学科密切相关。与上述学科的区别和联系主要体现在学科的历史起源和发展历程、研究目的和研究范畴，以及服务对象、服务模式等几个方面。除以上学科外，中医未病学也与护理学、心理学、人体科学、运动医学和营养学有一定的关系。这些学科的研究成果可以丰富中医未病学在实践应用中的思路和方法，在学科发展过程中可与中医未病学相互借鉴、相互补充。

参考文献

1. 叶葶葶. 预防医学. 北京：人民卫生出版社，2000.
2. 王培玉. 健康管理学. 北京：北京大学医学出版社，2012.

3. 郭清．健康管理学概论．北京：人民卫生出版社，2011.

4. 陶芳标，马骁，杨克敌．公共卫生学概论：案例版．北京：科学出版社，2009.

5. 刘梅林．老年医学高级教程．北京：人民军医出版社，2010.

6. 李源．老年病学．西安：第四军医大学出版社，2012.

7. 张建，范利．老年医学．北京：人民卫生出版社，2008.

8. 吕卓人．临床医学概论．北京：科学出版社，2010.

9. 南登崑．康复医学．北京：人民卫生出版社，2008.

10. Dennis Coon. Johno. Mitterer. 郑刚，等译．心理学导论——思想与行为的认识之路（第11版）．北京：中国轻工业出版社，2007.

11. 陈信．人体科学研究．北京：现代出版，1997.

12. 曲锦域．运动医学．北京：人民体育出版杜，2000.

13. 张爱珍．医学营养学．第3版．北京：人民卫生出版社，2009.

14. 蔡美琴．医学营养学．第2版．上海：上海科学技术文献出版社，2007.

15. 韩梅，乔晋萍．医学营养学基础．北京：中国医药科技出版社，2011.

第九章　中医治未病工程

自 2007 年初时任国务院副总理吴仪提出要开展治未病工作以来，在政策引导下，科研、临床工作者对治未病工程进行了深入的探索，着力进行五个方面的建设，即治未病健康工程服务提供体系建设、治未病健康工程技术支撑体系建设、治未病健康工程人才队伍平台建设、治未病健康工程交流推广平台建设和治未病健康工程政策保障平台建设。经过 7 年的发展，中医治未病理念得到广泛传播，技术和产品日益丰富，中医健康管理参与到基本公共卫生服务，取得了引人瞩目的成果。新时期治未病工作面临很多机遇与挑战，要建立新的发展模式以适应时代的需求。

第一节　治未病健康工程

进入 21 世纪后，随着医学模式的转变及医学发展趋势由"以治病为目标，对高科技的无限追求"转向"预防疾病与损伤，维持和提高健康"，给治未病这一古老命题带来了前所未有的发展机遇。国家领导人深刻认识到中医治未病思想对预防保健工作的重要意义和实践价值，提出在全社会实施治未病健康工程。

"治未病"高峰论坛的举办标志着中医治未病健康工程正式在全国全面开展实施。为此，国家中医药管理局在 2008 年 8 月出台了《"治未病"健康工程实施方案（2008—2010）》（以下简称《方案》）。通过实施方案，初步形成中医特色明显、技术适宜、形式多样、服务规范的治未病预防保健服务体系框架，中医特色预防保健服务的能力和水平明显提高，基本满足人民群众日益增长的、多层次多样化的预防保健服务需求。

具体目标包括：①建立、完善政府引导、市场主导、多方参与治未病工作的运行机制；②建立较为系统和完善的治未病预防保健服务提供、服务技术（产品）和服务支持的示范体系；③总结完善以治未病理念为指导的融健康文化、健康管理、健康保险为一体的新型健康保障服务模式（即"KY3H 健康保障服务模式"）；④创新治未病预防保健服务的内容和方法，建立规范的技术方案和服务流程；⑤建立、完善治未病预防保健服务评价体系。

《方案》明确了治未病健康工程的主要任务：

一是构建服务提供体系。以中医医院和综合医院等设立的治未病中心、社区卫生服务中心等基层医疗卫生机构设立的治未病服务点及中医预防保健机构为主要结点，应用新型健康保障服务模式，建立规范的服务流程和技术方案，完善运行机制，形成中医特色预防保健服务网络。

二是完善服务技术（产品）体系。以治未病理念为核心，借鉴并结合健康管理经验和方法，建立以中医理论为指导，充分利用现代医学及其他多学科技术方法，针对人体健康状态动态辨识、评估、干预及其效果的动态再评估等治未病预防保健服务各个环节并全程连贯的技术（产品）体系。

三是建立服务支持体系。探索建立并不断完善政府引导、市场主导、多方参与的治未病工作运行机制，加强治未病人才培养、科技创新、文化传播，建立政策保障制度，推动健康保险创新，为治未病预防保健服务的开展提供支撑。

《方案》同时明确了治未病健康工程的主要内容与实施计划，包括服务提供体系的建设与运行、服务技术（产品）体系的建立与完善、人才培养与队伍建设、研讨交流与传播推广，以及运行机制与制度保障等。

第二节　治未病健康工程服务提供体系的建设

治未病健康工程服务提供体系是实施治未病的基础。国家中医药管理局在全国范围内先后确定了 4 批 235 家治未病预防保健服务试点单位，组织制定了相关服务规范性文件，逐步形成区域预防保健服务网络。

一、建设目标

1. 总体目标和步骤

力争用 30 年时间构建起比较完善的中医预防保健服务体系。第一个 10 年的前 5 年是各试点单位探索阶段，后 5 年是由点到面阶段，开展区域中医预防保健服务试点，并制定各类标准、规范和指南等；第二个 10 年是由片到面阶段，扩大区域中医预防保健服务试点，初步建立中医预防保健服务体系；第三个 10 年是完善提高阶段，建立起比较完善的中医预防保健服务体系。

2. 近期建设目标

在一个实施周期内，初步形成治未病预防保健服务提供体系的框架，在部分地区建立治未病预防保健服务网络。规范开展治未病预防保健服务。规范运行治未病预防保健服务体系。

二、体系框架

以国家中医药管理局治未病预防保健服务试点单位为骨干，以现有的医疗卫生服务机构为主要依托，采用新型健康保障服务模式，在一批中医医院、综合医院及专科医院等建立治未病中心，在社区卫生服务机构（特别是中医特色社区卫生服务示范区的社区卫生服务中心）建立治未病服务点，建立一批中医预防保健服务专门机构。

三、体系运行

1. 开展治未病预防保健服务的医疗卫生机构内，治未病预防保健服务科室与其他临床科室分工合作，相互促进，形成治未病预防保健服务与医疗服务的有机联系。

2. 开展治未病预防保健服务的机构之间，协作配合，协同提供规范的治未病预防保健服务，形成中医特色预防保健服务网络。

3. 开展治未病预防保健服务的机构与专门的健康管理机构等合作，形成治未病预防保健服务链。

第三节　治未病健康工程技术支撑体系的建设

治未病健康工程的顺利实施，除了有服务机构外，还需要良好的、成熟的技术和产品。国家中医药管理局通过科研立项、制定相关技术规范和标准，为治未病预防保健服务提供技术支撑。

一、建设目标

以中医学为主体，融合现代医学及其他学科的技术方法，丰富和发展治未病预防保健服务各个环节的技术方法及产品，并使之有机联系、构成体系。

二、体系框架

包括个体人的健康状态的动态辨识技术方法与产品；个体人的健康状态信息的动态检测与监测技术方法与产品；个体人的健康状态信息的采集、存储、整合技术方法与产品；个体人的健康状态的动态分析评估技术方法与产品；以治未病理念为核心，以中医理论为指导，针对维护和提高个体人的健康状态所采取的干预技术方法与产品；以及基于上述各项（各类）技术方法与产品，体现个体、系统、全程健康保障服务的成套技术方法与产品。

第四节　治未病健康工程人才队伍平台的建设

一支具有丰富的中医理论基础与临床经验、基本功扎实的人才队伍，是实施治未病健康工程的主体。国家中医药管理局综合运用岗位培训、院校教育、职业技能鉴定等方法，积极培养中医治未病的全方位人才。

一、建设目标

为开展治未病预防保健服务及实施治未病健康工程提供人才支撑。

二、人才队伍结构

一类是治未病预防保健服务专业技术人员，包括：中医药基本功扎实、具有丰富的临床实践经验、掌握中医养生保健知识和技能的医师队伍；具有养生保健康复基本知识、掌握中医特色技术方法等中医"治未病"职业技能的实用型人才。

另一类是其他专业人才，包括：治未病健康文化传播专业人才；治未病健康管理专业人才；治未病健康保险专业人才。

第五节　治未病健康工程交流推广平台的建设

国家中医药管理局于 2008 年启动了中医治未病健康工程，探索构建中医特色预防保健服务体系。近年来，通过各种形式的研讨交流、宣传推广，治未病的理念在业界及大众中得到广泛传播，群众对治未病的认知度、认同度及欢迎度不断提高，社会影响力明显扩大。

一、建设目标

提高社会对治未病理念的认知度与普及率，提高广大群众增进和维护健康的自主行为能力。促进治未病预防保健服务技术水平的提高，满足并引导、激发广大群众对治未病预防保健服务的需求。

二、建设内容

1. 研究探讨中医治未病的理论与内涵，继承创新治未病的学术思想，探讨完善提供健康保障服务的服务模式。

2. 总结交流治未病健康工程实施、中医特色预防保健服务体系构建中的成功经验，研究分析存在的问题及其原因，并提出切实可行的解决方法。

3. 宣传中国传统健康文化，传播治未病理念，普及治未病预防保健知识与方法，介绍治未病服务信息及服务效果等。

4. 交流推广治未病的最新研究成果及相关技术、产品和服务进展等。

第六节　治未病健康工程政策保障平台的建设

积极发展中医治未病预防保健服务，是国家一如既往贯彻的方针政策。从中央到地方，各级政府不断出台新的政策、制度，为治未病健康工程的顺利实施提供保障。

一、政策扶持

2009 年初，新医改方案经国务院审议通过。其中，强调了逐步促使卫生服务均等化，在全国建立统一的居民健康档案及充分发挥中医药作用，这表明政府引导思路的转变，将国民健康的重点放在病前控制，而不仅仅是病后的治疗。

新医改方案和《国务院关于扶持和促进中医药事业发展的若干意见》中分别明确提出"充分发挥中医药（民族医药）在疾病预防控制、应对突发公共卫生事件、医疗服务中的作用"和"要将中医药服务纳入公共卫生服务项目"后，原卫生部下发的《国家基本公共卫生服务规范（2009 年版）》，以文件的形式明确了中医药在公共卫生服务体系中的地位，这不仅体现了"中西医并重"的卫生工作方针，更给了中医治未病一个更加广阔的舞台。长期以来，中医药服务主要限于医疗领域，同样体现中医药特色优势的治未病，在我国现有卫生体系中一直欠缺。事实上，运用和发挥中医治未病优势的中医预防保健服务，不仅可以节省医疗成本，还可以正确引导人们的生活方式。近几年中医药科普热，就反映了广大人民群众对中医药预防保健理念的认可和需求。深化医药卫生体制改革的三个方针之一就是坚持预防为主，贯彻这一方针，中医治未病具有独特优势。2013 年开始中医药健康管理单独列为一个服务包，包括 0～3 岁小孩的调养和老年人的体质辨识，将进一步扩大中医预防保健参与公共卫生服务的领域。

2013 年 10 月，国家出台《国务院关于促进健康服务业发展的若干意见》（国发〔2013〕40 号）。文件中指出要全面发展中医药医疗保健服务，提升中医健康服务能力；并提出要充分发挥中医医疗预防保健特色优势，鼓励多形式中医预防保健服务，开发中医诊疗、中医药养生保健仪器设备。

二、制度保障

研究制定治未病预防保健服务机构、人员准入的条件和开展业务的范围，建立定期考评制度，健全有关管理规范，制定运行规则，规范市场行为，能够为实施治未病健康工程、发展治未病预防保健服务和构建中医特色预防保健服务体系，提供制度保障。

（一）《中医医院"治未病"科建设与管理指南（修订版）》

2014 年，国家中医药管理局发布《中医医院"治未病"科建设与管理指南（修订版）》（以下简称《建设与管理指南》）。该版本在 2012 年 12 月推出的试行版基础上形成，明确要求二级以上中医医院均成立治未病科，开展治未病服务。其中特别指出，在治未病科室初期建设及发展阶段，医院应给与扶持及建立激励机制，治未病科应为中医医院兼具管理与临床职能的一级科室。

《建设与管理指南》适用于二级以上中医医院治未病科的建设和管理，并可作为各级中医药管理部门制定中医医院治未病科工作评价指标的依据。

《建设与管理指南》指出，治未病科的服务特点以人的健康状态的辨识、评估和干预为主，而非着眼于疾病治疗；突出非药物方法的运用，注重整体调节，求得整体效果；重视连续、动态、全程的管理，并充分发挥服务对象的参与意识与能力，求得长远效果。并将治未病科的服务对象分为中医体质偏颇人群、亚健康人群、病前状态人群、慢性疾病需实施健康管理的人群，以及育龄妇女、老年人等其他关注健康的特殊人群共 5 类。

《建设与管理指南》提出，治未病科应为中医医院兼具管理与临床职能的一级科室，由院领导直接管理，设立专职的科室负责人，可涵盖或设置体检（提供中西医健康评估）、健康咨询指导、中医调养、随访管理及健康宣教等部门。不得把针灸科、推拿科、康复科、理疗科等临床科室及国医堂、名中医工作室等纳入治未病科范畴。原则上以"治未病科"（"治未病中心"）作为科室名称。《建设与管理指南》特别指出，不得以"国医堂""名医工作室""保健中心""体检部""预防保健科"等或同类含义文字的名称作为本科科室名称。

《建设与管理指南》明确治未病科管理职能为：统筹并整合资源，构建治未病服务链，协调各相关专科介入疾病病前管理；并特别强调辐射基层，即通过为社区卫生服务中心等基层医疗机构培养治未病人才、支持开展治未病相关业务，延伸拓展中医治未病服务，提高基层治未病服务水平。

《建设与管理指南》将治未病科服务项目分为健康状态辨识及评估项目、健康调养咨询服务、中医特色干预技术、产品类等 4 类。此外，健康档案建立、慢性病健康管理、健康信息管理，以及管理效果评价等也可纳入治未病服务项目。

《建设与管理指南》中还特别指出，在治未病科室初期建设阶段，医院应给与扶持，保证人员收入；在治未病科发展阶段，医院应建立激励机制，促进其进一步发展，人员收入不低于医院平均水平。同时尽可能从医院层面为治未病科室从业人员提供可预期的职业发展前景，以保证人员的积极性与稳定性。

（二）《国家中医"治未病"重点专科建设要求（2014 版）》

国家中医药管理局制定《国家中医"治未病"重点专科建设要求（2014 版）》（以下简称《要求》），对科室基本条件、人才队伍、服务水平能力、科研教学等做出明确规定。专科建设应符合《中医医院"治未病"科建设与管理指南（修订版）》有关规定。

《要求》明确，专科专职医护人员不少于 8 人，中医类医护人员比例不低于 70%；具有副高级以上专业技术职务任职资格的中医执业医师占科室医师比例不低于 30%；具有中医专业硕士研究生以上学历人员占科室医师比例不低于 30%。并对专科负责人、学术带头人、学术继承人、技术骨干做出明确资格要求。

《要求》指出，组织制订符合本地实际情况的常见病、多发病高危人群和偏颇体质人群中医预防保健服务技术指南；对治未病服务人群进行随访追踪，并对常见病、多发病高危人群和偏颇体质人群中医预防保健服务技术指南的应用进行效果总结分析。根据《中医医疗技术手册（2013 普及版）》的技术目录，积极应用中医药特色干预技术和方法。规定专科特色"治未病"服务技术项目不少于 8 种。

《要求》还对专科开展中医预防保健服务信息化建设，面向公众开展健康教育指导，为辖区内其他中医预防保健服务机构提供技术指导等作出规定。

（三）《基层医疗机构"治未病"服务工作指南（试用稿）》

2013 年国家中医药管理局发布《基层医疗机构"治未病"服务工作指南（试用稿）》（以下简称《服务工作指南》）。《服务工作指南》将指导社区卫生服务中心、乡镇卫生院等基层医疗机构开展"治未病"服务工作，同时可作为中医药管理部门对基层医疗机构开展"治未病"服务工作的评价参考和依据。

《服务工作指南》规定，基层医疗机构将按每万服务人口配备 0.5～1 名治未病服务工作人员。基层医疗机构的中医类别执业医师及其他从事中医药服务的执业医师，应当每年接受 80 学时以上的中医预防保健服务知识与技能在岗培训，社区公共卫生医师和护师（士）应接受中医预防保健服务知识和技能培训；管理人员应接受中医药政策和中医预防保健服务知识培训。

《服务工作指南》明确，服务对象为包括常住居民和流动人口的社区居民，以妇女、儿童、老年人、慢性病患者和亚健康人群为重点服务人群。

根据《服务工作指南》，社区居民在基层医疗机构不仅能享受到针刺、艾灸、推拿、拔罐、穴位敷贴等中医治未病技术，还将获得体质辨识、制定个性化中医健康调养方案等服务。基层医疗机构将在居民健康档案中建立中医药健康管理专项。除开展纳入基本公共卫生服务的老年人体质辨识和儿童中医调养服务，还将开展对孕产妇、高血压和糖尿病患者等人群的中医药健康管理服务。基层医疗机构还将采取多种形式开展中医药养生保健科普宣传活动，传播中医养生、慢病调养和健康生活方式；针对季节性易感疾病、传染性疾病的易感人群，开展中医药健康教育，并采取中医药干预措施。

《服务工作指南》中还提出，将建立治未病服务效果评估指标体系，并明确了一系列评估指标，其中包括：居民中医预防保健常识知晓率不低于90%；基层医疗机构中医药人员对中医预防保健相关政策知晓率不低于85%；老年人体质辨识、儿童中医调养服务目标人群覆盖率30%；居民健康体检体质辨识覆盖率达到40%以上；高血压患者中医药健康管理率达到35%以上；糖尿病患者中医药健康管理率达到20%以上。

（四）《区域中医预防保健服务工作指南（试用稿）》

2013年，国家中医药管理局印发《区域中医预防保健服务工作指南（试用稿）》（以下简称《预防保健指南》），指导区域中医预防保健服务工作的开展，推进区域中医预防保健服务体系建设。该指南为我国区域中医预防保健服务工作发展中的首次尝试，将在各治未病预防保健服务试点地区中试用。

《预防保健指南》分为区域中医预防保健工作政策措施、服务提供平台建设、服务人才队伍建设、服务主要内容与方法、区域中医健康文化传播与推广、中医预防保健服务工作绩效评价、附录（区域中医预防保健服务工作绩效评价指标）等部分。

区域中医预防保健服务，是指在一定行政区域内，由区域政府主导，通过完善政策措施、健全服务网络、构建服务平台、加快人才培养、促进知识传播、实施效果评价等，开展中医预防保健服务能力建设工作。《预防保健指南》内容包括区域中医预防保健工作政策措施、区域中医预防保健服务提供平台建设和人才队伍建设、区域中医健康文化传播与推广、中医预防保健服务工作绩效评价等内容。

自国家中医药管理局2007年启动治未病健康工程以来，全国先后确定了65个地区为治未病预防保健服务试点地区，探索建立以区域为单位开展中医预防保健服务工作的机制和模式。

（五）《中医养生保健服务机构基本标准（试用稿）》

2011年国家中医药管理局发布《中医养生保健服务机构基本标准（试用稿）》（以下简称《标准》），进一步规范中医养生保健服务市场，加强社会上中医养生保健服务机构管理，促进中医养生保健事业的健康发展。《标准》明确了中医养生保健服务机构是指运用中医养生保健的理论、理念及其方法和手段，开展保养身体、减少疾病、增进健康、延年益寿等服务活动，不以治疗为目的（非医疗性质）的独立机构。《标准》对中医养生保健服务机构的服务项目、场所环境、设备设施、人员配备、管理机制等做出了明确规定，是注册中医养生保健服务机构的最低要求。

第七节　新时期的治未病工作

2014 年国务院办公厅印发《深化医药卫生体制改革 2014 年重点工作任务》，提出"用中国式办法破解医改这个世界性难题"。中医药在预防保健、养生康复方面具有独特的、不可替代的优势特色。在这一新的时代形势之下，要认真梳理已有治未病工作存在的问题，建立具有中国特色、时代特色的治未病发展模式。

一、治未病工作存在的问题与展望

（一）治未病工作存在的问题

近年来，随着中医治未病工作逐步深入，中医治未病服务得到社会的认可和人民群众欢迎，中医治未病科学研究也取得了一批成果。但是，在快速发展的同时，也凸显出一些问题和不足，包括中医治未病理论构建尚不完善，技术方法的科学筛选与集成不够，技术标准和评价方法尚未系统建立，科技成果的转化应用缺乏有效机制，科技支撑的作用有待更好发挥等。

（二）治未病工作今后的目标和重点研究任务

为了进一步解决上述问题，国家中医药管理局组织制定了《中医预防保健（治未病）服务科技创新《中医预防保健（治未病）服务科技创新纲要（2013—2020 年)》要（2013—2020 年)》（以下简称《纲要》）。

《纲要》中提出的治未病工作目标是：到 2020 年末，系统整理和诠释中医预防保健（治未病）理论，建立理论体系框架；优化集成一批效果明确、经济实用的中医预防保健方法和技术；建立相对系统的中医预防保健（治未病）服务标准和规范；完善中医预防保健（治未病）服务业态和服务模式；初步形成中医预防保健（治未病）服务科技创新体系。总之，要提升中医预防保健（治未病）学术水平和服务能力，为持续推动中医预防保健（治未病）服务发展提供有效的支撑，为提高全民健康水平做出更大贡献。

《纲要》中提出的治未病工作重点研究任务包括：

1. 中医预防保健（治未病）理论研究

（1）系统整理中医治未病理论　系统整理保存于民间、中医古籍、方志及各种典藏文献中的中医预防保健（治未病）理论和方法，梳理中医治未病基本理论。

（2）阐释中医治未病理论科学内涵　归纳总结既往的中医治未病相关理论研究成果与实践经验，阐释中医治未病概念、原理、观点、方法等基本理论要素和科学内涵。

（3）探索建立中医治未病理论构架　在全面继承中医治未病科学内涵和实践经验基础上，积极吸纳引入当代生命健康与预防保健领域的新成果，建立由中医预防保健（治未病）基本概念、基本原理和具体科学规律三个基本知识要素组成的完整理论构架，为中医预防保健（治未病）研究和应用提供理论指导。

2. 中医预防保健（治未病）服务技术、产品研究

（1）健康状态辨识技术方法研究 包括：①健康状态检测方法和辨识指标体系研究。采用多学科方法，从宏、中、微观三个层次分析健康状态构成要素，通过集成现代科学技术方法和工具，开展健康状态检测方法研究，制定主观和客观互参、定性和定量兼容的健康状态辨识指标体系，全面反映个体人整体健康状态。②健康状态评估技术方法研究。开展健康状态评估技术方法研究，实现个体人健康状态量化评估及发病、传变、复发的风险预警，为制定个体化干预方案提供可靠依据。

（2）健康状态干预技术方法研究 开展药物、非药物、生活方式等健康状态干预技术方法研究。加强手法、拔罐、艾灸等具有中医特色优势的健康状态干预技术方法的熟化研究。筛选、评价一批中医预防保健（治未病）服务关键技术并开展这些技术的适用范围、方案优化和技术规范等系统研究，为干预技术的应用提供科学依据；收集整理和研究名老中医和长寿人群的养生经验。针对不同人群、不同时间、不同地域，开展心理、饮食、起居、运动、环境等适宜养生方法研究。梳理太极拳、八段锦、五禽戏等传统功法，开展养生、健身功法的研究和规范。

（3）产品研发 包括：①健康状态辨识产品研发。开发研制检测健康状态宏、中、微三观指标和评估健康状态及风险预警的仪器设备、应用软件，提高健康状态辨识的可靠性和准确性。②健康状态干预产品研发。加强以中医预防保健（治未病）理论指导的药品、功能性食品、保健食品和新型诊疗设备、用品的研制，拓展健康状态干预方法，为公众健康水平的提高提供一批健康产品。③健康服务信息产品研发。研发健康状态检测、体质辨识、健康风险评估、评估信息处理系统，服务信息全程监测、收集、动态分析的信息产品，建立知识库平台，完成适用于中医预防保健（治未病）服务的健康物联网关键技术开发，提高服务的实时性与便捷性。④健康宣教产品研制。设计、制作中医预防保健（治未病）服务宣教系列公益广告、视频、动漫、书籍等系列文化产品，加强中医预防保健（治未病）理念的普及，促进公众对中医预防保健（治未病）方法和产品的正确理解和应用。

3. 中医预防保健（治未病）服务标准研究

（1）中医预防保健（治未病）服务标准化共性技术研究 根据中医药理论与实践特点，开展基于中医预防保健（治未病）理论的标准化原理、方法研究；开展基于系统科学理论方法的中医预防保健（治未病）服务标准化应用研究，以及标准的运行与监管技术方法研究。

（2）中医预防保健（治未病）服务标准体系的构建研究 通过概念体系建立、分类学研究、标准体系表的构建与优化研究，结合现代服务业标准化成果，开展包括服务基础标准、服务保障标准和服务提供标准等的构建研究。

（3）中医预防保健（治未病）服务标准的研制 围绕中医预防保健（治未病）服务理念、服务流程、服务内容，按择重急需的原则，分批研制中医预防保健（治未病）服务标准，通过示范性推广应用、评价效用与持续改进，逐步上升为行业（组织）、国家、国际标准。

4. 中医预防保健（治未病）服务科技成果应用研究

（1）集约化服务形式研究 针对不同健康状态的人群，系统集成、综合应用中医预防保健（治未病）服务技术方法研究成果，紧密链接服务业态和服务模式，探索包含各服务要素的干预方案，形成服务包，以集约化服务形式开展科技成果的应用示范，带动和引领科技成果在中医预防保健（治未病）不同服务领域的应用。

（2）服务标准研制与推广　基于中医预防保健（治未病）理论和实践经验的总结，结合现代服务业规范化特点，示范性研制中医预防保健（治未病）服务标准。通过示范性推广应用，持续改进。

（3）服务效果评价方法研究　根据中医预防保健（治未病）自身特点，借鉴当代方法学的研究成果和技术手段，通过应用示范，围绕技术效果和卫生经济学等指标，建立科学评价中医预防保健（治未病）服务效果的手段和方法。

（4）主要领域应用示范研究　发挥中医药特色和优势，在公共卫生服务中开展有关中医预防保健（治未病）服务项目的研究，优先在慢性非传染性疾病防控、健康保险服务、优质服务、特殊人群服务等领域进行技术集成和集约化服务的应用研究，建立应用示范基地，探索适宜不同领域和人群使用的中医预防保健（治未病）服务的内容和形式；对样本人群进行服务效果和卫生经济学评价，为相关管理部门制定中医预防保健（治未病）政策制定提供科学依据。

二、九体医学健康计划的提出

自 2015 年 1 月，美国总统奥巴马宣布启动"精准医学"计划以来，"精准医学"在我国科学技术界一时成为热门话题。"精准医学"计划，拟通过分析人群的基因信息、环境因素和生活方式，了解疾病形成机理，进而为开发相应药物、实现"精准治疗"铺平道路。"精准医学"计划的思路在于针对每个个体进行精准测序，并使所有人都能获得自己的个体化信息，实现个体化精准治疗。

"精准医学"的理念与中医"同病异治"的理念是相通的，即病是相同的，但是因为病人的不同，带来了治疗的不同。清代医家徐灵胎提出："天下有同此一病，而治此则效，治彼则不效，且不唯无效，而反有大害者，何也？则以病同而人异也。"治疗要考虑"病同而人异"，这体现了个体化的思想。王琦教授在 2009 年第 344 次香山会议上做出了如下定义性的表述："个体化诊疗是基于以人为本、因人制宜的思想，充分注重人的个体差异性，进行个体医疗设计，采取优化的、针对性的治疗干预措施，使之更具有有效性和安全性，并据此拓展到个性化养生保健，从而实现由疾病医学向健康医学的转化。"

（一）针对"精准医学"计划需要思考的三个问题

毋庸置疑，"精准医学"体现了新的医学朝向并将引发医学革命，但也面临诸多需要思考的问题。

1. 庞大的人口数字决定了漫长的时间和过程

世界人口总数 73 亿，美国人口总数 3.2 亿，中国人口总数 13 亿。面对如此庞大的人群，针对每一个个体进行基因测序并全方位的收集代谢组、微生物组等信息，根据这些信息组成的知识网络进行个性化治疗策略的研发，是一个庞大的数字命题，也将是一个极其漫长的过程。至少在中国，人群的全基因组数据库还非常缺乏。

2. 基因测序难以体现生命整体特征

"精准医学"主要是基于分子生物学的基因测序，但每个生命的个体，不仅仅是一个生物体，还是一个有思想的人，一个社会的人。这样一个复杂生命现象不是单一的生物学方法能够解释的。大量研究事实表明，许多疾病都受心理、社会等多因素影响。疾病的多因素和人类生命的复杂性，唯基因测序能否体现？当然精准计划也考虑了"环境因素和生活方式的影响"，不只是测序。但如何诠释人的有机整体性尚为有待解决的命题。

3. 基因测序实现疾病防控的预期还需研究

人类疾病目前有 26000 种，新生疾病仍不断发生。复杂性疾病如癌症、糖尿病的基因调控十分复杂，如何从这些疾病的基因调控网络中找到驱动基因，阐明这些基因的功能和基因调节的分子生物学和表观遗传学机制，均有很多工作要做。因此，通过基因测序防控疾病，还有漫长的路要走。

（二）九体医学健康计划的学科体系

李克强总理提出要用"中国式"的方式解决中国医改问题。因此，中国要有自主创新的健康计划。王琦教授提出的"九体医学健康计划"，是基于个体化诊疗的思想，并具有现代科学体系的品质，包括明确的概念与内涵、完整的理论体系、明确的研究范畴、反复的证实研究、标准化的建立及国际的共享等要素。

九体医学健康计划，运用模块化的思想将人群分成九大类，既体现个性化，又体现系统化。注重人群个体差异性和整体趋同性两个属性。九体医学健康计划已构建了九体医学的学科体系，从概念体系到基本原理、研究范畴构建了理论框架，从流行病学调查到宏观、微观水平进行了系列的实证研究，并且形成了判定标准，实现了在健康管理、慢病防控等方面的推广应用。九体医学健康计划是策应当今医学朝向，策应慢病防控及老年健康的中国特色的健康管理计划。

（三）九体医学健康计划策应"精准医学"三个问题

1. 通过"九体模块"思想提供探索个体化新模式

大海捞针式的个体基因测序耗时耗力，工程庞大。"世界上没有两片完全相同的树叶"，也"没有完全相同的两个人"，但是不同的树叶个体又有它们"共同的特点"。人群也是同样，既有个体遗传、个体差异性，如遗传因素多样性及后天因素复杂性；其次也呈现群体趋同性，也就是相同的形态特征、相同的生理特征、相同的心理特征、相同的环境适应能力、相同的疾病倾向性。如此一来，就有体可辨，有类可分。"九体模块"思想在此基础上提出。

"九体模块"思想，是指将庞大的人群放入九个模块中进行管理，分别为平和质模块、气虚质模块、阳虚质模块、阴虚质模块、血瘀质模块、痰湿质模块、湿热质模块、气郁质模块、特禀质模块。通过国家 973 计划"基于因人制宜思想的中医体质理论基础研究"，已经初步完成九个模块内涵的建设。每个模块涵盖相应体质类型的外在宏观可辨识的特征、内在分子生物学特征，还包括心理特征、自然社会适应能力、发病倾向、干预措施等一系列信息。如果一个个体被辨识为"某一体质"，就可以从模块中获取相应的分子特征、心理特征、自然社会适应能力，并可通过体质辨识进行疾病易罹性的预测，获得落地实施的干预措施。

如有乏力、语音低怯、易出汗、怕风、易感冒等表现的人可归为气虚体质，而气虚体质多伴随性格内向、情绪不稳定、胆小不喜欢冒险等心理特征；外周血 mRNA 表达谱呈现共同的特征，即 ATP、GTP 结合基因和 MHC Protein 结合基因表达下调，提示脂肪酸代谢受损、AMPK 活动抑制，导致机体容易产热减少、食欲缺乏及体重下降。并且对外界环境适应能力较差，不耐受寒邪、风邪、暑邪。而这一类人则容易罹患反复发作的上呼吸道感染、内脏下垂、绝经后骨质疏松症、慢性肾功能不全、女性不孕症等。

通过对体质与疾病相关性文献进行汇总分析，发现痰湿体质是高血压、高血脂、高尿酸、糖尿病、代谢综合征的高危体质，血瘀体质是冠心病的高危体质，特禀质是哮喘发生的高危体质。据患病人群调查，痰湿体质与糖尿病并发症的发生密切相关等。通过九种体质，可以将疾病进行归类研究。而这一思想恰好解决了在茫茫人海中进行基因测序实践及经费投入浩大的问题。需要强调的是，"九体模块"是一个开放式的模块，可以通过吸纳现代前沿的分子生物学技术及其他的前沿科研成果来充实和完善。可以基于现有的"九体模块"基础，进一步扩大样本量，进行九体基因测序，获取九体的遗传信息，找出九体易罹疾病的分子靶标，进行相应干预措施的研发。

2. 通过对个体整体综合研究为多维度把握生命特征提供新方法

通过对九种体质形态结构、生理机能、心理特点、反应状态等四个维度特征的把握，及依据四个维度特征进行的体质状态和体质分类研究，可以做到全因素、全图景、全过程描绘生命特征。如形态特征，包括高矮胖瘦、皮肤质地、毛发疏密，不同体质特征不同；生理机能如代谢的快与慢，不同体质也不相同；对社会适应能力也是不一样。描绘一个人不能用单一的因素来描绘。通过多维度的体质特征描述，解决基因测序仅展现生物学特征的局限性。

目前，中医体质学吸纳现代主观量表测评技术、现代分子生物学技术、生物物理学技术等，初步构建了以中医体质为核心的健康状态测量，已完成九种体质中部分体质的生物学维度、遗传学维度、心理维度、自然社会适应能力维度等四个维度 12 个方面的测评。

3. 通过构建体质土壤论为疾病防控提供新途径

"体病相关"论告诉我们，某种体质易患某一种或某一类疾病。比如，痰湿体质的人容易发生中心性肥胖、高血脂、高血糖、高血压及代谢综合征，这得到了流行病学和分子生物学的印证，由此可以通过辨识痰湿体质来预测易患疾病。而通过改善痰湿体质土壤，可以预防相关疾病的发生，阻断疾病的发展，实现不发病、少发病、轻发病。这种从体质角度认识和治疗疾病的理念，被称之为"体质土壤学说"。

（1）通过痰湿体质判定，实现代谢性疾病早预测　流行病学发现，痰湿体质是代谢性疾病的高危体质；结合现代分子生物学技术，又发现痰湿体质未病人群易出现代谢紊乱倾向。痰湿体质外周血全基因组表达谱结果显示，差异基因明显富集到与代谢相关的功能上，上调基因富集到血小板脱粒、凝血、血管内皮细胞迁移等功能，下调基因富集到细胞内胆固醇运输、细胞内磷脂稳态、阻断脂肪分解、阻断巨噬细胞泡沫化、激活 IκB 激酶抑制剂等功能。差异基因信号通路分析结果显示，痰湿体质可能存在在胰岛素抵抗和 PPAR 信号通路、脂肪酸延伸信号通路等经典代谢信号通路激活状态。这些说明痰湿体质具备代谢紊乱分子基础及动脉硬化、血栓形成等的潜在风险。

（2）通过痰湿体质调节，实现代谢性疾病"无病先防" 已明确痰湿体质人群虽然为"无病"人群，但属于糖尿病高危人群。通过招募痰湿体质未病受试者，并运用化痰祛湿方进行干预疗效观察，发现该调体方可以明显改善胰岛素敏感性（ISI），降低载脂蛋白 B/A 比值（apoB/apoA）（$P < 0.05$），改善体重，体重指数（BMI）、臀围等肥胖指标明显下降（$P < 0.05$），降低了痰湿体质罹患糖尿病的风险。

（3）通过痰湿体质空腹血糖受损人群的调节，实现代谢性疾病"欲病救萌" 通过招募痰湿体质已经出现空腹血糖受损的受试者进行调体降糖方干预疗效的观察和比较，发现通过调体降糖，受试者空腹血糖（FPG）、apoB/apoA、腰围与腰臀比明显下降（$P < 0.05$），同时胰岛素抵抗（IR）程度显著降低，ISI 显著升高（$P < 0.05$），实现了糖尿病空腹血糖受损的逆转。

"精准医学"的利器是"基于基因测序的靶向治疗"，除基因组测序以外，也开始关注机体的系统性，如还有代谢组、微生物组、环境加生活方式等，有望对肿瘤等重大疾病防治迈向新的一步。而九体医学的利器是九种体质辨识与调理，是全因素、全过程、全图景、系统化、整体化的利器。其不仅有遗传、表观遗传，生物学指标，多种维度指标，还有疾病预测、疾病预防和干预；不仅体现"同病异治"，还体现"异病同治"。九体医学健康计划的实施，必将为实现慢病防治关口前移和健康服务的广覆盖、低成本提供有效的方法，是用"中国式"办法解决医改难题的示范，开辟了一条供得起、重预防、可持续的中国式特色医药卫生发展道路。

三、"互联网 + 治未病"发展模式

李克强总理在第十二届全国人民代表大会第三次会议所做的政府工作报告中提出，"制定'互联网 +'行动计划，推动移动互联网、云计算、大数据、物联网等与现代制造业结合，促进电子商务、工业互联网和互联网金融健康发展，引导互联网企业拓展国际市场。"随着"互联网 +"的提出，各行各业都在迅速调整自己的战略定位，考虑如何与互联网进行结合。

在医疗健康领域，全民健康是实现全民小康的一个重要指标。2015 年 8 月 1 日，第二届中国中医药信息大会在京开幕，以"中医药信息化与全民健康"为主题，旨在加快推进中医药信息化建设进程，使中医药信息化在全民健康中发挥更大作用。

（一）远程自主自助式健康管理

建立互动式个体智能化健康服务系统，使公众可以通过网络、智能终端、广播等获取自主自助式健康管理方案。并通过海量数据的反馈分析进行区域/特殊人群健康状态预警；同时，预留数据接口，与国家公共卫生服务机构无缝对接。实现远程、自主、自助的健康管理及国家公共卫生预警，更加有效降低慢性病发病率，做到无病先防。

（二）智慧中医医疗平台

开展基于互联网、物联网和大数据的云医院、云支付、移动医疗、远程医疗、可穿

戴诊疗监测、智能化诊疗服务、疗效跟踪反馈等的研究与建设应用，开展远程智慧医疗平台研究和试点，实现中医远程会诊、双向转诊等功能，通过智能化降低人工成本，减轻医疗经济负担。

（三）大健康信息化

充分运用大数据、云计算技术，整合、汇集古今中医药文献、临床数据库，研究开发面向临床专业人员以提高中医诊疗水平为目标的临床决策辅助人机互动系统，研究开发面向社会大众的中医药疾病诊治、养生保健等知识库、知识图谱，通过建立微门户、微博群、微信等移动平台，主动推送中医药预防保健和养生知识，逐步形成个性化、智能化健康决策支持服务，促进民众健康素养的提升。

基于"互联网＋"的治未病发展模式，将使可服务人数呈几何级数增长，实现大规模健康管理个体化，通过国际合作与信息输出，为海内外提供中国式公共卫生服务范式。

小　结

本章对中医治未病工程进行了整体介绍，从治未病健康工程服务提供体系建设、治未病健康工程技术支撑体系建设、治未病健康工程人才队伍平台建设、治未病健康工程交流推广平台建设和治未病健康工程政策保障平台建设 5 个方面，系统梳理了建设目标、体系框架和建设内容。

在新的历史时期，开展中医治未病工作需要理清存在问题，找到对策，国家中医药管理局发布相关文件，对下一阶段治未病工作提出了发展规划，包括理论研究、技术产品研发、标准化研究及科技成果转化。针对国际主流医学发展趋势，提出九体医学健康计划，旨在通过九种体质分类把握人群健康状态，开展因人制宜的疾病防治和养生保健工作，使治未病更"精准"。针对国家出台的新政策，提出基于"互联网＋"的治未病新模式，将有助于实现全民健康的目标。

参考文献

1. 杨勇，许虹 . 治未病概论 . 北京：人民卫生出版社，2013.
2. 胡彬 . 中医院应扶持治未病科建设 . 中国中医药报，2014 – 02 – 19.
3. 胡彬 . 国家中医药局明确治未病重点专科建设要求 . 中国中医药报，2014 – 02 – 19.
4. 胡彬 . 基层"治未病"服务有了指南 . 中国中医药报，2013 – 11 – 20.
5. 王琦 . 中国式精准医学：九体医学健康计划 . 中国中医药报，2015 – 09 – 02.